浙江省卫生高层次创新人才培养工程项目
省部共建计划项目"氧化铝纳米颗粒暴露特征的颗粒聚集模式实验研究及健康效应验证" No. WSK2014-2-004
国家自然科学基金"氧化铝纳米颗粒暴露特征及其职业暴露所致神经毒性的关联性研究" No. 81472961

工作场所纳米颗粒暴露监测评估及控制技术

张美辨　唐仕川　主编

中国环境出版集团·北京

图书在版编目（CIP）数据

工作场所纳米颗粒暴露监测评估及控制技术/张美辨，唐仕川主编.
—北京：中国环境出版集团，2018.2
ISBN 978-7-5111-3101-0

Ⅰ. ①工… Ⅱ. ①张… ②唐… Ⅲ. ①纳米材料—超微粒子—
有害物质—环境监测 Ⅳ. ①R134

中国版本图书馆 CIP 数据核字（2018）第 006518 号

出 版 人 武德凯
策划编辑 徐于红
责任编辑 赵 艳
责任校对 任 丽
封面设计 宋 瑞

出版发行 中国环境出版集团
　　　　　（100062　北京市东城区广渠门内大街 16 号）
　　　　　网　　址：http://www.cesp.com.cn
　　　　　电子邮箱：bjgl@cesp.com.cn
　　　　　联系电话：010-67112765（编辑管理部）
　　　　　发行热线：010-67125803，010-67113405（传真）
印　　刷 北京盛通印刷股份有限公司
经　　销 各地新华书店
版　　次 2018 年 2 月第 1 版
印　　次 2018 年 2 月第 1 次印刷
开　　本 787×1092　1/16
印　　张 16
字　　数 235 千字
定　　价 68.00 元

《工作场所纳米颗粒暴露监测评估及控制技术》
编委会

主　编　张美辨　唐仕川

副主编　高向景　邹　华　张　鹏

编　委　许志珍　李国珍　余　珉　黄育文

参加编写人员

张美辨　浙江省疾病预防控制中心

唐仕川　北京市劳动保护科学研究所

高向景　浙江省疾病预防控制中心

张　鹏　湖州市疾病预防控制中心

许志珍　北京市劳动保护科学研究所

李国珍　北京市劳动保护科学研究所

余　珉　浙江医学科学院

邹　华　浙江省疾病预防控制中心

黄育文　浙江大学医学院附属第二医院

前　言

　　纳米材料或纳米颗粒已被广泛应用于医学、电子、生物、环境、能源、食品、纺织等领域，其生活接触和职业接触人群的数量正在不断增加。纳米材料的特性和广泛应用可能导致的健康风险已引起广泛关注。虽然纳米材料健康效应尚缺乏人群流行病学研究的数据，但大量毒理学实验表明，由于其独特的理化特征（小尺寸、大表面和活性表面等），很多工程纳米材料具有潜在的毒性效应和致癌效应。我国纳米科技正处于从纳米科技大国向纳米科技强国转型的关键时期，积极开展纳米材料职业健康风险评估和风险管理工作，是保障纳米科技安全发展的迫切需要。

　　暴露监测与评估是纳米材料风险评估的关键环节，目前我国尚缺乏纳米材料风险评估和风险管理相应的法规文件和标准体系，关于纳米材料或纳米颗粒的暴露监测、暴露评估、暴露控制、健康管理和个体防护等方面的书籍和教科书也甚少，这些问题极大地影响了人们对纳米材料潜在健康风险的认识。纳米材料暴露资料收集和分析的缺乏，也不利于有效保护从事纳米材料生产使用的劳动者健康。同时，基于暴露监测、评估和控制技术的纳米材料风险控制策略也可极大提升纳米材料生产和使用企业职业健康管理水平，为我国纳米科技产业的可持续性发展奠定基础。

为了解决上述问题，编者在已出版的《工程纳米材料职业健康与安全》基础上，基于纳米材料或纳米颗粒的研究实践，应用最新纳米颗粒监测技术、创建和完善纳米颗粒采样方法及评估方法，对各种纳米材料或颗粒的不同场景进行了监测和评估，探讨了纳米颗粒暴露控制策略和管理方法，积累了一定的理论基础和相关数据，并整理成册，为纳米材料或纳米颗粒的风险评估科研、教学和实践工作提供参考。

本书共分6章，重点介绍纳米材料应用及其健康风险、工作场所纳米颗粒暴露监测、工作场所纳米颗粒暴露评估方法、工作场所纳米材料暴露控制、纳米材料职业健康管理以及工作场所纳米颗粒暴露监测评估案例，面向各级职业病防治机构（包括疾病预防控制中心）、大学、科研院所等从事科研和技术研究人员、职业卫生监管人员以及从事研制和生产纳米颗粒的技术人员。编写人员力求突出科学性、适用性和可操作性，但由于水平有限，加之时间紧急，难免会存在一些疏漏或错误的地方，敬请大家批评指正。

最后感谢北京大学公共卫生学院贾光教授、陈章健博士、徐华东博士给予的帮助，感谢本书策划、设计和顺利出版的幕后精英。

目　录

第一章 纳米材料应用及其健康风险

第一节 纳米科技及产业

一、纳米术语的定义

纳米材料（Nanomaterial）是指在三维空间中至少有一维处于纳米尺度范围（1～00 nm）或由它们作为基本单元构成的材料，与大尺寸相同组成的物质相比具有特殊的理化特性。纳米颗粒（Nanoparticles）或超细颗粒（Ultrafine particles）是指当量直径（equivalent particle size）小于 100 nm 的颗粒。纳米材料已被广泛地应用于医学、电子、生物、环境、能源、食品、纺织等领域，其职业暴露人群数量正在不断增加。纳米材料的特性和广泛应用可能导致的健康风险已引起广泛关注。

20 世纪 80 年代初，德国科学家 Gleiter 首次提出"纳米晶体材料"的概念，并随后首次人工制备获得纳米晶体。目前，纳米材料已引起世界各国科技界及产业界的广泛关注。从广义上讲，纳米材料是指三维空间尺寸中至少有一维处于纳米级的材料。通常分为零维材料（纳米微粒），一维材料（直径为纳米级的纤维），二维材料（厚度为纳米级的薄膜与多层膜），以及基于上述低维材料所构成的固体。从狭义上讲，纳米材料主要包括纳米微粒及其构成的纳米固体。纳米材料根据物理特性，可分为①"纳米片"——具有一个纳米级外部尺寸的纳米物体；②"纳米纤维"——具有两个纳米级外部尺寸的纳米物体，其中纳米管是中空的纳米纤维，而纳米棒是实心的纳米纤维；③"纳米粒子"——具有三个纳米级外部尺寸的纳米材料。

在实际应用中，不同的学科对纳米尺度的概念有不同的定义。生态毒理学对纳米材料的定义较为笼统，包括粒度分布为 100 nm 左右或小于 100 nm 的材料，以及粒度分布为几百纳米的纳米颗粒团聚体材料。在医药领域，常见的纳米尺度范围为 1～1000 nm。在哺乳动物呼吸系统毒理学中，颗粒物质根据粒度分布可分为粗颗粒（粒度为 2.5～10 μm，$PM_{2.5~10}$）、细颗粒（粒度小于 2.5 μm，$PM_{2.5}$）和超细颗粒（粒度小于 0.1 μm），因此纳米颗粒也可被定义为是超细颗粒。按照美国材料试验协会和英国标准学会的定义，纳米材料为至少一维在 1～100 nm 的材料。我国将纳米材料定义为"物质结构在三维空间中至少有一维处于纳米尺度，或由纳米结构单元构成的且具有特殊性质的材料"。该定义下的纳米结构单元指的是具有纳米尺度结构特征的物质单元，包括稳定的团簇或人造原子团簇、纳米晶、纳米颗粒、纳米管、纳米棒、纳米线、纳米单层膜及纳米孔等。

二、纳米材料的特殊效应

纳米材料主要由纳米晶粒和晶粒界面两部分组成。纳米晶粒内部的微观结构与粗晶材料基本相同。纳米材料突出的结构特征是晶界原子的比例很大，且晶界结构相当复杂，不但与材料的成分、键合类型、制备方法、成型条件以及所经历的热历史等因素密切相关，而且在同一块材料中不同晶界之间也各有差异。纳米材料中的界面可以被认为存在着一个结构上的分布，处于无序到有序的中间状态，有的与粗晶界面结构十分接近，而有的则更趋于无序状态。纳米材料结构的特异性导致其具有特殊的效应，并由此产生许多传统材料不具有的物理化学特性。纳米材料的特殊效应包括量子尺寸效应、小尺寸效应、表面与界面效应、宏观量子隧道效应等。

（一）量子尺寸效应

在高温或宏观尺寸下，金属费米能级附近电子能级一般是连续的，在低温情况下，电子的能级是离散的。量子尺寸效应是当粒子尺寸下降到某一数值时，金属费米能级附近的电子能级由准连续状态变为离散能级的现象。纳米半导体微粒存在不连续的最高被占分子轨道和最低未被占分子轨道能级，能隙变宽的现象即为纳米材料的量子尺寸效应。常规材料的能级间距（δ）几乎为零，对于纳米微粒，因含原子数有限，δ 有一定的值，即能级发生了分裂。当能级间距大于热能、磁能、光子能量或超导态的凝聚能时，则引起能级改变、能隙变宽，使粒子的发射能量增加，光学吸收向短波方向移动，直观上表现为样品颜色的变化，因而导致纳米晶体材料的光、热、磁、声、电等与常规材料有显著的不同，如特异的光催化、较高的非线性光学效应等。

（二）小尺寸效应

当颗粒的尺寸与光波波长、德布罗意波长以及超导态的相干长度或透射深度等物理特征尺寸相当或更小时，晶体周期性的边界条件将被破坏，非晶态纳米粒子的颗粒表面层附近的原子密度减少，导致声、光、电、磁、热、力学等特性呈现新的物理性质的变化称为纳米粒子的小尺寸效应。对超微颗粒而言，尺寸变小，同时其比表面积亦显著增加，从而产生一系列如热学、磁学、光学和力学等特殊的性质。纳米材料之所以具有这些奇特的宏观结构特征，是由于在纳米层次上，物质的尺寸不大不小，所包含的原子、分子数不多不少，其运动速度不快不慢。而决定物质性质的正是这个层次的由有限分子组装起来的集合体，而不再是传统观念上的材料性质直接决定于原子和分子。

（三）表面与界面效应

纳米材料的表面与界面效应是指纳米粒子的表面原子数与总原子数之比随粒径的变小而急剧增大后所引起的性质的变化。随着颗粒尺寸的减小，纳米粒子的比表面积会显著增大。纳米粒子处于表面的原子数增多，使得大部分原子的周围（晶场）环境和结合能与大块固体内部原子有很大的差别，纳米粒子表面原子周围缺少相邻的原子、有许多悬空键、具有不饱和性质，容易与其他原子相结合，因此具有很高的化学活性。随着颗粒粒径减小，界面原子所占比例迅速增大。界面处的原子排列混乱，表面原子配位严重不足，界面上存在大量缺陷。这就导致颗粒表面活性增加，晶格显著收缩，晶格常数变小，以及表面原子输送和构型的变化，原子在外力作用下，很容易发生迁移，因此表现出很好的韧性与一定的延展性。与传统的大颗粒材料相比，纳米粒子与界面状态有关的吸附、催化、扩散、烧结等物理、化学性质都有显著不同。

（四）宏观量子隧道效应

当微观粒子的总能量小于势垒能级高度时，微观粒子具有贯穿势垒的能力称为隧道效应。纳米粒子的磁化强度和量子相干器件中的磁通量等也可以穿越宏观系统的势垒而具有隧道效应，称其为纳米粒子的宏观量子隧道效应。纳米粒子的宏观量子隧道效应是未来微电子、光电子器件发展的基础。电子器件进一步微型化时必须考虑宏观量子隧道效应，该效应指出了微电子器件进一步小型化的物理极限。例如，量子隧道效应限制了磁带、磁盘进行信息储存的时间极限。制造半导体集成电路时，当电路的尺寸接近电子波长时，电子就会通过隧道效应而溢出器件，使器件无法工作。

三、纳米材料的理化特性

（一）光学性能

纳米材料具有普通材料不具备的光学性能。如当金属材料的晶粒尺寸减小到纳米量级时，其颜色大都变成黑色，且粒径越小，颜色越深，表明纳米材料的吸光能力越强。究其原因，不同尺寸的物质对可见光中的各种波长的光的反射和吸收能力不同，而纳米粒子对可见光的反射率极低而吸收率很高。与普通材料相比，纳米材料具有吸收光谱的特征，具有红外吸收谱宽化的特点，而且纳米材料的吸收光谱通常会发生蓝移和红移。另外，纳米材料具有发光性质，即当纳米材料的尺寸小到一定值时，在一定波长的光的激发下，被激发到高能级激发态的电子重新跃迁回低能级，被空穴俘获而发射出光子。电子的跃迁可分为辐射跃迁和非辐射跃迁，当能级间距很小时通常发生的是非辐射跃迁，此时不发光；而只有当能级间距较大时，才有可能发生辐射跃迁，发射光子。

（二）力学性质

当材料尺寸进入纳米尺度时，其力学性质会发生明显的变化。与同组成的块体材料相比，纳米金属材料强度更高、硬度更大。陶瓷材料在通常情况下呈脆性，只有在很高的温度下才有扩散蠕变，表现出塑性。而纳米陶瓷材料在较低的温度下就能表现出超塑性，韧性大为提高，这是由于纳米材料具有大的界面，界面原子排列十分混乱，原子在外力作用下很容易发生迁移，因此表现出很好的韧性与一定的延展性。研究表明，人的牙齿之所以具有很高的强度，是因为它是由磷酸钙等纳米材料构成的。呈纳米晶粒的金属要比传统的粗晶粒金属硬 3～5 倍。至于金属陶瓷等复合纳米材料则可在更大的范围内改变材料的力学性质，其应用前景十分宽广。

（三）介电性质

介电特性是材料的重要性能之一。当材料处于交变电场下，材料内部会发生极化。这种极化过程对交变电场有一个滞后响应时间，即弛豫时间。弛豫时间长，则会产生较大的介电损耗。当纳米材料粒径很小时，其介电常数较小；随粒径增大，介电常数先增大然后减小，在某一临界尺寸呈极大值；而其相应的介电损失却表现出与之相反的增减趋势，即先减小至某一峰值后，再增大。室温下纳米半导体材料比相应的常规半导体材料的介电常数可提高近 8 倍，而介电损失降低，纳米半导体材料的介电常数和介电损失还呈现温度效应。介电常数随温度升高逐步增大，达峰值后会迅速减小；其相应的介电损失谱上也呈现一个损耗峰。一般认为前者是由于离子转向极化造成的，而后者是由于离子弛豫极化造成的。因此，纳米材料的微粒尺寸对介电常数和介电损耗有很大影响，例如，在铁电体中具有电畴，即自发极化取向一致的区域，电畴结构将直接影响铁电体的压电和介电性质；随着尺寸的减少，铁电体单畴将发生有尺寸驱动的铁电顺电相变，使自发极化减弱，居里点降低，这都将影响取向极化及介电性能。同时，由于纳米材料具有大的比表面积，在外电场的作用下界面两侧可能产生较强的由空间电荷引起的界面极化或空间电荷。介电常数与交变电场的频率也有密切关系。

（四）光电转换性质

光电转换性质是指通过光生伏特效应将太阳能转换为电能的特性，主要用于制作太阳能电池。光电化学过程是在光作用下的电化学过程，即分子、离子及固体等因吸收光使电子处于激发态而产生的电荷传递过程。在很长时间里，光电化学的研究对象主要是溶液中光激发粒子在金属电极上的反应。1991 年，瑞士科学家 O'Regan 在 *Nature* 上报道了染料敏化半导体纳米结构电极实现了较高的光电转化效率。继这一开创性的工作后，基于半导体纳米材料的光电化学成为研究的热点。由纳米半导体粒子构成的多孔大比表面积的 PEC 电池，因为具有优异的光电转换特性而备受瞩目。

（五）热学性质

纳米材料由于具有很高的比表面积，处于表面的原子振动焓、熵和组态焓、熵值明显不同于内部原子，使纳米材料表现与块状材料不同的热学性质，如熔点降低、热熔值升高、热膨胀系数增大等。固态物质在其形态为大尺寸时，其熔点是固定的，当物质尺寸减到纳米级别时其熔点将显著降低，当颗粒小于 10 nm 时尤为显著。例如，金的常规熔点为 1 064℃，而 2 nm 时金颗粒的熔点在 327℃左右；银的常规熔点为 670℃，而纳米银颗粒的熔点可低于 100℃。

（六）磁学性质

生物体中存在超微的磁性颗粒，使它们能够在地磁场导航下辨别方向。生活在水中的趋磁细菌也是依靠这一特性游向营养丰富的水底。通过电子显微镜的研究，人们在趋磁细菌体内发现了含有直径约为 20 nm 的磁性氧化物颗粒。当磁性物质的尺寸减小到纳米尺度时，其磁学性能会发生明显的改变。因此，很多纳米材料具有其粗晶或微米材料所不具备的磁学特性。如具有一定长径比的纳米纤维具有很强的形状各向异性；当其直径小于某一临界值时，具有零磁场下沿轴向磁化的特性。此外，纳米材料与其块状材料相比，一些磁学参数，如矫顽力、饱和磁化强度以及居里温度等都可能发生变化。例如，与粗晶 Ni 相比，70 nm 的 Ni 纳米晶的居里温度降低了 40℃。磁性纳米材料可用在数据记录采集方面，纳米颗粒尺寸小，具有单磁畴结构矫顽力很高，用作录像带磁性材料时能够记录大量信息，且具有信噪比高等优点。

四、纳米材料的种类、特性及应用

纳米材料按结构可分为纳米管、纳米线、纳米晶体和其他纳米颗粒等，其按材料结构分类和应用见表 1-1。

表 1-1　纳米材料结构分类

纳米结构	材料举例或应用
纳米管	碳，管状富勒烯
纳米线	金属，半导体、氧化物、硫化物、氮化物
纳米晶体、量子点	绝缘体、半导体、金属、磁性材料
其他纳米颗粒	陶瓷氧化物、金属

（一）碳纳米材料

人们通常熟悉的碳的同素异形体有三种，即金刚石、石墨和无定形碳。1985年，零维碳纳米材料——富勒烯 C_{60} 的发现，使碳材料有了新的存在形式。1991年、1992 年又相继发现了一维碳纳米材料碳纳米管和洋葱碳。自此，开启了低维碳纳米材料研究的序幕。1999 年具有纳米级孔道结构的有序介孔碳纳米结构材料和 2004 年石墨烯的发现，引起了碳材料研究的另一次热潮。碳纳米材料是指分散相尺度至少有一维小于 100 nm 的碳材料。分散相既可以由碳原子组成，也可以由非碳原子组成。目前报道较多的碳纳米材料主要包括碳纳米管、富勒烯和石墨烯及其衍生物。

碳纳米管根据形成条件的不同可分为多壁碳纳米管（muti-walled carbon nanotubes，MWCNTs）和单壁碳纳米管（single-walled carbon nanotubes，SWCNTs）两种形式。其中 SWNT 有三种不同的构型，分别是扶椅式、锯齿式和手性式。从结构上讲，碳纳米管可以看作由单层或多层石墨烯沿着一定的方向卷曲而成的无缝管，是一种具有纳米级孔道结构的一维碳纳米结构。碳纳米管的制备方法很多，主要有电弧放电法、激光烧蚀法、等离子体法、化学气相沉积法、固相热解法和气体燃烧法以及聚合反应合成法等。到目前为止，碳纳米管主要通过催化裂解和电弧放电法来制备。碳纳米管的各种生产方式已经被开发，化学改性、功能化、填充和掺杂已经实现，碳纳米管的单独控制、分离和表征已经成为可能。碳纳米管具有较好的导电性、力学性能和生物相容性，可以在光电子、储能器件、医药等领域得到应用。

C_{60} 是一个由 12 个五元环和 20 个六元环组成的外形酷似足球的 32 面体，其直径大约为 0.7 nm。富勒烯的制备方法主要包括石墨激光气化法、石墨电弧放电法、太阳能加热石墨法、石墨高频电炉加热蒸发法、苯火焰燃烧法、有机合成法等，目前常用的富勒烯制备方法是石墨电弧法。C_{60} 独特的分子结构决定了其具有独特的物理化学性质，C_{60} 含有 12 500 个共振结构式，是特别稳定的芳香族分子，整个碳笼表现出缺电子性，可以在笼内、笼外引入其他原子或基团。C_{60} 在一定条件下，能发生一系列化学反应，如亲核加成反应、自由基加成反应、环加成反应、光敏化反应、氧化反应等，其中环加成反应是富勒烯化学修饰的重要途径，可以合成多种类型的富勒烯衍生物。C_{60} 具有催化性能、光学限制性、润滑性和吸收自由基等性能，可应用于催化剂、光限制产品、超级润滑剂以及护肤美容等产品的制备。

石墨烯是一种由碳原子以 sp^2 杂化轨道组成的六角形呈蜂巢晶格的平面薄膜，只有一个碳原子厚度。是碳原子紧密堆积成单层二维蜂窝状晶格结构的碳质材料，它可看作是构建其他维数碳质材料（如零维富勒烯、一维纳米碳管、三维石墨）的基本单元，不仅是所有材料中最薄，也是最坚硬的纳米材料。最早的石墨烯的制备方法是机械剥离法，后来逐渐发展出多种制备方法，如晶体外延生长法、化学气相沉积法、液相直接剥离法以及高温脱氧和化学还原法等。化学气相沉积法是一种制备大面积石墨烯的常用方法。石墨烯具有高导电性、高机械特性、超大比表面积等特点，在光电、新能源、催化等领域具有广泛应用。基于石墨烯的复合材料是石墨烯应用领域中的重要研究方向，其在能量储存、液晶器件、电子器件、生物材料、传感材料和催化剂载体等领域展现出了优良性能，具有广阔的应用前景。

（二）金属氧化物纳米材料

金属氧化物纳米材料是目前生产量最大的纳米材料之一。研究较多的金属氧化物纳米材料包括纳米二氧化钛、纳米氧化锌、纳米氧化铝、纳米氧化铁和纳米氧化铜等。金属氧化物纳米材料制备的方法有多种：溶胶-凝胶法、醇盐水解法、强制水解法、溶液的气相分解法、湿化学合成法、微乳液法等。近年来，激光技术、微波辐射技术、超声技术、交流电沉积技术、超临界流体干燥技术、非水溶剂水热技术等方法被引入金属氧化物纳米材料的传统制备方法中，完善和发展了金属氧化物纳米材料的制备方法。这些纳米材料在工业和日常产品中具有广泛的应用，如生产催化剂、传感器、个人护理产品以及环境整治等领域，且产量日益增加。

纳米二氧化钛以其颗粒尺寸的优势而具有许多超过普通钛白粉的优点，屏蔽紫外线作用强，有良好的分散性和耐候性，在催化剂、太阳能转化、功能陶瓷、湿度和高温氧气的敏感元件、高级涂料、化妆品和无机膜等许多方面有广泛的应用前景。纳米氧化锌是一种重要的无机活性材料，具有优异的光催化活性，很高的导电、导热性能和化学稳定性，可应用于制备橡胶制品、功能性纳米涂料，防晒化妆品以及光电转化和光催化等领域。纳米氧化铝可以提高材料的强度、韧性和超塑性，具有防污、防尘、耐磨、防火等功能，可以明显改善材料表面性质，起到表面防护作用，有利于解决催化剂的高选择性和高反应活性。纳米氧化铁具有分散性高、色泽鲜艳、对紫外线具有良好吸收和屏蔽效应等特点，广泛应用于磁性材料、颜料、汽车面漆、精细陶瓷以及塑料制品的制备、催化剂工业、医学和生物工程和新型传感器材料等方面。

（三）金属纳米材料

金属纳米材料由于具备高催化活性，电学、光学、磁学及表面特性而受到人们的广泛关注。目前，成功开发出的金属纳米材料有多种，包括纳米 Ag、Au、Ti、Fe、Co、Ni、Zn、Pd、Pt 及 Cu 等。金属纳米材料具有许多结晶态，如多面体、条形、环形、球形、三角形、长方形、六边形等，其性能不仅取决于组成单元的尺寸大小，而且也取决于组成单元的形貌。金属纳米材料属于亚稳态材料，对周围的环境如温度、光照、气氛、振动、磁场等特别敏感，所以可能在常温下自然长大，使其固有性能不能得到充分地发挥。为了更好地控制金属纳米颗粒的大小、形貌、尺寸分布、溶解性、稳定性等，通常使用表面修饰和包覆的方法，减少金属纳米粒子合成中粒子长大及团聚，提高纳米分散体系的稳定性，并赋予其新的功能。目前，报道较多的金属纳米材料的制备方法有：①气相法，包括气相冷凝法、活性氢-熔融金属反应法、溅射法、流动液面上真空蒸镀法、通电加热蒸发法、混合等离子法、激光诱导化学气相沉积法、爆炸丝法、化学气相凝聚法（chemical vapor phase condensation，CVC）和燃烧火焰—化学气相凝聚阀等；②液相法，包括沉淀法、喷雾法、水热法、溶剂挥发分解法、溶胶-凝胶法、辐射化学合成法等。此外还包括物理气相沉积（physical vapor deposition，PVD）、化学气相沉积（chemical vapor deposition，CVD）、微波等离子体、低压火焰燃烧、电化学沉积、溶液的热分解和沉淀等。

与相应的块体材料相比，纳米粒子具有大的比表面积，表面原子数、表面能和表面张力随粒径的下降急剧增加，小尺寸效应，表面效应，量子尺寸效应及宏观量子隧道效应等导致其具有独特的化学和物理性质，在催化、光学、热和电学、生物、环境方面有着突出的应用而倍受关注。金属纳米材料及其复合材料已被广泛应用于军事、医药、机械、纺织、航空等各个领域。下面以典型的金属纳米材料纳米铜和纳米银为例，介绍其特性和应用。纳米银是一种新兴的功能材料，比银离子具有更稳定的物理化学特性，具有良好的抗菌特性、导电性和催化性能，目前已广泛应用于医疗、美容、水质净化、薄膜键盘与开关、电池测试器、电磁波屏蔽材料以及用作多种反应的催化剂，如乙烯氧化反应催化剂、燃料电池用负载型银催化剂等。纳米铜呈褐红色，是一种重要的工业原料，可代替贵金属粉末应用在制作高级润滑油、导电浆料、高效催化剂等方面，大大降低工业成本，有着广阔的应用前景。纳米铜粉作为一种添加剂已被广泛应用于各种润滑油中，减少了摩擦系数，降低了磨损量，同时还可对固体表面原有的损伤部位进行填塞。纳米铜由于具有较高的导电率，较低的成本价格，作为贵金属的替代者，已广泛应用于导电浆料、导电油墨、集成电路板、电容器、抗静电涂料等光电材料领域。纳米铜作为一种新型的催化剂，展现出反应活性高、选择性强等诸多优势，在催化有机反应中得到广泛应用。

五、颗粒行为

影响纳米材料生物安全性效应的理化表征参数包括纳米颗粒的尺寸、元素组成、表面性质、晶型、形状以及团聚性质等。颗粒尺寸是决定气溶胶行为主要参数。气溶胶行为被惯性力、重力和扩散力所控制：对于微米级颗粒来说，惯性力和重力占了主导地位，而对于纳米级颗粒来说，扩散力占了主导地位，颗粒行为更像气体或蒸汽。纳米颗粒的扩散（diffusion）、团聚（agglomerate）或聚集（aggregate）、沉积和重新悬浮等行为完全不同于微米级颗粒。当颗粒尺寸降至分子水平时，它们行为更像气体。纳米颗粒动力学行为遵守气体扩散基本原理。颗粒扩散（布朗运动）使颗粒以随机方式移动，扩散速率与扩散系数有关，而后者与颗粒直径成反比。作为扩散的后果，颗粒多次碰撞将导致团聚或聚集，粒径增大。团聚是指纳米颗粒之间较弱结合，团聚颗粒外部表面积与每个颗粒表面积的总和相似。聚集是指纳米颗粒之间很强结合，聚集颗粒外部表面明显小于每个颗粒表面的总和。

六、纳米科技及产业

从全球范围看，纳米技术被各主要经济体、科技界甚至产业界认为，将引领科学技术的划时代飞跃，并带来巨大的产业变革。纳米技术正在迅速向各个科技和产业领域渗透，已经逐步成为技术变革和产业升级的重要源头。世界很多国家均把纳米科技当作最有可能取得突破的科学和工程领域。美国为此制定了"国家纳米技术倡议",将其列入 21 世纪前 10 年 11 个关键领域之一,投资 4.95 亿美元来推动纳米科技的发展。2004 年美国纳米技术预算已达 8.74 亿美元。日本政府在 2001 年纳米科技投入达到 606 亿日元(合 4.48 亿美元),2002 年的纳米科技预算为 746 亿日元(合 5.52 亿美元)。在欧盟第六个科技框架计划(2002—2006 年)中关于纳米技术的总投资达到 130 亿欧元。而我国自 2000 年以来 5 年累计投入 25 亿元发展纳米技术,与其他国家相比,我国在纳米技术研发上的资金投入存在较大的差距。

我国作为参与推动全球纳米科技发展的国家之一,一直高度重视纳米科技研发。一大批技术含量高、极具成长性、拥有自主知识产权的科研成果相继问世,并引起了国际上的关注,纳米产业化方面也取得了显著的成绩。如"超双亲/双疏纳米清洁材料及其制品"项目所研发的超双疏纺织品技术获得成果转化;在超双亲自清洁建筑材料方面,推出了自清洁玻璃、瓷砖等系列产品,其中,自清洁玻璃技术已经在国家大剧院玻璃幕墙上获得了应用。"十一五"期间,我国的纳米科技处于蓬勃发展的阶段,在基础研究和应用研究方面都取得了显著进展。我国纳米科技专利授权数量已位居世界第二,并制定了一系列国家和国际标准,为我国纳米科技的产业化应用奠定了基础。"十二五"期间,我国纳米科技的发展阶段定性为从"纳米科技大国"向"纳米科技强国"转变的关键历史时期。若干纳米技术实现了产业化,如绿色印刷制版技术、电力绝缘子防污闪纳米涂层技术、基于碳纳米管的手机触摸屏、煤制乙二醇关键催化剂、纳米复合高分子节能贴膜、碳纳米管复合导电剂应用于锂离子电池等。

为了尽快推动纳米技术的产业化进程,世界上主要纳米技术大国纷纷采取了有效措施加快纳米技术的产业化和应用。国际上纳米科技产业化投资主要有金融机构的风险投资、个人天使投资、大企业自身提升产品的战略投资、政府投资和私募基金等几种。全球大约有 1 500 家纳米技术相关的企业,其中一半在美国,只有 10% 的企业得到了风险投资,大多数企业的运作都是政府资金在支撑。从 2005 年开始,风险投资在纳米技术产业支持力度加大,国际知名大企业也在积极进行纳米技术投资,如 2006 年,福特公司和波音航空公司与美国西北大学组建了联盟,并捐建了价值 3 000 万美元的纳米全新研究实验室,并拨款 1 000 万美元在该研究室建造纳米工程设计中心。我国纳米科技产业化的资金主要来源于政府投入,包括科研项目、中小企业创新基金、国家重点新产品计划和星火计划等投资方式。另外，还有少量来源于企业投资和工人天使投资，金融机构的风险投资较少。

经过较长时间的研发历程，纳米技术正在完成从实验室到市场的转化。据报道，2006 年，全球纳米有关产品的销售额已经超过 500 亿美元。2014 年预计达到 26 万亿美元，占全球全部制成品总价值的 15%。2005 年，全球纳米电子产品市场规模达到 18.27 亿美元，2010 年预计达到 42.19 亿美元；纳米食品市场在 2010 年达到 204 亿美元；纳米纺织品市场在 2012 年有望达到 1 150 亿美元；纳米工具市场 2013 年有望达到 27 亿美元。2005 年，中国纳米新材料市场总体规模达到 35 亿元，年增长率为 20%，已经连续 6 年保持了 15% 以上的增长速度。其中，纳米粉体材料市场达到 32.5 亿美元，占总体市场规模的 93%，纳米复合材料市场达到 2.5 亿美元，占总体纳米材料市场规模的 7%。2008 年纳米新材料市场总体规模达到 58 亿美元。我国纳米材料技术应用企业 2000 年以后呈现大幅度增长趋势，700 多家纳米材料技术应用企业，其中约 72% 属于应用纳米材料技术提升传统产业，6% 属于环境和水处理产业，6% 属于纳米药物产业，4% 属于纳米能源产业，3% 属于纳米电子产业，交通和农业方面的各占 1%，4% 属于高技术制造业，其他行业占 5%。随着纳米科技的不断革新，纳米产业布局也会出现不断的变化。到 2007 年前后，我国纳米材料和纳米科技注册的公司达到 2 000 多家，纳米产品开发与应用呈现多元化和规模化的趋势，建立纳米复合塑料、橡胶和纤维改性以及纳米功能涂层材料等方面的生产线 100 多条，在能源和环保等方面已形成规模化，在信息和生物医药领域也逐渐产业化。

我国的纳米科技产业化大约经历了 3 个阶段，分别是萌芽期（1995—2002 年）、转型期（2002—2007 年）和跃升期（2007 年至今）。据不完全统计，2005 年我国多种纳米粉体材料年产量超过千吨，甚至一些开始进入国际市场，其中纳米氮化硅、纳米氮化铝和纳米氮化钛粉体材料由于制备方法上的创新，成本较低，已经出口至美国、日本、德国、韩国等国家。进入"十二五"以后，在培育发展战略性新兴产业的宏观背景下，很多地方政府开始兴建纳米科技产业园，北京、苏州、武汉、顺德、唐山、鞍山、金昌等地方都建立了不同规模和不同定位的纳米科技产业园区，北京、上海、苏州等地纷纷在政府指导下成立了纳米联盟、纳米协会等产业组织，并出台了一系列包括资金、人才、场地等在内的鼓励政策，我国纳米科技产业开始进入一个新的发展阶段。

第二节 纳米材料健康风险

纳米技术的研发进展能够推动经济增长、创造高端就业机会、应对不同层面的国家挑战。随着纳米技术的飞速发展，各种纳米材料推陈出新，越来越多的纳米材料走出实验室，进入人们的日常生活。然而，纳米材料和其他任何物质一样都有其两面性，在研究、开发、利用性能优良独特的纳米材料的同时，人们也意识到它们对环境和健康的潜在影响。在不断研究和加速创新的基础上，为了保护公众的健康、安全和工作环境，纳米技术的发展也需要灵活的、适用的、以科学为基础的监管策略。基于这样的考虑，在各国家在加大国家纳米技术研究和开发投资的基础上，大幅增加纳米技术对环境、健康和安全影响方面研究的资助力度，开展了纳米材料健康风险的研究，如美国联邦政府在 2012 年投入达到 1.235 亿美元。目前，纳米材料对人体及环境的安全风险方面的研究主要包括职业流行病学调查、啮齿动物体内实验、体外实验和生态环境毒性实验四方面。

一、职业流行病学调查

工作场所中的纳米颗粒物主要来源于①工程纳米材料的生产、包装、使用和加工等环节；②燃烧产物，如柴油发动机；③加热过程：如金属冶炼、焊接和激光切割；④高速机械过程：如研磨、切割和抛光。职业人群可通过呼吸道吸入、消化道摄入以及皮肤吸收等途径暴露于纳米颗粒；由于纳米颗粒在医疗上的应用，注射等医疗途径暴露也成为纳米颗粒物的一种重要暴露途径。工程纳米材料生产企业的作业工人是主要的纳米颗粒职业接触人群。随着纳米科技的产业化及纳米相关企业的增加，越来越多的职业人群暴露于纳米颗粒。因此，对纳米颗粒职业暴露人群进行流行病学调查，对评价纳米颗粒对人体健康的影响及纳米产业的可持续发展具有重大的意义。

目前，有关纳米颗粒物的毒性信息主要来源于动物体内实验和体外实验的研究结果。而纳米颗粒对人体健康的影响研究大部分是关于生产中产生的超细颗粒物。超细颗粒物对人体健康危害（肺部炎症、氧化损伤、心脏病恶化、动脉粥样硬化、哮喘、疑似肺癌）的证据主要来自于交通污染和燃烧过程（如柴油尾气和电焊烟尘）等空气污染产生的超细颗粒物的流行病学研究。Pope 等利用死因别死亡率法研究大气污染的长期健康影响，对美国 50 个州中近 50 万成年人的死亡数据进行研究，发现 $PM_{2.5}$ 的年平均浓度每增加 10 μg/m³，心血管死亡率和肺癌死亡率分别增加 6% 和 8%，且未发现 $PM_{2.5}$ 健康效应的阈值。Dockety 等通过对人群流行病学调查，发现随着空气中超细颗粒物的增加，呼吸系统和心血管系统疾病的发病率随之增加，并会增加男性冠心病患者心律失常的风险。可吸入颗粒物（PM_{10}、$PM_{2.5}$ 和 $PM_{1.0}$）与呼吸系统疾病和心脑血管疾病日入院人次呈现明显的暴露-效应关系，PM_{10}、$PM_{2.5}$ 和 $PM_{1.0}$ 每升高 10 μg/m³ 或 10 粒子数/m³，呼吸系统疾病的入院危险分别增加 0.052%、0.604% 和 0.652%；心脑血管疾病的入院危险分别增加 0.046%、0.697% 和 0.935%。细颗粒物浓度和粒径与呼吸系统疾病发病率相关，颗粒物粒径越小，与发病人数的关联度越高。长期暴露于高浓度 $PM_{2.5}$ 的污染环境是导致呼吸系统受损、通气功能下降的重要因素。

由于纳米技术一般是渗透到其他工业部门，独立的纳米科技产业较少，实际的纳米材料职业工人数量有限，所以关于纳米材料对职业人群健康影响的流行病学调查研究较少。目前，有关纳米材料职业流行病学调查的研究可以分为描述类（病例报道或病例研究）和分析类（横断面调查、病例对照、队列研究和纵向调查）的两大类。所采用的评价指标包括生物样本肺功能参数、呼出气冷凝、血液和尿样。检测的生物标志物包括心血管效应标志物、肺纤维化标志物、肺部炎症和全身性炎症标志物、核酸、脂质和蛋白质氧化应激标志物、抗氧化酶活性和遗传毒性标志物。研究涉及的纳米材料暴露工人样本量较小（2～258 人），大多采用非纳米材料暴露工人作为对照组。经过横断面和队列研究，发现暴露组工人不同的生物标志物（包括炎症因子、心血管效应标志物、呼出气中一氧化氮浓度、小气道损伤标志物（CC16）和脂质过氧化产物浓度）的水平升高，肺功能下降，抗氧化酶活性降低，记忆功能减退，打喷嚏和过敏性皮炎症状增加。一些研究表明纳米颗粒暴露不会影响人体健康，如 Lee 等对韩国 2 名工作了 7 年的纳米银生产工人的血液和尿样进行分析，发现工人血液和尿样中银的浓度较低，且血液生化指标均正常。也有一些研究表明纳米颗粒可能会危害人体健康。如 Song 等报道，7 名曾在同一间印刷厂工作，暴露于含有纳米颗粒的聚丙烯酸酯 5～13 个月的年轻女工（18～47 岁），出现了气短、胸腔积液、心包积液等临床症状，并有 2 名女工在两年内死亡。病理检查结果同样为非特异性肺炎、炎症浸润、肺纤维化和胸腔外源性肉芽肿。进一步检查发现，工人的工作场所、支气管肺泡灌洗液、胸水和肺活检组织中均找到直径为 30 nm 的颗粒。Liou 等于 2012 年报道了采用横断面调查的方法对台湾 14 个纳米生产企业的 227 名纳米材料作业工人和 137 名非纳米材料作业工人进行了流行病学调查，研究结果表明，与对照组工人相比，暴露组工人的超氧化物歧化酶（SOD）和谷胱甘肽过氧化物酶（GPX）降低，心血管疾病标志物、纤维蛋白原、细胞间粘附分子（ICAM-1）和白细胞介素-6 升高。

现有的关于纳米材料职业流行病学调查的研究还存在许多缺陷。例如，大多采用的是横断面的研究方法，很难说明纳米材料暴露与健康效应的因果关系，应加强前瞻性长期跟踪调查研究；另外，对于纳米颗粒的暴露评价表征所采用的指标不一致（如总悬浮颗粒物和可吸入颗粒物），结果很难比较；大多数研究采样方法多为工作车间的分区采样，缺乏时间加权平均个人暴露剂量的数据，工人个体呼吸区的采样结果更能反映工人实际的暴露剂量；生物标志物用于评价纳米材料慢性的长期的健康危害，可能缺乏灵敏性和特异性，对于生物标志物的选择以及检测的质量控制非常重要，尤其是对于长期的队列跟踪调查研究，因此，特异性生物标志物的筛选仍需加强；流行病学调查应重视工人的某些症状和疾病的表现，如心率、呼出气一氧化氮和肺功能等的变化。根据现阶段的流行病学调查研究，很难说明纳米材料是否影响职业暴露工人的健康状况，为了保障纳米材料职业接触人群的健康，保障纳米产业的健康可持续发展，纳米材料职业暴露的流行病学调查研究亟待深入开展。

二、体内系统研究

目前，动物吸入实验研究结果表明纳米材料会诱发不良健康效应，包括肺纤维化、肉芽肿和肉芽肿性炎症病变、心血管效应、氧化应激损伤、胸膜斑的形成，肺肿瘤等。纳米材料对啮齿动物的体内毒性实验研究主要是通过呼吸道暴露（如经鼻吸入、咽部穿刺和气管滴注）、静脉注射、腹腔内注射和皮下注射等暴露方式，以小鼠、大鼠、兔子和豚鼠等为实验动物。目前，人们关注的纳米材料对啮齿动物的毒性包括肺部毒性、心血管毒性、免疫毒性、遗传毒性、生殖毒性、皮肤毒性等，以及纳米材料在动物体内的分布情况。

人体会暴露于纳米材料的整个生命循环周期中（包括合成、生产、使用和处理）的任何阶段。一旦纳米材料释放到环境，并迁移到大气、土壤、水和沉积物中，人体可能通过经口摄入受纳米材料污染的水和食物。在这些暴露途径中，相比消费品和环境暴露，职业暴露是人体暴露于纳米材料最为严重的暴露方式。在职业场所中，呼吸道吸入暴露是人体暴露于纳米材料最重要的暴露途径。因此，吸入暴露是研究纳米材料职业暴露风险的最佳暴露方式，但吸入暴露需要特定的试验装置，实现比较困难。尽管咽部穿刺和气管滴注的暴露方式，与吸入暴露方式相比，并不是人体暴露的生理途径，由于暴露的纳米材料粒径和团聚状态不同在动物体内分布不均，而导致不同的毒性效应结果，但咽部穿刺和气管滴注的方式操作简单，成本较低，是目前评价纳米材料肺部毒性的体内研究最常用的两种暴露方式。相比吸入暴露，滴注法可以精确确定纳米材料的暴露剂量，再现吸入暴露导致的效应，提供有关可吸入毒性物质的基础信息，已成为研究吸入物质毒性效应公认的暴露方式。咽部穿刺和气管内滴注已被广泛用来评价空气中有毒物质对啮齿类动物呼吸道的毒性效应。

纳米颗粒吸入后，最常见的是肺部毒性效应。纳米颗粒在肺泡中沉积后，可与肺泡上皮细胞相互作用，逃避肺泡巨噬细胞的吞噬作用而延长作用时间。当纳米颗粒的沉积浓度较高时，可造成肺泡上皮细胞损伤，启动免疫系统的防御机制引发炎症反应。肺泡区对上皮损伤的防御反应可引起大量中性粒细胞浸润。上皮细胞进一步产生趋化因子刺激巨噬细胞迁移。上皮细胞暴露于纳米颗粒的时间延长可能导致肺泡区大量趋化因子的产生，这可能扰乱肺中正常的趋化梯度，造成载有颗粒的巨噬细胞停留在呼吸区，而不能及时通过肺纤毛运动清除。纳米颗粒的肺部效应主要表现为实验动物肺泡灌洗液内的中性粒细胞浸润，以及体外试验细胞炎症因子的释放。经纳米材料暴露后，支气管肺泡灌洗液（BALF）中细胞和细胞因子计数分化及肺部组织病理学检查是研究纳米材料对啮齿动物肺部毒性的重要参数，如 BALF 中的中性粒细胞计数、总蛋白和组织病理学结果是吸入性肺毒性的敏感参数。经剂量为 5 mg/m^3 单壁碳纳米管短期和长期的吸入暴露后，小鼠 BALF 中炎症因子发生变化，肺部组织发生病理性变化（肉芽肿改变，胶原沉积和纤维化）。

纳米颗粒不仅会影响呼吸系统，还会影响心血管系统。纳米颗粒产生的肺部炎症变化还可能导致细胞膜通透性发生变化，继而使颗粒进入心血管系统。纳米颗粒可以进入大脑和血液循环以及其他组织器官内并导致炎症反应和氧化应激。目前主要有三种假说来解释纳米颗粒对心血管系统的影响：①纳米颗粒能够影响自主神经系统，刺激交感神经系统，抑制副交感神经系统，导致呼吸频率和心率发生变化；②由于纳米颗粒的粒径小，所以在呼吸系统内不会被正常的吞噬细胞吞噬，进而能够进入循环系统并到达机体的其他部位；③吸入的纳米颗粒会影响全身微血管内皮细胞。纳米材料可诱导线粒体氧化修饰的血管效应，并加速动脉粥样硬化的形成。如小鼠吸入暴露单壁碳纳米管后，由于蛋白质氨基酸残留物的氧化，发生线粒体蛋白羰基官能团在主动脉累积现象。纳米材料可以影响心肺功能，影响心血管自主神经控制调节，改变压力反射功能，降低心率和压力反射序列数。

纳米材料对生殖功能的影响也备受关注。有实验证明纳米材料会损害动物的生殖功能。纳米材料通过改变睾丸结构、导致精子生成障碍、改变睾酮的生物合成和代谢途径来损害雄性生殖功能。金属纳米材料和碳纳米材料会导致实验动物睾丸组织形态发生改变。金属氧化物纳米颗粒（纳米 TiO_2）破坏了曲细精管，降低支持细胞数量；碳类纳米颗粒（纳米炭黑、多壁碳纳米管）导致曲细精管空泡化，破坏曲细精管，降低上皮生精细胞附着力，支持细胞部分消失或空泡化，出芽层厚度降低，精原细胞数量减少，血管扩张充血。纳米颗粒对雌性生殖系统具有潜在有害作用。研究发现多种纳米颗粒改变正常激素水平，干扰正常雌性生殖功能。大鼠吸入暴露不同浓度的纳米颗粒，高暴露组 4 周后血浆孕酮增加，8 周后不同暴露组血浆孕酮均减少。孕期小鼠（7 天、10 天、15 天、18 天）气管内要求滴注 11 mg/只、54 mg/只、268 mg/只剂量的纳米颗粒，结果发现浓度为 11 mg/只时，小鼠青春期提前（阴道开放时间）。怀孕 19 天的大鼠吸入暴露 148.86 mg/m^3 纳米颗粒，会导致雄性后代的血清孕酮减少。

纳米颗粒还会产生胚胎毒性。纳米颗粒可以穿过胎盘造成胚胎损伤，并可以通过改变信号通路影响后代，还可能导致后代器官生成和形态的变化，损害后代的生殖系统和神经系统。许多纳米颗粒，如纳米金颗粒、纳米 TiO_2、纳米 SiO_2、量子点、碳纳米颗粒等，都可以通过胎盘屏障。粒径越小，穿透胎盘屏障的能力越强。妊娠期暴露于纳米颗粒会影响器官形成和器官形态。对孕期小鼠静脉注射单壁碳纳米管，注射剂量从每只小鼠 10 ng 增至 30 μg，可观察到胎儿形态异常，腹壁和头部发生畸形，四肢和口鼻部发育迟缓，腹部肿胀与躯干异常扭转，氧化态的单壁碳纳米管导致的胎儿畸形比原态的单壁碳纳米管导致的胎儿畸形严重。另外，孕期小鼠暴露纳米颗粒会导致后代的神经系统疾病。母体皮下注射纳米 TiO_2（0.1mg/只）会导致母体内皮细胞凋亡，毛细血管狭窄，邻近软组织退行性改变。

还会使多巴胺合成减少，诱导自发运动活性下降。后代大脑的基因表达的变化与炎症、氧化应激和神经递质有关。小鼠怀孕 2～17 天吸入纳米颗粒，会导致雄性后代的自发活动能力下降。

三、体外系统研究

纳米颗粒-生物交界面就是纳米材料结构和生物系统的接触面，最初是和蛋白质，随后是膜脂，最后是细胞。纳米材料的体外实验系统研究主要通过生物大分子如蛋白质分子和细胞等进行。

（一）纳米材料与蛋白质分子的相互作用

纳米颗粒可以通过呼吸系统、消化道、皮肤以及非口服等方式进入生物体，穿过生理屏障，经过一系列的作用过程，进入血液循环系统。进入血液的纳米颗粒会迅速与血液蛋白质结合，形成纳米颗粒-蛋白质冠。纳米颗粒与蛋白质的相互作用，一方面，会改变蛋白质分子的构象，影响蛋白质功能，进而导致生理和病理的变化；另一方面，也会影响纳米颗粒在机体内产生的生物效应。深入研究纳米颗粒与蛋白质的相互作用可以从分子水平上了解纳米颗粒与生物体系的相互作用。蛋白质可以通过静电、疏水作用、氢键以及特定化学作用等吸附在纳米颗粒表面。蛋白质分子通过静电作用与荷电表面结合，通过疏水作用与疏水表面结合，通过氢键作用与亲水表面结合，不同的表面与蛋白质分子以不同的作用结合。纳米颗粒的形态、晶体结构和表面化学性质等决定了其表面配位体的空间排列，从而影响蛋白质分子与纳米颗粒的结合方式，进而影响蛋白质分子结构和功能，以及纳米颗粒-蛋白质冠的潜在毒性效应。

纳米颗粒与蛋白质分子的结合是一个动态过程，结合状态随时间而不断变化，最终亲和力较高的蛋白质分子与纳米颗粒结合；蛋白质分子可通过静电、疏水、氢键等作用与相应的表面结合；具有非极性表面、表面荷电、杆状的纳米颗粒更容易与蛋白质分子结合；带有不同表面电荷的纳米颗粒与蛋白质分子结合的方式不同；纳米颗粒的粒径与蛋白质分子的相对大小，影响两者的结合方式。纳米颗粒与蛋白质结合可能会促进纳米颗粒的团聚。当纳米颗粒表面结合的蛋白质浓度较高时，蛋白质分子会起到架桥作用，促进纳米颗粒间的团聚。Bharti 等研究纳米硅颗粒与球蛋白溶菌酶的作用，发现与纳米硅颗粒结合的蛋白质会诱导纳米硅颗粒的架桥团聚，且这种作用受 pH 值的影响。Lacerda 等研究血液蛋白与纳米金颗粒的相互作用，结果表明纳米金颗粒与蛋白质结合后，粒径明显增加，出现团聚现象。Zhang 等描述了纳米金颗粒与蛋白质结合聚集的过程：首先是蛋白质分子在纳米颗粒表面结合，折叠结构展开，构象改变；然后纳米颗粒表面结合的蛋白质分子与其他蛋白质分子结合，形成以纳米颗粒为中心的蛋白质分子的聚集体；与不同纳米颗粒相结合的蛋白质分子间的结合，造成不同纳米颗粒的聚集，且蛋白质分子的结构决定了纳米颗粒聚集体的空间排列。

纳米颗粒与蛋白质分子的结合直接影响纳米颗粒在机体内产生的生物效应。纳米颗粒与蛋白质分子结合会降低纳米颗粒物的毒性效应。纳米颗粒吸附蛋白质会影响其对细胞的作用，改变纳米颗粒进入细胞的位置，降低纳米颗粒对细胞的毒性效应。纳米硅颗粒与蛋白质相互作用形成的纳米颗粒-蛋白质冠会降低纳米颗粒与细胞膜的粘附力和结合效率，改变纳米颗粒进入细胞的位置及对细胞的影响。碳纳米管与某些蛋白质结合也可提高其生物兼容性，或者蛋白质修饰碳纳米管使其无毒或者降低其毒性。碳纳米颗粒吸附血清蛋白会降低纳米颗粒与细胞的结合，降低其产生的细胞毒性，且随吸附蛋白质量的不断增加，碳纳米颗粒的细胞毒性逐渐降低。Ge 等也发现血液蛋白质在碳纳米管表面的竞争吸附，大大改变了碳纳米管与细胞相互作用的途径，导致碳纳米管结合血液蛋白质后产生的细胞毒性降低。另外，纳米颗粒表面结合蛋白质的不同会影响巨噬细胞吸附纳米颗粒的机理和效率。

（二）纳米材料的细胞毒性

体外细胞毒性试验是一类在离体状态下模拟生物体生长环境，检测医疗器械和生物材料在接触机体组织后所产生的生物学反应的体外实验。细胞活力评价包括增殖、坏死、凋亡等方面。细胞的培养方式分为原代培养和传代培养两种。原代培养就是在细胞从组织中分离到培养瓶后到第一代传代培养前的阶段，细胞可以通过物理方法或加入酶来制成悬浮液。另外，细胞系可以通过克隆、物理分离或其他技术筛选具有特殊性质的细胞后进行传代培养。

细胞毒性就是结构和（或）维持细胞生存的关键程序（如增殖、生存、正常的生化/生理过程）之间的交互作用产生的可能会改变细胞代谢（如合成、降解或释放细胞成分）、细胞膜结构完整性或细胞骨架的损害效应。损害效应包括一般毒性、选择性毒性和细胞特殊功能毒性。一般细胞毒性就是所有种类细胞都会发生的过程或结构的变化,如细胞器功能或膜完整性的改变。选择性细胞毒性是由于细胞的特异性而发生的毒性作用,如代谢反应差异(肝脏)和受体差异(神经)。这些特性都会影响不同体外研究方法对细胞毒性反应的敏感性。表征细胞生存力的指标包括 ATP 含量、酶的释放(乳酸脱氢酶)和活性(磷酸酶)、细胞形态、电镀率、台盼蓝排斥实验活菌数、染色率和蛋白质与核酸含量等。细胞活力和细胞死亡是检测细胞毒性的最基本的指标。细胞活力是测定细胞发生短时间内的反应后,细胞存活的百分比,如细胞膜渗透性发生变化或与细胞存活、细胞增殖相关的特殊代谢途径有关的变化。细胞死亡是细胞的一个重要的机制,包括细胞凋亡、坏死和自噬,每种死亡途径都有特殊的形态特征和生化特征。纳米材料细胞毒性的评价方法包括增殖检测(MTT 法、WST 法、AlamarBlue 法和[³H]胸腺嘧啶掺入法)、坏死检测(染色法和乳酸脱氢酶 LDH 法)、凋亡检测(形态学观察、DNA 阶梯法、膜联蛋白 V 法、彗星实验和 TUNEL 法)。

目前,纳米颗粒对细胞产生的毒性作用已得到广泛的研究。纳米材料体外细胞毒性与细胞类型、纳米材料种类特性和浓度以及毒性终点分析指标有关。Kroll 等通过 10 种标准细胞系[包括 6 种动物源细胞:肺上皮细胞(RLE-6 TN)、纤维组织母细胞(NIH-3T3)、巨噬细胞(RAW264.7)和代表第二靶器官的肝肾同源上皮细胞(MDCK、MDCK Ⅱ、NRK52E)以及 4 种人类细胞:代表吸入暴露的肺部细胞 A549 和 CaLu3、代表皮肤暴露的皮肤细胞 HaCaT 和代表摄取暴露的结肠细胞 CaCo₂]研究 23 种纳米材料的细胞毒性作用,结果发现细胞系对纳米颗粒的敏感性不仅与细胞种类有关,还与纳米颗粒的种类和细胞毒性的终点分析有关。Pujalté 等研究不同纳米颗粒对人类肾脏细胞 IP15(肾小球系膜)细胞系和 HK-2(近端上皮)细胞系的细胞毒性和氧化应激作用,结果显示细胞毒性与纳米颗粒的理化性质和细胞的种类有关。Lingabathula 等研究不同粒径的纳米金颗粒对人肝上皮细胞 Hep G2 的毒性,结果表明纳米金颗粒可以降低细胞活力,诱导乳酸脱氢酶渗漏引起细胞膜损伤,提高脂质过氧化水平,诱导氧化应激反应,提高了 IL-8 的水平,且粒径较小的纳米金颗粒毒性较大。纳米二氧化铈可以渗透进入细胞的溶酶体和胞浆,降低细胞活性,改变细胞形态,与细胞分子直接相互作用,产生自由基,甚至引起细胞凋亡。

四、生态环境毒性

目前，纳米材料生态毒理学研究主要应用微生物、藻类和植物、无脊椎动物动物和淡水脊椎动物等作为受试生物，对不同种类纳米材料（包括金属、金属氧化物以及碳纳米材料）的生态毒性效应进行评价。另外，也有研究报道了纳米材料的食物链传递以及对生物种群的影响。以下将详细介绍纳米材料对单一生物[微生物、藻类和植物、水生无脊椎动物（大型蚤）和淡水脊椎动物（鱼）]、经食物链传递以及对生物种群产生的影响。

（一）微生物

目前，纳米材料对细菌的生物效应研究相对较多。已有研究表明，多种纳米材料具有抗菌活性，已被用作耐药菌的抗菌剂。纳米银颗粒因具有抑菌作用，已被应用于医疗设备和水的消毒处理，但某些纳米颗粒对细菌的毒性效应较小或不具有毒性效应。纳米材料除了具有抗菌性能之外，还会改变细菌群落。纳米零价铁颗粒会抑制硫酸盐还原菌的还原性能，零价铁颗粒的添加使得沉积物中微生物群落从最初的占主导地位的具有抗金属性的嗜酸氧化亚铁硫杆菌转变成了 *Desulfosporosinus* sp.菌属。

（二）藻类

纳米材料对藻类的毒性效应主要是对其生长、光合作用以及分子水平的影响。生长抑制试验主要是检测暴露 72 h 或者 96 h 之后，纳米材料对藻细胞的半数效应浓度（EC_{50}）和半数致死浓度（LC_{50}）值。据报道，纳米 ZnO 颗粒会抑制多种海洋藻和淡水藻细胞的生长，EC_{50} 值的范围为 0.04～1.94 mg Zn/L，纳米 ZnO 颗粒的毒性效应可能主要由于 Zn^{2+} 的溶解和吸收而引起。硫化铅纳米材料对高盐单细胞绿藻的毒性效应主要表现在藻细胞与纳米颗粒形成团聚体以及造成藻细胞脂质过氧化现象，而遮光效应和溶解性并不是纳米颗粒对藻细胞产生毒性效应的主要原因。也有研究发现纳米材料对藻细胞不会产生毒性效应。如多壁碳纳米管不会对硅藻产生遮光效应，不会影响硅藻细胞的光合作用，藻细胞产生的胞外聚合物与多壁碳纳米管具有较强的亲和力，这可能是藻细胞对多壁碳纳米管的防御机制。

（三）植物

纳米材料对植物的毒性效应主要表现在纳米材料与植物相互作用导致的表观现象，包括纳米材料对植物生长发育（种子发芽率、根部生长、地上部生物量）的影响，纳米材料的植物吸收、传输和累积，以及纳米材料对植物产生的基因毒性和遗传毒性效应。不同类型的纳米材料性质差异较大，对植物的影响也各不相同，对于纳米材料是否对植物产生毒性效应，目前还没有统一定论。纳米材料是否能被植物吸收并在植物体内传输，目前还存在争议。Wang 等报道纳米 Fe_3O_4 使黑麦草和南瓜的根部和幼苗产生氧化应激效应，但纳米 Fe_3O_4 颗粒并没有被吸收而进入其体内传输。而利用透射电镜和放射性标记示踪的方法研究粒径较小的 1~70 nm 的颗粒在植物组织中的吸收和运输，发现纳米颗粒可以进入植物根部，并被输送到各器官。

（四）水生无脊椎动物（大型蚤）

较早的关于淡水无脊椎动物的研究主要以甲壳纲类动物为主，其中大型蚤是应用最多的模型生物。纳米材料对大型蚤的急性毒性已得到关注，不同纳米材料的 EC_{50} 和 LC_{50} 值不同。纳米材料在大型蚤体内吸收排出的动力学过程受纳米材料浓度、表面功能化和粒径等物化性质的影响。纳米材料对大型蚤的慢性毒性效应研究相对较少，纳米材料经慢性暴露后会降低大型蚤的摄食活力和繁殖能力。另外，纳米材料会导致大型蚤体内生物标志物（金属硫蛋白、氧化型谷胱甘肽、活性氧、过氧化氢酶和丙二醛等）的变化，诱发氧化应激效应。金属纳米材料对大型蚤的毒性效应究竟是由溶解性的金属离子还是纳米颗粒本身导致，目前还没有统一定论。

（五）淡水脊椎动物（鱼）

目前，关于纳米材料对不同生长阶段的鱼（如鱼胚胎、幼鱼和成年鱼）的急性毒性效应已有相关报道。如纳米材料（富勒烯和纳米 ZnO）会导致斑马鱼胚胎畸形，降低胚胎的存活率，对斑马鱼胚胎和幼鱼的毒性效应呈现明显的剂量效应关系。纳米材料可在鱼体内吸收并分布在不同器官，其中肝脏和鱼鳃是纳米颗粒进入鱼体内分布的主要器官。鱼的行为是评价纳米材料毒性效应的一个特别的敏感指标。金属纳米材料（纳米 Cu、Ag 和 TiO$_2$）会影响鱼的反捕食行为反应及侧线系统和行为，且引起毒性效应的机制与相应的金属离子的影响不同。纳米材料也会对鱼的生物化学和超微结构产生影响。据报道，鲤鱼慢性暴露于纳米 ZnO 颗粒 12 周之后谷氨酸丙酮酸转氨酶/谷丙转氨酶和谷草转氨酶/天门冬氨酸氨基转移酶的水平变化显著，在无机血清中，镁、无机磷、钠和氯的水平相对暴露组明显不同，鲤鱼的肝脏、肾脏和鱼鳃也出现显著的超微结构改变。

（六）食物链传递

除了对单一生物产生毒性效应，纳米材料的食物链转移、生物富集和生物放大也是生态毒性效应研究的至关重要的问题。目前的报道主要是通过藻类、无脊椎动物（大型蚤和软体动物等）和鱼之间的食物链传递进行研究。纳米材料可以通过食物链由低营养水平向高营养水平转移，在高营养水平的生物体内积累。如 CdSe 量子点暴露后的淡水藻喂食网纹蚤，CdSe 量子点可以通过食物链传递在网纹蚤体内积累。纳米材料也可以通过食物链转移对高营养水平的生物产生毒性效应，甚至产生生物放大效应。纳米材料（如纳米 Al$_2$O$_3$ 和纳米 TiO$_2$）聚集体与藻细胞相互作用，形成纳米颗粒—藻细胞簇，喂食大型蚤，会显著降低大型蚤的食物利用率，从而影响大型蚤的健康状况（繁殖率、死亡率、子代生长情况和蚤数量增长率等），且纳米颗粒—藻细胞簇的大小和食物消耗率与大型蚤的健康状况呈现明显的相关关系。

（七）种群效应

纳米材料对生物种群和群落影响的研究尚处于初步阶段，目前关注较多的是纳米材料对微生物和藻类种群和群落的生长、结构和功能的影响，也有少量研究报道纳米材料对生物种群和群落中细胞间相互作用以及纳米材料在生态系统水平上产生的影响。纳米材料可以抑制生物种群的生长，据报道，多聚物包裹的纳米银颗粒会提高海洋微生物种群的停滞期，降低微生物种群的丰富度。纳米材料也会对生物种群和群落的结构和功能等产生影响。纳米银颗粒可以降低河流微生物种群的呼吸作用。另外，纳米材料影响微生物群落中细胞之间的相互作用，进而改变微生物群落的正常生长状态。纳米材料会影响微生物的水平基因转移，如纳米氧化铝可以促进多重耐药基因在同一种属和共培养的多类种属微生物间的传递。在生态系统水平上研究纳米材料对生物群落的长期效应，是纳米材料生态风险评价的一个重要研究方向。

（八）纳米材料与其他物质的复合效应

纳米材料由于其特殊的物理化学性质，在环境中容易与其他污染物质相互作用，表现出复合效应。纳米材料与传统材料相比具有显著高的表面积和反应活性，与环境中微量污染物质，例如，重金属污染物和有机污染物结合，改变污染物在水中的存在形态，同时又由于纳米材料尺寸小，一定程度上能够穿透生物膜和细胞，使纳米材料成为污染物质的载体，可将污染物质运送到通常它们不能到达的特定部位，从而改变其毒性效应。如单壁碳纳米管会促进菲在青鳉鱼消化道内污染物的积累，同时，菲在青鳉鱼肝脏和脑部污染物的积累分别增加了 6.4~48 和 20~34 倍，说明纳米颗粒可以作为污染物的载体，促进其在生物体内的积累量。然而，也有研究发现由于纳米颗粒对污染物的吸附作用从而降低了污染物的生物可利用性，降低了其毒性效应。低浓度（0.05 mg/L）纳米 TiO_2 会降低六价铬离子对淡水绿藻的毒性效应，0.5mg/L 和 1 mg/L 的纳米 TiO_2 对六价铬的毒性效应影响不大，而纳米 Al_2O_3 不会影响六价铬对淡水绿藻的毒性效应。纳米材料与其他污染物相互作用改变其生物效应的潜在影响机制还需要深入的研究。

五、致病机制

（一）细胞内转运

纳米颗粒通过吸入、经口消化或者皮肤暴露进入人体内（见图1-1）。在体内，纳米颗粒会接触到细胞间液、淋巴和血液中的生物分子，包括蛋白质、糖类和脂类。这些生物分子会覆盖在纳米颗粒的表面，形成"蛋白质电晕"，该电晕决定了纳米颗粒的生物识别作用。一般情况下，体内细胞通过胞吞作用（包括吞噬和胞饮）与生物环境进行交流。吞噬作用由巨噬细胞、单核细胞、中性粒细胞和树突状细胞等免疫细胞从生物体内清除粒径大于 500 nm 的颗粒，主要通过受体介导的模式。颗粒可被小分子蛋白，包括 IgG 和 IgM、血清蛋白（纤维连接蛋白和层粘连蛋白）识别，蛋白覆盖的颗粒可与细胞膜上一些内在受体（如免疫球蛋白超家族的 Fc 受体或补体受体）结合。从几纳米到几百纳米的小颗粒通常通过胞饮作用被细胞摄取。胞饮作用包括大胞饮、吸附作用、受体介导的胞吞等途径。在吸附作用中，纳米颗粒非特异性与细胞表面的互补结合位点相互作用。受体介导的胞吞依赖于特殊的纳米颗粒受体相互作用，主要通过网格蛋白或者小窝蛋白途径介导。

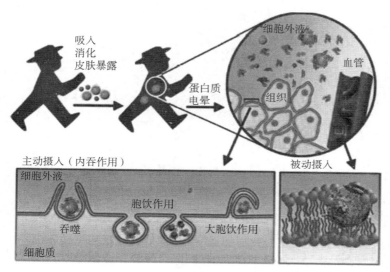

图 1-1　纳米颗粒进入人体途径

（二）毒效应发生机制

动物实验表明，以多核中性粒细胞增多为特征的肺部炎症是纳米颗粒最常见的健康不良效应。在细胞水平，纳米颗粒能诱导活性氧系列（ROS）产生，从而发生氧化应激反应。纳米颗粒在细胞膜内或附近直接诱导 ROS 产生，或者通过对细胞内线粒体呼吸效应及抗氧化系列消耗等间接途径产生。氧化应激反应能损伤细胞并介导炎症，或改变蛋白和 DNA。氧化应激反应也可调解细胞凋亡、DNA 加合物形成、前炎症基因表达等过程。因此，ROS 产生是纳米毒理学最主要的生化过程，它能介导炎症和其他能导致细胞损伤或死亡的二次生化过程。在肺部，持续接触颗粒所诱导的氧化应激和炎症反应，能导致纤维化；在脑部组织，氧化应激和炎症反应能导致神经退行性病变。基于体内外试验研究结果，图 1-2 描述了纳米颗粒在细胞水平毒性效应作用机制。

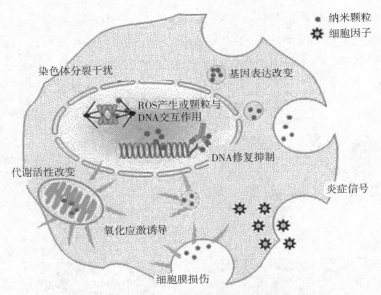

图 1-2　纳米颗粒在细胞水平的毒效应作用机制

参考文献

[1] 朱世东，周根树，蔡锐，等. 纳米材料国内外研究进展 I——纳米材料的结构、特异效应与性能[J]. 热处理技术与装备，2010，31: 1-5.

[2] Handy R D，Owen R，Valsami-Jones E. The ecotoxicology of nanoparticles and nanomaterials：current status，knowledge gaps，challenges，and future needs[J]. Ecotoxicology，2008，17: 315-325.

[3] Klaine S J，Alvarez P J J，Batley G E，et al. Nanomaterials in the environment：Behavior，fate，bioavailability，and effects[J]. Environmental Toxicology and Chemistry，2008，27: 1825-1851.

[4] 中华人民共和国国家质量监督检验检疫总局和中国国家标准化管理委员会.纳米材料术语，GB/T 19619G2004. 中国标准出版社，第 1 版，2005.

[5] 李泉，曾广赋，席时权.纳米粒子[J]. 化学通报，1995，6: 29-34.

[6] Shong C W，Sow C H，Wee A T S. Science at the Nanoscale：An Introductory Text book[M]. Pan Stanford Publishing，2009.

[7] 李玉金，王九思，田玲. 纳米材料的基本特性及发展和应用概况[J]. 甘肃教育学院学报（自然科学版），2003，17：54-56.

[8] 王春雷，马丁，包信和.碳纳米材料及其在多相催化中的应用[J]. 化学进展，2009，21：1705-1721.

[9] 唐仕川，常兵. 工程纳米材料职业健康与安全[M]. 北京：科学出版社，2015.

[10] 张金超，杨康宁，张海松，等. 碳纳米材料在生物医学领域的应用现状及展望[J]. 化学进展，2013，25：397-408.

[11] 冯晓苗，李瑞梅，杨晓燕，等.新型碳纳米材料在电化学中的应用[J]. 化学进展，2012，24：2158-2166.

[12] 匡达，胡文彬.石墨烯复合材料的研究进展[J]. 无机材料学报，2013，28：235-246.

[13] 唐波，葛介超，王春先，等. 金属氧化物纳米材料的制备新进展[J]. 化工进展，2002，21：707-712.

[14] 王超，贺跃辉，彭超群，等. 一维金属纳米材料的研究进展[J]. 中国有色金属学报，2012，22：128-138.

[15] 贾晓霞. 金属纳米材料（Ag、Au、Cu、Au/CuO）的制备及性能的研究[D]. 新乡：河南师范大学，2012.

[16] 师阿维.金属纳米材料的进展[J]. 热处理，2011，26：27-31.

[17] Li G，Tang Z. Noble metal nanoparticle@metal oxide core/yolk-shell nanostructures as catalysts：recent progress and perspective[J]. Nanoscale，2014，6：3995-4011.

[18] 翟华嶂，李建保，黄勇. 纳米材料和纳米科技的进展、应用及产业化现状[J]. 材料工程，2001，11：43-48.

[19] 宋宏杰，孔寒冰，王沛民. 纳米技术产业化的瓶颈与对策分析[J]. 科技进步与对策，2004，5：68-70.

[20] 任红轩. 我国纳米科技发展十年巡礼[J]. 新材料产业，2013，3：57-60.

[21] 任红轩. 纳米科技产业化与投资环境建设[J]. 中国科技投资，2008，6：29-31.

[22] 姜桂兴. 世界纳米科技发展态势分析[J]. 世界科技研究与发展，2008，30：237-240.

[23] 任红轩. 纳米产业化 十年磨一剑[J]. 中国科技投资，2008，10：57-59.

[24] 龚维幂，任红轩，万菲. 世界纳米科技企业现状与我国纳米企业发展需求分析[J]. 新材料产业，2014，8：27-32.

[25] 董宏伟，吴树仙，李士. 美国纳米产业化的监管政策和原则[J]. 高科技与产业化，

2014, 215: 90-94.

[26] Brouwer D, van Duuren-Stuurman B, Berges M, et al. From workplace air measurement results toward estimates of exposure? Development of a strategy to assess exposure to manufactured nano-objects[J]. Journal of Nanoparticle Research, 2009, 11: 1867-1881.

[27] Kim J A, Cho J H, Park I H, et al. Diesel Exhaust Particles Upregulate Interleukins IL-6 and IL-8 in Nasal Fibroblasts[J]. Plos One, 2016, 11.

[28] Thomassen Y, Koch W, Dunkhorst W, et al. Ultrafine particles at workplaces of a primary aluminium smelter[J]. Journal of Environmental Monitoring, 2006, 8: 127-133.

[29] Zimmer A T, Baron P A, Biswas P. The influence of operating parameters on number-weighted aerosol size distribution generated from a gas metal arc welding process[J]. Journal of Aerosol Science, 2002, 33: 519-531.

[30] Zimmer A T, Maynard A D. Investigation of the aerosols produced by a high-speed, hand-held grinder using various substrates[J]. Annals of Occupational Hygiene, 2002, 46: 663-672.

[31] Liou S H, Tsai C S J, Pelclova D, et al. Assessing the first wave of epidemiological studies of nanomaterial workers[J]. Journal of Nanoparticle Research, 2015, 17.

[32] Pelclova D, Zdimal V, Kacer P, et al. Oxidative stress markers are elevated in exhaled breath condensate of workers exposed to nanoparticles during iron oxide pigment production[J]. Journal of Breath Research, 2016, 10.

[33] Zhang R, Dai Y F, Zhang X, et al. Reduced pulmonary function and increased pro-inflammatory cytokines in nanoscale carbon black-exposed workers[J]. Particle and Fibre Toxicology, 2014, 11.

[34] Liou S H, Tsou T C, Wang SL, et al. Epidemiological study of health hazards among workers handling engineered nanomaterials[J]. Journal of Nanoparticle Research, 2012, 14.

[35] Wu W T, Liao H Y, Chung Y T, et al. Effect of Nanoparticles Exposure on Fractional Exhaled Nitric Oxide (FENO) in Workers Exposed to Nanomaterials[J]. International Journal of Molecular Sciences, 2014, 15: 878-894.

[36] Lee J S，Choi Y C，Shin J H，et al. Health surveillance study of workers who manufacture multi-walled carbon nanotubes[J]. Nanotoxicology，2015，9，802-811.

[37] Lee J H，Mun J，Park J D，et al. A health surveillance case study on workers who manufacture silver nanomaterials[J]. Nanotoxicology，2012，6：667-669.

[38] Song Y，Li X，Du X. Exposure to nanoparticles is related to pleural effusion，pulmonary fibrosis and granuloma[J]. The European respiratory journal，2009，34：559-567.

[39] Oberdorster G，Oberdorster E，Oberdorster J. Nanotoxicology： An emerging discipline evolving from studies of ultrafine particles[J]. Environmental Health Perspectives，2005，113：823-839.

[40] Ema M，Gamo M，Honda K. A review of toxicity studies of single-walled carbon nanotubes in laboratory animals[J]. Regulatory Toxicology and Pharmacology，2016，74：42-63.

[41] Maynard R L，Donaldson K，Tetley T D. Type 1 pulmonary epithelial cells：a new compartment involved in the slow phase of particle clearance from alveoli[J]. Nanotoxicology，2013，7：350-351.

[42] Aarbiou J，Ertmann M，van Wetering S，et al. Human neutrophil defensins induce lung epithelial cell proliferation in vitro[J]. Journal of leukocyte biology，2002，72：167-174.

[43] Inoue K，Takano H，Yanagisawa R，et al. Effects of inhaled nanoparticles on acute lung injury induced by lipopolysaccharide in mice[J]. Toxicology，2007，238：99-110.

[44] Landsiedel R，Ma-Hock L，Hofmann T，et al. Application of short-term inhalation studies to assess the inhalation toxicity of nanomaterials[J]. Particle and Fibre Toxicology，2014，11.

[45] Shvedova A A，Kisin E R，Murray A R，et al. ESR evidence for in vivo formation of free radicals in tissue of mice exposed to single-walled carbon nanotubes[J]. Free Radical Biology and Medicine，（2014）73：154-165.

[46] Wallenborn J G，McGee J K，Schladweiler MC，et al. Systemic translocation of particulate matter-associated metals following a single intratracheal instillation in rats[J]. Toxicological sciences：an official journal of the Society of Toxicology，2007，

98：231-239.

[47] Oberdorster G，Maynard A，Donaldson K，et al. Principles for characterizing the potential human health effects from exposure to nanomaterials：elements of a screening strategy[J]. Part Fibre Toxicol，2005，2：8.

[48] Ema M，Gamo M，Honda K. A review of toxicity studies of single-walled carbon nanotubes in laboratory animals[J]. Regulatory toxicology and pharmacology：RTP，2016，74：42-63.

[49] Li C，Taneda S，Taya K，et al. Effects of in utero exposure to nanoparticle-rich diesel exhaust on testicular function in immature male rats[J]. Toxicology letters，2009，185：1-8.

[50] Jackson P，Vogel U，Wallin H，et al. Prenatal exposure to carbon black（printex 90）：effects on sexual development and neurofunction[J]. Basic & clinical pharmacology & toxicology，2011，109：434-437.

[51] Esmaeillou M，Moharamnejad M，Hsankhani R，et al. Toxicity of ZnO nanoparticles in healthy adult mice[J]. Environ Toxicol Pharmacol，2013，35：67-71.

[52] Philbrook N A，Walker V K，Afrooz A R，et al. Investigating the effects of functionalized carbon nanotubes on reproduction and development in Drosophila melanogaster and CD-1 mice[J]. Reproductive toxicology（Elmsford，N.Y.），2011，32：442-448.

[53] Pietroiusti A，Massimiani M，Fenoglio I，et al. Low doses of pristine and oxidized single-wall carbon nanotubes affect mammalian embryonic development[J]. ACS nano，2011，5：4624-4633.

[54] Sharifi S，Behzadi S，Laurent S，et al. Toxicity of nanomaterials[J]. Chem Soc Rev，2012，41：2323-2343.

[55] Ge C，Du J，Zhao L，et al. Binding of blood proteins to carbon nanotubes reduces cytotoxicity[J]. Proceedings of the National Academy of Sciences，2011，108：16968-16973.

[56] Asuri P，Karajanagi S S，Yang H，et al. Increasing Protein Stability through Control of the Nanoscale Environment[J]. Langmuir，2006，22：5833-5836.

[57] Klein J. Probing the interactions of proteins and nanoparticles[J]. Proceedings of the

National Academy of Sciences，2007，104，2029-2030.

[58] Chun A L. Protein corona：The good side. Nat Nano，2012.

[59] Lynch I，Dawson K A. Protein-nanoparticle interactions[J]. Nano Today，2008，3：40-47.

[60] Linse S，Cabaleiro-Lago C，Xue W-F，et al. Nucleation of protein fibrillation by nanoparticles[J]. Proceedings of the National Academy of Sciences，2007，104：8691-8696.

[61] Walkey C D，Chan W C W. Understanding and controlling the interaction of nanomaterials with proteins in a physiological environment[J]. Chem Soc Rev，2012，41：2780-2799.

[62] Gebauer J S，Malissek M，Simon S，et al. Impact of the Nanoparticle-rotein Corona on Colloidal Stability and Protein Structure[J]. Langmuir，2012，28：9673-9679.

[63] Gagner J E，Shrivastava S，Qian X，et al. Engineering Nanomaterials for Biomedical Applications Requires Understanding the Nano-Bio Interface：A Perspective[J]. The Journal of Physical Chemistry Letters，2012，3：3149-3158.

[64] Bharti B，Meissner J，Findenegg GH. Aggregation of Silica Nanoparticles Directed by Adsorption of Lysozyme[J]. Langmuir，2011，27：9823-9833.

[65] Lacerda S H D P，Park J J，Meuse C，et al. Interaction of Gold Nanoparticles with Common Human Blood Proteins[J]. ACS Nano，2009，4：365-379.

[66] Zhang D，Neumann O，Wang H，et al. Gold Nanoparticles Can Induce the Formation of Protein-based Aggregates at Physiological pH[J]. Nano Letters，2009，9：666-671.

[67] Asuri P，Bale S S，Karajanagi SS，et al. The protein-nanomaterial interface[J]. Curr Opin Biotech，2006，17：562-568.

[68] Lesniak A，Fenaroli F，Monopoli M P，et al. Effects of the Presence or Absence of a Protein Corona on Silica Nanoparticle Uptake and Impact on Cells[J]. ACS Nano，2012，6：5845-5857.

[69] Zhu Y，Li W，Li Q，et al. Effects of serum proteins on intracellular uptake and cytotoxicity of carbon nanoparticles[J]. Carbon，2009，47：1351-1358.

[70] Walkey C D，Olsen J B，Guo H，et al. Nanoparticle Size and Surface Chemistry Determine Serum Protein Adsorption and Macrophage Uptake[J]. J Am Chem Soc，

2011，134：2139-2147.

[71] Harris C. Overview of in vitro models in developmental toxicology[J]. Methods in molecular biology（Clifton，N.J.），2012，889：105-113.

[72] Martin M T，Judson R S，Reif D M，et al. Profiling chemicals based on chronic toxicity results from the U.S. EPA ToxRef Database[J]. Environ Health Perspect，2009，117：392-399.

[73] Palladino G，Notarangelo T，Pannone G，et al. TRAP1 regulates cell cycle and apoptosis in thyroid carcinoma cells[J]. Endocrine-related cancer，2016，23：699-709.

[74] Lingabathula H，Yellu N. Cytotoxicity，oxidative stress，and inflammation in human Hep G2 liver epithelial cells following exposure to gold nanorods[J]. Toxicology mechanisms and methods，2016，26：340-347.

[75] Kroll A，Dierker C，Rommel C，et al. Cytotoxicity screening of 23 engineered nanomaterials using a test matrix of ten cell lines and three different assays[J]. Part Fibre Toxicol，2011，8：9.

[76] Li Y，Li P，Yu H，et al. Recent advances （2010—2015） in studies of cerium oxide nanoparticles' health effects[J]. Environmental Toxicology and Pharmacology，2016，44：25-29.

[77] Herman AHA. Nanoparticles as antimicrobial agents：their toxicity and mechanisms of action[J]. Journal of Nanoscience and Nanotechnology，2014，14：946-957.

[78] Ivask A K I，Kasemets K，Blinova I，Aruoja V，et al. Size-dependent toxicity of silver nanoparticles to bacteria，yeast，algae，crustaceans and mammalian cells in vitro[J]. Plos One，2014，9：1-14.

[79] Manzo S，Miglietta M L，Rametta G，et al. Toxic effects of ZnO nanoparticles towards marine algae Dunaliella tertiolecta[J]. Science of The Total Environment，2013：445–446，371-376.

[80] Ma H，Williams PL，Diamond SA. Ecotoxicity of manufactured ZnO nanoparticles – A review[J]. Environmental Pollution，2013，172：76-85.

[81] Verneuil L，Silvestre J，Mouchet F，et al. Multi-walled carbon nanotubes，natural organic matter，and the benthic diatom Nitzschia palea："A sticky story". Nanotoxicology，2014，0：1-11.

[82] 张海，彭程，杨建军，等.金属型纳米颗粒对植物的生态毒理效应研究进展[J]. 应用生态学报，2013，24：885-892.

[83] 杨新萍，赵方杰.植物对纳米颗粒的吸收、转运及毒性效应[J]. 环境科学，2013，34：4495-4502.

[84] Mwaanga P，Carraway ER，van den Hurk P. The induction of biochemical changes in Daphnia magna by CuO and ZnO nanoparticles[J]. Aquatic Toxicology，2014，150，20 -209.

[85] McNeil PL，Boyle D，Henry TB，et al. Effects of metal nanoparticles on the lateral line system and behaviour in early life stages of zebrafish （Danio rerio） [J]. Aquatic Toxicology，2014，152，318-323.

[86] Lee J-w，Kim J-e，Shin Y-j，et al. Serum and ultrastructure responses of common carp （Cyprinus carpio L.） during long-term exposure to zinc oxide nanoparticles[J]. Ecotoxicology and Environmental Safety，2014，104，9-17.

[87] Su Y，Yan X，Pu Y，et al. Risks of Single-Walled Carbon Nanotubes Acting as Contaminants-Carriers： Potential Release of Phenanthrene in Japanese Medaka （Oryzias latipes） [J]. Environmental Science & Technology，2013，47，4704-471 .

[88] Dalai S，Pakrashi S，Bhuvaneshwari M，et al. Toxic effect of Cr（VI） in presence of n-TiO$_2$ and n-Al$_2$O$_3$ particles towards freshwater microalgae. Aquatic Toxicology，2014，146，28-37.

[89] Hedwig M Braakhuis，Margriet VDZ Park，Ilse Gosens，et al. Physicochemical characteristics of nanomaterials that affect pulmonary inflammation[J]. Particle and Fibre Toxicology，2004，11：18.

第二章　工作场所纳米颗粒暴露监测

第一节　监测指标与生物学意义

一、理化特征

纳米颗粒是指等效直径（包括几何直径、空气动力学直径、迁移相关直径及投影面直径）小于　　　nm 的粒子。纳米材料的表征通常包含以下方面，见表 2-1。

表 2-1　纳米材料的表征

特性	表征参数
尺寸	粒径、直径或宽度、长径比、膜厚等
形貌	粒子形貌、团聚度、表面形态、形状等
结构	晶体结构，表面结构，分子、原子的空间排列方式等
成分	主体化学组成、表面化学组成、原子种类、价态、官能团等
其他	应用特性，如分散性、流变性、表面电荷等

近年来，纳米颗粒测量技术取得新进展，尤其是空气中纳米颗粒浓度测量技术（实时监测和阶式撞击采样）和理化特征鉴定技术，为职业人群纳米颗粒暴露特征研究奠定基础。图 2-1 为主要纳米测量技术、指标和仪器类型。

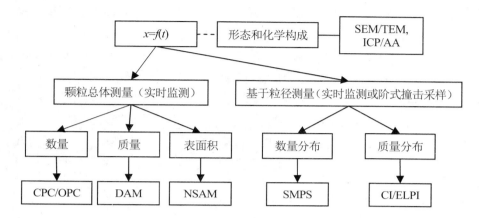

CPC：冷凝颗粒计数仪；OPC：光学颗粒计数仪；DAM：粉尘/气溶胶监测仪；NSAM：纳米颗粒表面积监测仪；SMPS：扫描迁移粒径谱仪；CI：阶式碰撞采样器；ELPI：电低压撞击器；SEM：扫描电镜；TEM：透射电镜；ICP：电感耦合等离子体质谱；AA：原子吸收。

图2-1　纳米测量技术、指标和仪器类型

　　然而受技术设备、仪器开发的局限性，目前尚无设备和指标能同时综合描述纳米材料的暴露特征。因此，在描述作业场所纳米颗粒暴露表征时，采纳的指标各异，使用的技术众多，尚无统一的最佳测量方法。较常用的技术指标主要包括：质量浓度、数量浓度、分散程度、表面积浓度、颗粒成分及其他理化指标等，各指标意义具体如下。

　　（1）质量浓度：质量浓度是评价空气质量最常用的指标，传统的质量浓度检测方法无法准确检测粒径小于1μm的颗粒，而超细颗粒的毒性可能随着粒径的减小而增高，因此传统的质量浓度已不能全面反映超细颗粒暴露状况及其毒理学效应。目前常用的超细颗粒采样仪器为阶式碰撞颗粒采样仪，根据不同颗粒空气动力学直径，可分别收集不同粒径（包括<100 nm）的颗粒进行称重，同时可对收集的颗粒做微观形态学或化学组成分析。

　　（2）数量浓度：动物实验证明小鼠暴露于20 nm聚四氟乙烯颗粒所诱发的肺炎与颗粒数量浓度呈明显的剂量反应关系，流行病学研究结果表明确定超细颗粒和健康效应的关系时，数量浓度比质量浓度更重要。目前常用的数量浓度检测仪为冷凝核或冷凝颗粒计数器（CNC 或 CPC）。CPC 可使饱和蒸汽冷凝在超细颗粒上使其达到可检测尺寸，冷凝物多采用醇类或水，CPC 可实时检测颗粒总数量浓度，但对颗粒大小无选择性。

（3）分散度：常用检测设备有扫描电迁移率粒径谱仪（SMPS）和静电低压撞击器（ELPI）。SMPS 由差分电迁移率分析仪（DMA）和 CPC 组成，其工作原理是依靠电荷平衡使颗粒附上电荷，DMA 根据电荷移动性分离大小均匀的颗粒，然后由 CPC 检测每个尺寸范围内的颗粒数量浓度。ELPI 的工作原理为颗粒通过真空泵吸入并给与一定电荷，由低压冲击器根据不同空气动力学直径分离颗粒，由电子测量计进行电量测量。ELPI 不仅能实时检测颗粒分散度，还能分级收集颗粒，对颗粒物进行称重和化学分析。

（4）表面积：单位质量的超细颗粒具有更大的比表面积，易沉淀在肺泡区域，增加与肺泡上皮细胞的相互作用。目前常用检测仪器为同位素表面积检测仪和扩散电荷表面积分析仪，此类仪器复杂笨重，不易携带。BET（BrunauerEmmett Teller）气体吸附法（N_2 或 CO_2）较电子显微镜可更好地估算颗粒总表面积，但该方法要求较多样本量，给超细颗粒的采集带来困难。另外，可通过联合使用不同设备来估算颗粒表面积浓度，有文献报道应用 SMPS 和 ELPI 系列或 SMPS 和 CPC 系列的检测结果来估算表面积浓度。

（5）颗粒化学成分：重金属、有机物等颗粒化学成分可进一步影响颗粒诱发的健康效应，颗粒化学成分可分为离线检测和实时检测两类。离线传统检测方法包括气相色谱质谱法、离子色谱法、质子核磁共振，收集到的颗粒需溶于水或其他溶剂方可进行分析。颗粒样品也可通过 X 射线荧光分析、扫描电子显微镜、透射电子显微镜、次级离子质谱法等仪器观察颗粒形态、识别单颗粒/团块和分析化学元素。有些质谱仪可实时检测大气中的单颗粒，能够避免人工操作引起的颗粒蒸发、吸附和颗粒间的化学反应。

（6）其他指标：为了全面评估超细颗粒或纳米颗粒潜在的健康危害，还有其他理化指标来描述其特征，如晶体结构、多孔性、溶解度、团聚和聚集、表面化学和表面电荷等。

二、生物学意义

纳米颗粒的健康效应已引起人们的广泛关注，但目前国际上尚未就纳米颗粒健康效应的暴露测量指标达成一致。由于纳米颗粒具有粒径小、比表面积大以及表面反应性等特点，使得它们的毒理效应与普通的悬浮颗粒相比有很大差异。纳米颗粒与毒性相关的首要因素是粒径。纳米颗粒的超小粒径使得它们更容易穿透上皮细胞，具有更严重的肺毒性。许多毒理学研究表明，低毒性的细颗粒如果粒径小至纳米级其毒性将会增加。纳米颗粒在空气中很容易聚集，从发生源到人群暴露，可团聚成不同大小的颗粒。许多吸入性研究表明，团聚颗粒粒径越小，越容易在肺泡中沉积。除了粒径大小外，颗粒物的形状也是影响其在肺部沉积的因素之一。

体外实验和动物实验结果显示，由于纳米颗粒独特的理化特性，质量浓度会严重低估纳米颗粒的毒性，已不能完全反映纳米颗粒的毒理学效应。而数量浓度和表面积浓度成为相对合适的测量指标。有研究表明，超细颗粒更容易引起氧化应激反应，这主要归因于它们的高比表面积和单位质量包含的高颗粒数。数量浓度对颗粒物的发生源最敏感，可用于识别纳米颗粒的发生源。而表面积浓度被广泛作为健康效应暴露指标使用。有毒理学研究表明，低溶解性的超细颗粒和大颗粒诱导的肺部炎症反应与其表面积浓度存在剂量效应关系，而与其粒径大小没关系。Driscoll 研究表明，肿瘤与表面积浓度存在相关性，而与数量浓度和质量浓度不存在相关性。Tran 等报道，二氧化钛、硫酸钙等无毒颗粒对肺部损伤与其表面剂量相关，与肺暴露质量浓度没有关系。

人们以纳米颗粒的肺毒性作为研究模式对颗粒的数量浓度进行了详细的研究。研究表明，纳米颗粒聚集前最初的粒径大小和聚集后的粒径大小决定了颗粒物在肺部的沉积模式。与团聚后粒径在 $0.1 \sim 1\mu m$ 的颗粒相比，初始粒径或团聚后的粒径在 $0 \sim 1$ nm 范围内的纳米颗粒更容易在肺泡中沉积。由于肺泡中的气流很小，$10 \sim 0$ nm 范围内的纳米颗粒在肺泡中主要通过扩散作用沉积。许多吸入性研究表明，团聚颗粒粒径越小，越容易在肺泡中沉积。而且初始粒径不同但团聚后粒径相同的颗粒，在肺泡中沉积比例相同。如上所述，对于团聚后的纳米颗粒，如果其空气动力学粒径大于 300 nm，颗粒的密度就会影响它的沉积，密度越大，其在肺和肺泡中的沉积越明显（如图 2-2 所示）。另外，关于不同纳米颗粒吸入的肺毒性研究及结果详见表 2-2。

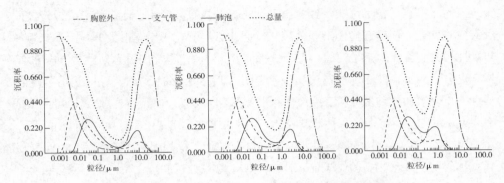

图 2-2　颗粒的大小与密度与其在肺不同部位沉积的关系

注：颗粒大小范围为 1 nm～100 μm，颗粒浓度从左到右分别为 0.1 g/cm³、1 g/cm³ 和 10 g/cm³。图中┈┈为吸入颗粒在胸腔外的沉积情况，- - -线代表颗粒在支气管内的沉积状况，——线表示颗粒物质肺泡内的沉积情况。图中显示，初始粒径或团聚后的粒径在 10～100 nm 范围内的颗粒，不论密度如何，与其他粒径的颗粒相比其肺泡沉积最严重。

　　肺毒性的研究发现，除粒径大小外，颗粒物的形状也是影响其在肺部沉积的因素之一。初始颗粒和团聚后的颗粒可以多种形状存在，如球形、棒状、纤维状、网状、带状、三角形和片状。长宽比高的形状，如纤维的空气动力学粒径约是实际粒径的 3 倍。长纤维状颗粒会被上呼吸道拦截而不能到达肺部，而颗粒能够诱导肺炎的首要条件是其能够在肺泡中沉积。当颗粒团聚粒径在 10～100 nm 范围内时，将会有 30% 的颗粒沉积在肺泡中。尽管 30nm 以下的颗粒会有一部分从肺泡位移到支气管。

　　利用以上研究信息，研究者构建了多通路粒子计量学模型（multipath particle metrology model，MPPD），通过 MPPD 可预测纳米颗粒在肺部的浓度。MPPD 模型通过模拟肺形态、呼吸条件和颗粒粒径、密度以及暴露浓度来预测纳米颗粒在肺各个部位的沉积浓度。该模型没有考虑颗粒的分散性，预测结果显示，纳米颗粒的暴露浓度决定了其在肺部的总沉积浓度，但不能直接影响颗粒在肺不同部位的沉积浓度。值得注意的是，该模型提供的只是纳米颗粒在肺部沉积的近似浓度而不是实际浓度，结果显示的肺沉积模式也不是肯定的。

表2-2 不同纳米材料吸入对肺泡沉积、清除和肺炎的影响研究

纳米材料特征研究	化学成分	最初颗粒大小	空气中颗粒团聚后的大小	暴露时间和方式	肺泡沉积、清除和迁移	肺炎
团聚大小	氧化锌	无报道	5 nm CMD 250 nm CMD	6 h 吸入	—	剂量依赖性肺炎。暴露浓度:35 nm 颗粒为2.4 mg/m³, 3.7 mg/m³, 12.1 mg/m³; 25 nm 为7.2 mg/m³, 1.5 mg/m³, 45.2 mg/m
团聚大小	铱	无报道	5 nm CMD 80 nm CMD	5 nm: 0.6 μg×1 h, 80 nm: 6 μg×1 h	5 nm比8 nm 颗粒的肺泡沉积严重,两种颗粒的肺泡清除曲线相似,两种颗粒的迁移都很小,但15 nm 比8 nm 的迁移明显	—
团聚大小	铱	2~4 nm	2 nm CDM 8 nm CDM	2 nm: 0.6 μg×1 h, 80 nm: 6 μg×1 h	2 nm颗粒比8 nm颗粒的迁移明显	—
化学成分	铱标记的碳	5~1 nm	8 nm CDM 25 nm CDM	—	铱标记的碳比钨标记的碳颗粒迁移明显	—
团聚大小	二氧化钛	5 nm	2 mg/m³ 流量检测为3 nm, 85 nm: 7 mg/m 流量检测为31, 194 nm	6 h 吸入	大小团聚颗粒的肺泡沉积相似	暴露在大团聚颗粒下回导致肺中性粒细胞明显增加 而暴露于小团聚颗粒下却没有增加
团聚大小	铂、碳、聚四氟乙烯	无报道	8 nm CDM 26 nm CDM 8 nm CDM	铂、碳: 100 μg/m³×6 h, 聚四氟乙烯: 40 μg/m³×6 h	迁移后所有超细粒子都到达肺泡间隙	—

纳米材料特征研究	化学成分	最初颗粒大小	空气中颗粒团聚后的大小	暴露时间和方式	肺泡沉积、清除和迁移	肺炎
团聚大小	聚四氟乙烯	无报道	8nm CDM 开始,随时间逐渐增加颗粒逐渐增大	50 μg/m³×6 h	—	只有新生成的颗粒(<100 nm)才能导致肺炎
电荷和可溶性	银 氧化铝 二氧化铈 氧化钴 氧化铬 氧化铜 氧化镁 氧化镍 二氧化硅 二氧化钛 氧化锌	91.9nm 6.3nm 9.7nm, 4.4nm 8.4nm 205nm 23. nm 14.2nm 5nm 5.3nm 6.2nm 5.6nm, 30.5nm, 0.7nm, 137nm	未使用	每只小鼠气管滴注 50 cm²	—	滴注氧化铝、二氧化铈、氧化钴、氧化镍和氧化锌的小鼠诱导出严重肺炎,其他纳米颗粒未导致肺炎。氧化铜和氧化锌两种可溶性纳米颗粒导致肺炎的原因是其溶解后的金属离子发挥作用
电荷	量子点(离子,极性) 硅土 聚苯乙烯	5~38nm — 56~320nm — 7~270nm	未使用	气管滴注	34 nm 是纳米颗粒能否快速迁移的界限。小于 34 nm 时,纳米颗粒的表面电荷是影响迁移的关键因素,两性离子、阴性和极性离子表面可促进迁移,而阳性会抑制迁移	—

纳米材料特征研究	化学成分	最初颗粒大小	空气中颗粒团聚后的大小	暴露时间和方式	肺泡沉积，清除和迁移	肺炎
化学成分	柴油机废气碳黑二氧化钛	— 14 nm 5~40 nm	.25 μm MMAD 0.64 μm MMAD .8 μm MMAD	大鼠吸入2年 小鼠吸入1年	结果发现柴油废气的肺沉积，滞留和导致的肺总负担高于碳黑和二氧化钛；肺清除能力在三组中均明显且降低，其中柴油机废气组降低最严重	三组结果相似，其中碳黑导致的肺炎最严重
化学成分	二氧化钛 二氧化钛 二氧化锆 氧化铈 氧化锌 二氧化硅 炭黑 多壁碳纳米管	40 nm (A) 25 nm (B) 40 nm 40 nm 60 nm 5 nm 27 nm —	— 0.9 μm MMAD .5 μm MMAD .8 μm MMAD 0.9 μm MMAD .2 μm MMAD .8 μm MMAD .5 μm MMAD	5 天吸入量：TiO_2 (B) 为 2 mg/m³，10 mg/m³, 50 mg/m³; ZrO_2, CeO, SiO_2, ZnO, CB 为 0.5 mg/m³, 2.5 mg/m³; 多壁碳纳米管为 0.5 mg/m³, 0.5 mg/m³, 2.5 mg/m	所有颗粒的沉积物都是相似的。暴露于锐钛型二氧化钛 (B) 导致肺部颗粒物过多	二氧化钛、氧化锆、氧化铈、氧化锌和多壁碳纳米管诱导剂量依赖性的肺炎。多壁碳纳米管的影响最为严重，具有一定的进展性。二氧化锆、氧化硅和炭黑不会诱导炎症
化学成分	氧化铁 氧化锌	nm 2 nm	未报道	鼻内喷雾，每天2次，持续3天：Fe_2O_3 为 8.5 mg/kg bw；ZnO 为 2.5 mg/kg bw	暴露 12 h 后，在肝中检测到锌；暴露 36 h 后，在肝中检测到铁，在肾中检测到锌	氧化锌颗粒导致肝脏更严重的病变，而氧化铁则导致了更严重的肺部损伤
疏水性	热解硅石 硅胶 沉淀硅石	2~3μm 未报道	— —	5 天吸入量：1 mg/m³，5 mg/m³ 和 25 mg/m	—	和其他硅石相比，热解硅石诱导的肺炎最为严重

纳米材料特征研究	化学成分	最初颗粒大小	空气中颗粒团聚后的大小	暴露时间和方式	肺泡沉积、清除和迁移	肺炎
疏水性	亲水性硅石	2 nm	1~120μm MMAD	13 周吸入量：1 mg/m³，6 mg/m³以及 30 mg/m	和其他硅石类型相比，12 nm 的亲水性硅石硅石能更快地从肺部中被清除	和其他硅石相比，亲水性硅石 2 nm（热解）诱导肺炎更容易
	疏水性硅石	2 nm	—			
	亲水性硅石	8 nm	—			
初始颗粒尺寸	金	7 nm	45.6 nm CMD	15 天吸入量：7 nm 为 0.086~0.9 mg/m³；20nm 为 0.053~0.57 mg/m	和 20 nm 的纳米金颗粒相比，储存在脑、血液、小肠和胰腺中的 7 nm 的纳米金颗粒有着更大的质量浓度。相较于 7 nm 的颗粒，清除 20 nm 的颗粒有更高的效率	—
	金	20 nm	41.7 nm CMD			
初始颗粒尺寸	氧化铈	5~0 nm	.02 μm MMAD	28 天吸入量：5~0 nm 为 11 mg/m³；40 nm 为 20 mg/m³；<5 000 nm 为 55 mg/m	所有组中的沉积物都是相似的，清除效率都很低，即使是 5~0nm 组。迁移至次级器官的速率非常缓慢	—
	氧化铈	40 nm	.17 μm MMAD			
	氧化铈	<5 000 nm	1.4 μm MMAD			
初始颗粒尺寸	金	50 nm	200 nm 团聚体（200 nm agglomerated）	气管滴注：1.6 mg/kg bw	—	轻度肺炎：单独的 250 nm 颗粒比单独的 50 nm 颗粒有更大的影响
	250 nm		770 nm 团聚体			

纳米材料特征研究	化学成分	最初颗粒大小	空气中颗粒团聚后的大小	暴露时间和方式	肺泡沉积，清除和迁移	肺炎
初始颗粒尺寸	氧化铈	5～10 nm	.02 μm MMAD	28天吸入量：5～0 nm 为 11 mg/m³；40 nm 为 20 mg/m³；<5 000 nm 为 55 mg/m	—	所有材料诱导相同程度的剂量依赖性肺炎
		40 nm	.17 μm MMAD			
		<5 000 nm	1.4 μm MMAD			
初始颗粒尺寸	氧化镍	00 nm	不适用	气管滴注：0.2 mg/0.4ml	—	纳米镍颗粒诱导炎症和氧化应激，而大尺寸的颗粒则不会
		600～1 400 nm				
化学成分	二氧化钛	7 nm	—	—	—	纳米镍颗粒诱导炎症和氧化应激，而二氧化钛颗粒则不会
		200 nm				
初始颗粒尺寸	二氧化钛	4.9 nm	不适用	气管滴注：1.5 mg/kg	—	相同质量剂量下，较小的颗粒诱导更严重的炎症反应
		23.4 nm	—	—		
		54.2nm	—	—		
初始颗粒尺寸	二氧化钛	20 nm	0.71 μm MMAD	12周吸入量：20 nm TiO₂ 为 24 mg/m³；250 nm TiO₂ 为 22 mg/m	在两个组中有相似的沉积物。之后，沉积物团聚成较小的团聚体，与 250 nm 的颗粒相比，20 nm 颗粒解离的速率慢	—
		250 nm	0.78 μm MMAD			
初始颗粒尺寸	铂	未报道	nm CMD	6h吸入量：～1 0 μm/m	和大尺寸的颗粒相比，肺巨噬细胞吞噬的超细颗粒较少	—

纳米材料特征研究	化学成分	最初颗粒大小	空气中颗粒团聚后的大小	暴露时间和方式	肺泡沉积、清除和迁移	肺炎
初始颗粒尺寸	二氧化钛	20 nm	不适用	气管滴注	在大鼠和小鼠中，相比于250 nm颗粒，20 nm的颗粒在低剂量时也可诱导肺炎。20 nm颗粒的暴露浓度为：大鼠31 μg，小鼠6 μg、25 μg、500 μg，小鼠6 μg、25 μg、100 μg。250 nm颗粒的暴露浓度为：大鼠125 μg，500 μg、2 000 μg、小鼠25 μg、100 μg、400 μg	肺炎
		250 nm	—	—		—
初始颗粒尺寸	氢氧化铝	0 nm	1.7 μm MMAD	4周吸入量：0.4 mg/m³，mg/m³和28 mg/m	40 nm颗粒的迁移比10 nm颗粒快	两种颗粒都诱导相同程度的肺炎
		40 nm	0.6 μm MMAD			
初始颗粒尺寸	石英	00 nm	不适用	气管滴注：50 μg	—	两种颗粒都诱导相同程度的肺炎
		1.6 μm	—			
初始颗粒尺寸	金	2 nm (12 μg/ml)	不适用	三周内5次气管滴注：50 μl	在肺泡巨噬细胞中检测到所有尺寸的金颗粒；迁移很慢，但2nm的颗粒似乎比大尺寸颗粒要快	
		40 nm (58 μg/ml)	—			
		00 nm (60 μgm/ml)	—			

纳米材料特征研究	化学成分	最初颗粒大小	空气中颗粒团聚后的大小	暴露时间和方式	肺泡沉积、清除和迁移	肺炎
初始颗粒尺寸	硅石	未报道	37 nm CMD	1或3天吸入量：1.8 mg/m 和86 mg/m		不会诱导肺炎
		—	8 nm CMD			
初始颗粒尺寸	纳米碳	范围在10~50 nm 的6种颗粒	不适用	气管滴注：5 μg、20 μg 和50 μg	—	剂量依赖性肺炎；较小尺寸的纳米粒子能导致严重的病变
初始颗粒尺寸	氧化铁	22 nm	不适用	气管滴注：0.8mg/kg 和20 mg/kg bw	—	两种颗粒诱导相同程度的肺炎和氧化应激
		280 nm				
形状	二氧化钛球体（锐钛矿）	<70~200 nm	不适用	咽部吸引术（Pharyngeal aspirations）：球体15 μg、30 μg；3 μm 纳米带7.5 μg、15 μg、30 μg；9 μm 纳米带1.88 μg、7.5 μg、15 μg、30 μg	不同形状的颗粒产生相似的沉积物。暴露112天后，暴露于纳米带相比，暴露于纳米球导致的肺部负担显著地更低	实验动物暴露于二氧化钛纳米带诱导剂量依赖性肺炎。更长的纳米带导致更严重的肺炎。长度和形状影响炎症反应
	二氧化钛纳米带（锐钛矿）	长度：3 μm（1~5 μm），宽度：70 nm（40~120 nm）；长度：9 nm（4~12 μm），宽度：10 nm（60~140 nm）				
形状	银纳米线	长度3 μm，直径15 nm	不适用	咽部吸引术：3μm、5μm、10μm以及14μm 的纤维分别为10.7μg、17.9μg、35.7μg 和50μg	对巨噬细胞的移动有长度依赖性的限制。长度大于5 μm 纤维导致运动受损	在肺部产生长度依赖性的炎症反应，纤维的长度阈值为14 μm。更短的纤维未引起显著性的炎症
		长度5 μm，直径18 nm				
		长度10 μm，直径128 nm				
		长度14 μm，直径12 nm				
		长度28 μm，直径129 nm				

纳米材料特征研究	化学成分	最初颗粒大小	空气中颗粒团聚后的大小	暴露时间和方式	肺泡沉积、清除和迁移	肺炎
形状	石墨烯血小板	投射面积直径5.6 μm	—	咽部吸引术和气管滴注：50μg	石墨烯血小板在胸膜腔中长时间的蓄积	石墨烯纳米片的暴露导致肺炎，而炭黑的暴露则不会
	炭黑	0 nm				
形状	多壁碳纳米管	5 nm	0.5 μm CMD	5天吸入量：多壁碳纳米管为0. mg/m³，0.5 mg/m³和2.5 mg/m³；石墨烯、纳米片和炭黑为0.5 mg/m³，2.5 mg/m³和10 mg/m	经计算，多壁碳纳米管、石墨烯、石墨纳米片、炭黑的肺部沉积物分别为每肺0.03 mg；0.3 mg；0.2 mg以及0.4 mg	所有浓度的多壁碳纳米管和10 mg/m³的石墨烯可诱导肺炎，其他暴露则不会导致肺炎。未观测到与肺部负担相关的毒性
	石墨烯	<10 μm	0.6 μm CMD			
	石墨纳米片	<30 μm	0.4 μm CMD			
	炭黑	50~00 nm	0.4 μm CMD			
溶解度	氧化锌	0.7 nm 37 nm	不适用	气管滴注：50 cm²/rat 和 50 cm²/rat	—	氧化锌颗粒诱导严重的肺炎，这可能是由于异解锌离子体的急性裂解释放而引起的
	氧化镍	5. nm				
	二氧化钛	0.5 nm				
溶解度	氧化镍	0~20 nm	不适用	气管滴注：氧化镍为30 cm²/ml，00 cm²/ml，300 cm²/ml；氧化锌和氧化铜为cm²/ml，10 cm²/ml，0 cm²/ml	—	氧化镍纳米粒子引起肺炎，而离子、氧化锌、氧化铜则不会引起颗粒特异性细胞的募集。在体外观察到锌离子和铜离子引起不利影响
	氧化锌	<10 nm				
	氧化铜（以及水提物）	<50 nm				

纳米材料特征研究	化学成分	最初颗粒大小	空气中颗粒团聚后的大小	暴露时间和方式	肺泡沉积、清除和迁移	肺炎
表面活性	二氧化钛(70%锐钛矿，30%金红石)	20~30 nm	.0 μm MMAD	5 天吸入量：20~30 nm 的二氧化钛为 88 mg/m³；200 nm 的二氧化钛为 274 mg/m³；石英为 96 mg/m		两种钛颗粒引起的可逆的影响，而石英诱导的效应则不可逆。石英诱导的肺炎最为显著，而其表面沉积物则是最少的
化学成分	二氧化钛(金红石)	200 nm	. μm MMAD			
	石英		.2 μm MMAD			
表面活性	纳米钛		140 nm	气管滴注：1 mg/kg bw 和 5mg/kg bw	—	只有有最大表面活性的二氧化钛颗粒诱导肺炎
	纳米钛	未报道	0 nm			
	细钛		80 nm（在水中的尺寸）			
表面活性	纳米石英	50 nm		气管滴注：1 mg/kg bw 和 5mg/kg bw	—	肺炎的产生并不依赖颗粒的尺寸，但与颗粒潜在的溶血性有较大关联
	纳米石英	2 nm	—			
	细石英	00nm				

虽然粒径大小被认为是预测纳米颗粒肺毒性的重要参数，但是其他许多因素也对其肺毒性有影响。目前为止，基于纳米颗粒的理化特性对肺炎的影响结论罗列如下：

（1）纳米颗粒对肺炎的诱导主要由沉积物的作用范围及其清除速率来决定。

（2）在纳米颗粒对肺炎的诱导过程中，没有哪种理化特性被认为是最重要的，不同的理化特性影响着肺炎的不同阶段。

（3）表面活性可能是能用来预测纳米颗粒诱导肺炎可能性的最好特性。

（4）关于肺炎的延迟发生和向次级器官迁移方面，目前仍缺少长期暴露于纳米颗粒而引起潜在影响的相关信息。

根据目前研究报道，不同纳米颗粒的理化特性对肺炎的影响还没有一个公认的统一指标。已知的是颗粒团聚后的尺寸和初始尺寸都影响其在肺部的沉积、清除以及迁移。因此，在吸入研究评估肺部颗粒的实际沉积和蓄积时，最好是总质量、表面积以及数量浓度都考虑进去。对于不同的颗粒尺寸，通过比较局部剂量的影响，可以得出有关尺寸在肺炎中的作用的结论。在特定粒径范围内，对于一些化学成分相同的颗粒，相较于质量暴露浓度，沉积物的表面积似乎是一个预测炎症的更好的指标。此外，纳米颗粒的聚集特性改变了纳米颗粒的大小和有效表面积，而关于颗粒聚集对肺炎影响的信息是十分有限。虽然对肺中纳米颗粒精确的清除率和蓄积所知甚少，有人担心不溶性的纳米颗粒可能在肺部以及次级器官中停留数年。巨噬细胞对于纳米颗粒的吞噬作用相较于微粒是比较慢的，并且纳米颗粒在肺中沉积较深，由于路径长度的提高以及粘液分泌的减少，其清除得更慢。长时间低剂量以及反复暴露可能会使肺炎延迟发生或是缓慢发展，而不是随着时间的推移得到恢复。和较大的颗粒相比，纳米颗粒蓄积量的提升可能危害肺部并导致其向次级器官迁移。值得注意的是，向体循环迁移是特别慢的，一般低于0.5%的暴露浓度。目前还不清楚，是否存在这样一个颗粒尺寸的点，超过这个点的颗粒不会再改变位置；在颗粒过载的情况下，即使是大颗粒也有可能迁移。

由于颗粒的化学成分、形状、尺寸、溶解特性以及表面积的信息都包含在纳米颗粒的表面活性中，因此衡量纳米颗粒的表面活性可能是预测纳米颗粒毒性的最好方式。纳米颗粒的表面活性取决于暴露媒介，蛋白质或其他大分子可能粘附在纳米颗粒的表面，应当分别在相应的媒介中测量每种纳米材料的表面活性。如果表面活性被证实是预测纳米材料毒性最好的标志，那它就可以被用来对纳米材料进行毒性分类。这将有助于减少动物试验并加快风险评估程序，而这目前是基于个案来处理的。另外，如果表面活性的通用单位被确定，那它就可以被纳入为纳米材料的剂量指标。即使表面活性以及纳米材料诱导氧化应激的能力被当成肺部毒性的重要预测指标，纳米材料特性对其毒性的影响也不应被完全排除。

以前纳米颗粒理化性质对其毒性的影响研究多采用动物实验方法，而进行长期动物研究的代价很高。因此，通过整合信息来预测体内纳米材料长时间的蓄积以及影响，这样的替代方法或是新途径有很大的需求。在动物研究中，由于纳米材料的变化实在太多，即使对于短期效应，也不是所有的特性都可以被研究得很彻底。因此，需要开发出替代方法来对纳米材料进行高通量的筛查。已经开发出的一些共培养体外系统可以模仿肺屏障，并且有希望能用来检测纳米材料的多种特性。同时，在工作场所开展的人类流行病学调查，可以提供吸入之后有关纳米材料影响的有用的信息。

第二节 现有仪器介绍

在对作业场所纳米颗粒暴露评估时，采用的检测指标各异，使用的技术众多，尚无统一的最佳测量方法。较常用的技术指标主要包括：质量浓度、数量浓度、分散程度、表面积浓度、颗粒成分及其他理化指标等，涉及设备见表2-3。

表 2-3 常用指标及采样设备汇总

指标	仪器	备　　注
质量浓度	便携式粉尘检测仪	实时检测颗粒（100 nm～15 μm），总质量浓度，粒径大小受采样切割头的通道限制
	多级碰撞颗粒采样仪	离线质量检测，分离不同直径的颗粒，滤膜送实验室做进一步分析
	微量振荡天平（TEOM）	灵敏的实时监测，用合适的尺寸选择性进气口，在线式测量纳米气溶胶的质量浓度
数量浓度	冷凝粒子计数器（CPC）	可供其粒径检测限范围内的实时数量浓度的检测。某些型号的可测粒径上限为 1 μm
	激光粒子计数器（OPC）	适用于粒径>300 nm 的颗粒

指标	仪器	备注
数量浓度	扫描迁移粒径谱仪（DMAS 和 SMPS）	实时的尺寸选择性的数量浓度检测，给出不同粒径的数量分布情况
	电子显微镜（SEM、TEM）	电子显微镜样品的离线分析，可以提供特定粒径气溶胶数量浓度的信息
质量分布或数量分布	扫描迁移粒径谱仪	实时的尺寸选择性的数量浓度检测，给出不同粒径的数量分布情况
	静电低压冲击器（ELPI）	实时检测超细颗粒（空气动力学直径 30 nm～10 μm）分散度（空气动力学直径）和数量浓度，实验室做进一步分析
表面积浓度	纳米粒子表面积气溶胶监测仪（NSAM）和扩散电荷表面积测定仪	气溶胶活性表面积的实时测量。100 nm 以上的几何表面积的活性表面积不能被直接测量。注意，并非所有市售的扩散电荷表面积测定仪都能响应小于 100 nm 的粒子活性表面积的测量。只有使用适当的入口预分离头，扩散电荷表面积测定仪才能对特定纳米粒子进行反馈
	静电低压冲击器	实时的尺寸选择性（空气动力学直径）的活性表面积浓度的检测。100 nm 以上的几何表面积的活性表面积不能被直接测量
	SMPS 与 CPC 系列	基于投影区域等效直径的估算
	SMPS 与 ELPI 系列	基于不规则维度的估算
	BET（Brunauer Emmett Teller）法	基于颗粒气体（N_2 或 CO_2）吸附能力，需要较多颗粒样本量
	电子显微镜（SEM，TEM）	电子显微镜样品的离线分析，可以提供特定粒径气溶胶的表面积信息。TEM 分析给出的是收集颗粒投影面积的直接信息，和特定粒子形状的几何表面积相关
离线成分分析	SEM/TEM 电子显微镜	微观形态学分析，元素分析
	X 射线能谱仪等质谱仪，离子色谱仪等	化学成分
实时成分分析	实时气溶胶质谱仪	单颗粒空气动力学直径和化学成分

根据纳米颗粒的检测指标，检测仪器及现有仪器详细介绍如下。

一、质量浓度检测仪器

目前纳米颗粒检测常用的仪器有便携式粉尘检测仪和多级碰撞颗粒采样仪。便携式粉尘检测仪能实时检测颗粒的总质量浓度，检测的粒径大小受采样切割头的通道限制。多级碰撞颗粒采样仪根据不同颗粒空气动力学直径，分别收集不同粒径的颗粒，在进行称重的同时可对收集的颗粒做微观形态学或化学组成分析。便携式粉尘检测仪如美国 TSI 公司的 8530 和 8533。

（一）8530 粉尘测定仪

采用 $PM_{1.0}$ 颗粒通道，颗粒直径检测范围为 0.1～1 μm，颗粒浓度检测范围为 0.001～150 mg/m^3，流量范围：3L/min，可调范围是 1.4～3 L/min。实时检测，每分钟记录一次结果。在每次使用仪器前都应对其进行零点的标定。每次进行零点标定前确保已经连接过滤膜。然后点击"Zero Cal"按钮，连接过滤膜后点击"Start"按钮开始走零点，桌面上会显示剩余时间。当零点标定完成时会提示"Zero Cal Complete"。完成零点标定后断开过滤膜，这时仪器已完成标定并可以使用。另外，使用者可以通过"Flow Cal"按钮改变流量设定值。原厂设定总流量是 3L/min，其中 2L 是气溶胶流量，其余 1L 分流过滤后做为鞘气。当进入流量标定界面后泵会自动启动。首先，将流量计连接到 DustTrak 的进气口，可以选择皂膜流量计、质量流量计、干活塞或者是旋转式流量计。根据读数利用上下箭头调整到要设定的流量值。每次只能调整流量的 1%，调整后需要一定的时间间隔使流量达到设定值。选择"save"保存设定的流量值。选择"undo"返回出厂设置。使用时首先选择检测模式，一般选择 TEST1，设置数据记录时间和数据采集日期，以及 start time 的设置，其他参数暂不改动。设置完成后，选择经过清洁的切割头插入到进气口，开始检测。选好模式后根据粒径选择撞击器连接在 DUSTTRAKTM II 的进样口上，以阻止大于此粒径的颗粒物进入仪器，可用的有 PM_1，$PM_{2.5}$，PM_4 和 PM_{10}。仪器必须在默认流量（3L/min）的设置下才能保证切割头的准确性。粒径选择撞击器由 3 部分组成，切割头、撞击盘和底座。切割头的选择决定切割粒径。不同的切割头上标明了切割粒径，撞击盘和底座是通用的。撞击器组合后连接在仪器进样口上，这时进样口帽不再使用。仪器零部件见表 2-4，具体仪器图解见图 2-3。

表 2-4　8530 型粉尘测定仪零件示表

零件图	名称
	主机
	手提箱
	调零滤器
	USB 数据线
	模拟信号输出线
	导气加长管

零件图	名称
	备用滤芯
	撞击器
	外接电源转换器
	触屏笔
	撞击器使用油
	进气口帽

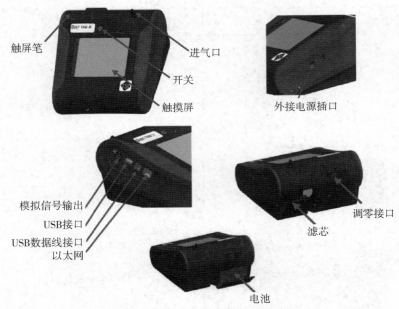

触屏笔
进气口
开关
触摸屏
外接电源插口

模拟信号输出
USB接口
USB数据线接口
以太网
滤芯
调零接口
电池

图 2-3 8530 型粉尘测定仪图解

（二）8533 粉尘测定仪

该仪器外形及组成与 8530 型粉尘测定仪一样，但该仪器优于 8530，可以同时完成测量 $PM_{2.5}$、PM_{10}、PM_1 和 PM_4 四个不同粒径颗粒物。颗粒直径检测范围为 $0.1 \sim 1\ \mu m$，颗粒浓度检测范围为 $0.001 \sim 150\ mg/m^3$，流量范围：3L/min。在每次使用仪器前都应对其进行零点的标定。每次进行零点标定前确保已经连接过滤膜。然后点击"Zero Cal"按钮，连接过滤膜后点击"Start"按钮开始走零点，桌面上会显示剩余时间。当零点标定完成时会提示"Zero Cal Complete"。完成零点标定后断开过滤膜，这时仪器已完成标定并可以使用。该仪器使用时首先选择检测模式，一般选择 TEST1，设置数据记录时间和数据采集日期，以及 start time 的设置，其他参数暂不改动。设置完成后，直接按 START 开始检测，不需要连接撞击器，检测的数值为 PM_1、$PM_{2.5}$、PM_4（Respirable）和 PM_{10}。

二、数量浓度检测仪器

对于颗粒数量的检测采用光学技术，但光束很难检测到小于 50nm 的粒子，为了改进光学检测中粒径大小的限制，我们采用了冷凝粒子计数器（CPC）。其工作原理为饱和蒸汽冷凝在超细颗粒上，使颗粒液滴粒径生长到可光学检测的尺寸。CPC 工作流程图 2-5 所示（摘自 ISO/PWI 27891）。现有的以水和丁醇为冷凝介质的 CPC 种类和各自特点见表 2-6。冷凝介质的质量扩散系数影响仪器的性能，因此，仪器所使用的冷凝介质的扩散率都比空气低。如正丁醇为冷凝介质的仪器，需要高扩散率的空气在经过冷凝管时带走一部分温热的蒸汽浓缩气溶胶流，从而使蒸汽浓度达到粒子的过饱和水平增大。相应的，仪器也需要高扩散度介质来增加粒子大小。如水蒸汽可通过传送冷的气溶胶流，而达到过饱和。因此，更多的流动的冷凝介质将热量传递给冷的气溶胶，从而使其达到过饱和水平。我们现有的仪器设备如下。

（一）便携式冷凝粒子计数器（8525，P-TRAK，美国 TSI 公司）

颗粒直径检测范围为 0.02～>1 μm，检测浓度范围 0～5 ×10^5 个/cm^3，样品流通速率为 100 cm^3/min，总流量为 700 cm^3/min。实时检测，每分钟记录一次结果，可记录 1000 h，最多储存 141 个分开的测试。使用时首先安装异丙醇滤芯，然后连接入口筛网组成、取样管和伸缩式探针到仪器，按住开关 2～3s 开机。（操作期间仪器必需被维持在一个大致上水平位置）等 60s 开机结束。开机后调节 Log model，按回车进入模式开始测量。开始测量后，仪器以每立方厘米颗粒数（pt/cm^3）的单位显示测量的粒子浓度。检测结束按 To stop 自动保存数据。注意，非检测时间，过滤芯需浸入在异丙醇筒内保存。筒内异丙醇需没过滤芯，异丙醇筒必须直立放置，而且异丙醇液体应定期更换。该仪器的零部件如表 2-5 所示，图解如图 2-4 所示。

表 2-5　8525 型冷凝粒子计数器零件

零件示意图	名称
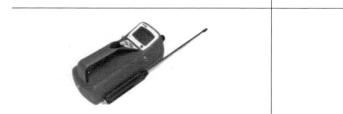	仪器主机

零件示意图	名称
	电池
	异丙醇填充瓶
	异丙醇芯
	30ml 异丙醇
	电脑数据线
	高效空气过滤器调零滤芯

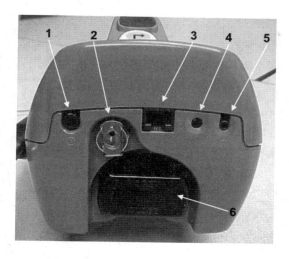

图 2-4　8525 型冷凝粒子计数器图解

注：1.开关；2.进气连接口；3.数据线连接口；4.外接电源连接口；5.耳机连接口；6.异丙醇芯盒。

（二）便携式粒子计数器 3007

便携式粒子计数器 3007 是美国 TSI 公司生产的粒子计数器，颗粒直径检测范围为 0.01～>1 μm，检测浓度范围 0～1×10^5 个/cm^3，样品流通速率为 100 cm/min，总流量为 700 cm^3/min。使用温度范围为 10～35℃。有两种检测模式，一种是实时读数式，不记录数据，另一种是记录数据模式。使用时首先安装异丙醇滤芯，然后连接入口筛网组成、取样管和伸缩式探针到仪器，按住开关 2～3s 开机。开机后有 600s 预热时间，预热时间内可以按回车键进行检测，但检测的数据是小于 50 nm 的颗粒。检测时应保持仪器水平，不要倾斜仪器。每次使用前应进行调零。仪器预热结束后，主界面右上角显示颗粒物浓度，左下角从上而下依次为绝对压力模式、设置和记录模式；可通过设置进入下一级菜单对数据记录模式、时间、间隔时间等进行设置。进入记录模式后有 3 种记录模式可选，其中记录模式 1 可直接按仪器上的回车键进行实时检测，模式 1 是直读模式，不进行数据记录。而记录模式 2、3 需要连接电脑后，打开相应的设备操作软件，选择 File/new，输入文档名称，创建本次采集数据文档，然后对采集模式的开始时间、检测时长、记录间隔时间、检测个数等参数进行设置后，点击电脑软件菜单上的 Run/Start Data Collection 按钮，或单击工具栏上的 ● 按钮进行数据采集和记录。

表 2-6 CPC 仪器种类及特性

制造商	型号	检测粒径范 /nm	检出限 /(p/cm³)	达到95%检出浓度时间/s	气溶胶流量 /(L/min)	进气流量 /(L/min)	工作介质
				水基 CPC			
TSI	3781	6~>3 000	0~5×10⁵	<2	0.12±0.012	0.6±0.12	水
TSI	c3782	10~>3 000	0~5×10⁵	<3	0.60±0.06		水
TSI	d3785	5~>3 000	0~1×10⁷		1.0±0.		水
TSI	3786	2.5~>3 000	0~1×10⁵	<2	0.	0.60±0.03	水
				正丁醇 CPC			
TSI	c3010	10~>3 000	0.0001~1×10⁴		1.0±0.		正丁醇
TSI	b, c3022A	7	0~9.99×10⁶	<13	0.3±0.015	1.5±0.15 (H) ; 0.3±0.015 (L)	正丁醇
TSI	b, c 3025A	3	0~9.99×10⁶	<1 (H) , <5 (L)		1.5±0.15 (H) ; 0.3±0.03 (L)	正丁醇
TSI	a, c 3760A	11~>3 000	0.0001~1×10⁴	<3, <1.5	1.5±1.5		正丁醇
TSI	a, c 3762	11~>3 000	0.0001~1×10⁴	<1.5, <1	3.0±0.		正丁醇
TSI	3 771	10~>3 000	0~1×104	3	1.0±0.05		正丁醇
TSI	3 772	10~>3 000	0~1×10⁴	3	1.0±0.05		正丁醇

制造商	型号	检测粒径范围 /nm	检出限 /(p/cm³)	达到95%检出浓度时间/s	气溶胶流量 /(L/min)	进气流量 /(L/min)	工作介质
TSI	b3 775	4~>3 000	0~1×10⁷	<4 (H), <5 (L)	0.3±0.015	1.5 (H), 0.3 (L)	正丁醇
TSI	b3 776	2.5~>3 000	0~3×10⁵	<0.8 (H), <5 (L)	0.05	1.5 (H), 0.3 (L)	正丁醇
TSI	3 790	23~>3 000	0~1×10⁴	<5	1.0		正丁醇
TSI	3 007	10~>1 000	0~1×10⁵	<9	0.	0.7	异丙醇
GRIMM	b5.401	4.5~>3 000	0~1×10⁷	3.9 (90%)	0.	1.5 (H), 0.3 (L)	正丁醇
GRIMM	b5.403	4.5~>3 000	0~1×10⁷	3.9 (90%)	0.	1.5 (H), 0.3 (L)	正丁醇
GRIMM	5.412	23	0~1.2×10⁴~10⁵	≤4	0.6		正丁醇
Kanomax	a3 885	10	0~10⁵		4.2±0.4		丙二醇

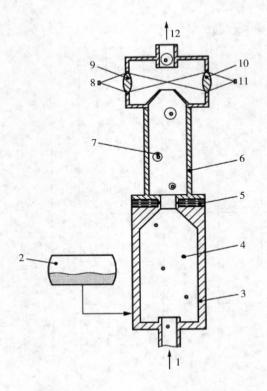

图 2-5 CPC 工作流程示意

1.气溶胶进气口； 2. 冷凝物贮液器； 3. 加热饱和器； 4. 超细颗粒或纳米颗粒； 5. 热电冷却和加热装置； 6. 冷凝器； 7. 颗粒液滴； 8. 光源； 9. 照明光学装置； 10. 接收光学装置； 11. 光检测器； 12. 气溶胶出气口。

三、质量分布检测仪器

检测设备为阶式碰撞颗粒采样仪（125A，Nano-MOUDI、美国 MSP 公司）。仪器具有 13 级标称切割直径，标称切割直径分别为 0 000 nm、 5 600 nm、 200 nm、1 800 nm、1 000 nm、560 nm、320 nm、180 nm、100 nm、56 nm、32 nm、8 nm 和 10 nm，滤膜为 47 mm 铝膜，采样流量为 0.0 L /min。收集不同粒径颗粒进行实验室分析。分析天平（XS205，梅特勒公司）称采样前后滤膜重量，计算 13 级标称切割直径范围颗粒质量浓度。该仪器的示意图见图 2-6。

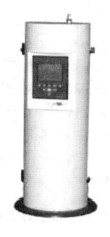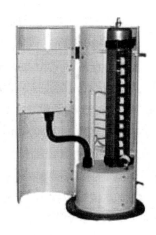

图 2-6 Nano-MOUDI 示意

四、数量分布检测仪器

（一）微分流动粒子分选仪/扫描流动粒子分选仪

小于微米级颗粒粒径分布一般用微分流动粒子分选仪（differential mobility particlesizer，DMPS）或者扫描流动粒子分选仪（scanning mobility particle sizer，SMPS）。这类分选仪主要包括一个静电分选机，静电分选机包括一个分选粒径大小的流动微分器（DMA）和计量颗粒数量的粒子计数器（CPC）。样品首先通过一个双极离子中和器，将颗粒物电离成正负离子，然后带电和中性的气溶胶进入DMA，DMA 根据电荷情况将其分选。不同电荷流动性的颗粒通过缝隙进入特定CPC。DMPS 中的电压在整个粒径分选的电离阶段是增加的，而 SMPS 的电压在用户选择的一段时间内是持续降低的。

（二）快速移动粒子分选器

TSI 公司的 3091 型号快速移动粒子分选器和 FMPS 与 SMPS 的技术相似，都是内部带有层流和动态扫描的静电分选器。但快速移动粒子分选器不是使用的单个 CPC 来检测颗粒物，也不像 SMPS 一样扫描全范围的流动直径，而是在 22 个不同位置同时原位检测到达外电极的颗粒。这样就大大缩短了检测全部流动相的时间。FMPS 的这种功能是通过在多个位置安装一排粒子静电计数器来实现的。这样，FMPS 就可以在一秒钟内获得一个完整的粒径分布值。FMPS 还有一点与 SMPS/DMPS 不同，它是使用单电极离子发生器对气溶胶电极化，从而获得预期的正电荷分布。由于静电计的影响，FMPS 一般比 SMPS/DMPS 的敏感度低。

我们已有的仪器为 TSI 公司生产的 3034 型号的 SMPS，检测粒径范围为 10～487nm，检测浓度范围为 0～1×10^7 个/cm^3。使用时操作步骤如下：首先将设备连接电源，取下进气口位置塑料盖，打开仪器背面电源开关，仪器进行预热。预热时长以 FAULT 菜单内参数不再闪烁为止，机子屏幕上会显示"Waring up"。然后通过数据线将电脑与设备相连，USB 选择电脑左上角的接口。在电脑桌面打开设备操作软件，选择"File/new"，输入文档名称，创建本次采集数据文档。其他选项按确定即可。采集数据之前，首先打开放射源发生器电源，然后打开分离器钥匙开关，再次打开放射源发生器"on"开关，产生电离放射。点击电脑软件菜单上的"Run/Start Data Collection"按钮，或单击工具栏上的"●"按钮，或按电脑 F10 功能键。在采集过程中，停止数据采集先选择"‖"，再选择工具栏上的"■"按钮，即先暂停再停止。

（三）静电低压撞击器（Electrical Low Pressure Impactor，ELPI）

ELPI 既可以实时监测粒径分布情况，同时可以分类收集不同粒径的颗粒进行后续的化学成分分析。和 FMPS 一样，ELPI 也是使用单电极离子发生器来获得带有需要电荷分布的气溶胶，然后使用不同敏感度的静电计检测粒子浓度，使用普通的分选器而不是电子迁移率来检测颗粒大小。ELPI 将粒子分成 12 个通道，每十个通道的粒径大小分辨率为 4.3nm。有 3 个通道的粒径大小为纳米级。虽然 ELPI 不能精准检测大粒径的颗粒，但它能够有效检测 30nm 以下颗粒的数量浓度、质量浓度和粒径分布。由于较小颗粒携带的电荷低，ELPI 的灵敏度也被局限在小粒径颗粒检测内。

五、颗粒物表面积、表面形态与形貌

颗粒物表面积与其健康效应具有很好的相关性，因此广受大家的关注。但目前为止，还没有很好的技术来检测它。很多情况下，气溶胶颗粒并不是以光滑的

球体形态存在的，颗粒间经常会发生聚集，因此不清楚如何准确地描述它们的表面积。其中最准确的活性表面积测定方法为 BET 测定法。该方法通过是三位科学家（Brunauer，Emmett 和 Teller）的首字母缩写命名的，三位科学家从经典统计理论推导出的多分子层吸附公式基础上，即著名的 BET 方程，成为了颗粒表面吸附科学的理论基础。该方法通过检测颗粒表面吸附的氮气总量来获得颗粒的表面积。尽管这种方法得到的结果与颗粒物诱导的肺炎反应有很好的相关性，但检测过程费时长而且应用性差。

（1）纳米颗粒表面积检测仪，如 TSI 公司生产的 AeroTrakTM 9000 纳米颗粒气溶胶监测仪。可以测量沉积在肺部的颗粒表面积，仪器先对颗粒进行扩散荷电，然后使用静电计检测荷电的气溶胶，给出肺泡（A）或气管支气管（TB）部位的沉积表面积，单位为：$\mu m^2/cm^3$。它并不是直接测量悬浮在空气中的颗粒物的总表面积（如 Fuch 表面积），而是现实这些颗粒沉积在肺泡（A）或气管支气管（TB）的表面积分数。它在 60s 甚至更短的时间内完成颗粒物粒径分布的扫描。检测粒径为 10~1 000 nm，气管支气管浓度（TB）：1~2 500 $\mu m^2/cm^3$，肺泡（A）：1~10 000 $\mu m^2/cm^3$。该仪器的零件示表见表 2-7，仪器图解见图 2-7。

表 2-7　AeroTrakTM 9000 零件

零件示意图	名称
	主机
	电池
	进气阀

零件示意图	名称
	高效空气过滤器
	活性炭过滤器
	USB 连接线
	虚拟信号连接线
	备用进样管
	外接电源线

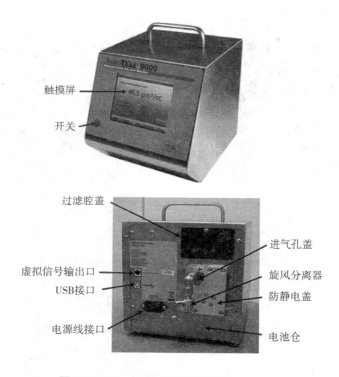

触摸屏

开关

过滤腔盖

进气孔盖

虚拟信号输出口

旋风分离器

USB接口

防静电盖

电源线接口

电池仓

图 2-7　AeroTrakTM 9000 图解

AeroTrakTM 9000 使用详解如下：

①用螺丝刀卸下进气孔盖，将进气阀连接到进气孔（见图 2-8）。

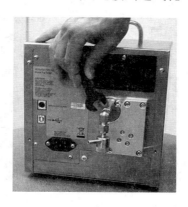

图 2-8　Aero Trak TM9 000　使用详解（1）

②打开电池仓装入电池或者连接电源线（见图2-9）。

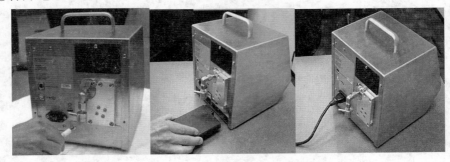

图 2-9　AeroTrak TM 9 000　使用详解（2）

③按电源开关打开仪器，仪器预热结束后显示如图 2-10 开始界面。

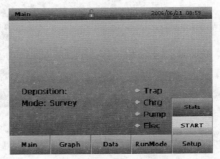

图 2-10　Aero Trak TM 9 000　使用详解（3）

④使用手指或触屏笔点击"setup"，进入图 2-11 设置界面。

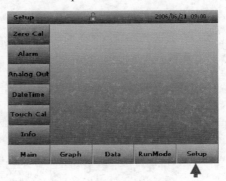

图 2-11　Aero Trak TM 9 000　使用详解（4）

⑤首次使用时，先链接调零的高效空气过滤器，点击界面的"调零"，然后点击调零界面中的"开始"，进入调零模式（见图 2-12）。

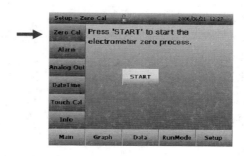

图 2-12　Aero Trak TM 9 000　使用详解（5）

⑥调零结束后，分别设置报警、数据输出、系统时间等信息，然后进入运行模式（RunMode）界面（图 2-13），选择运行模式。其中"survey mode"是实时监测模式，不能记录数据，选择数据记录模式后还需要选择沉积模式（deposition mode），沉积模式分肺泡模式（A）和支气管模式（TB）。

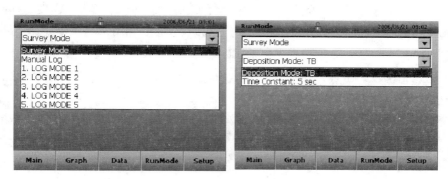

图 2-13　Aero Trak TM 9 000　使用详解（6）

⑦选择好模式后，返回主界面，点击开始，开始记录数据。

⑧检测结束后将数据导入电脑，进行分析。用 USB 连接线将仪器的 USB 接口与电脑连接。如果是首次连接，电脑将启动新硬件安装程序，硬件安装完成后，在电脑上安装 TrakPro 软件。选择该仪器型号，然后将数据导出。

（2）活性表面积与颗粒物的积分碰撞截面相关，而且与颗粒物的迁移率成反比。总的活性表面积可以通过整合颗粒物的迁移率分布计算出来，或者直接检测颗粒物上吸附的标记物，标记物可以是放射性原子，也可以是离子。最常用的描述颗粒大小的方法是通过分析迁移率检测颗粒数量大小分布，颗粒的表面积可通过数量大小分布计算出来。这种情况下就会产生一个迁移等效表面积。迁移等效表面积很容易算出，但在大多情况下没有生物学意义。

颗粒物的形态和形貌可通过扫描电镜（SEM）直接检测出来。SEM 利用高能量的电子束扫描颗粒表面，激发出二次电子、特征 X 射线、背反射电子等信号，这些信号分别被不同的接收器接收，经放大后用来调制荧光屏亮度。SEM 是一种非常有效的检测纳米颗粒表面特征和形态的方法。透射电子显微镜（TEM）的成像分辨率远高于 SEM，实现横向分辨率纳米级。但 TEM 多用于检测颗粒结构而不是表面形态。

六、纳米颗粒组成成分检测仪器

大气中纳米颗粒的化学表征很重要，它不仅影响颗粒物的健康效应，而且对全球气候都会有影响。最近有综述报道了化学表征的检测方法及其在大气化学中的应用，但这些方法很难应用于纳米级颗粒化学表征的检测。最直接的检测气溶胶化学表征的方法是使样品通过过滤器，然后实验室分析过滤器上收集的样品。通常先将过滤器上的样品溶解在水或其他溶剂中，然后利用气相色谱-质谱分析法（GC-MS）、离子层析法（IC）或质子核磁共振（HNMR）等方法进行检测。收集的样品也可以直接利用 X-射线荧光法、SEM、TEM 或者二次离子质谱法进行原位分析。

尽管过滤器比较便宜而且使用方便，在传统大气化学中被经常使用，但纳米颗粒的质量太小，对收集的过滤器提出严峻的考验。收集纳米级颗粒进行化学表征分析时，需要使用撞击器。例如，纳米微孔均匀沉积器（NanoMOUDI）可以收集空气动力学粒径小于 10 nm 的颗粒。二代 MOUDI 包括 10～13 级，收集的粒径范围为 0.01～18 um。为了收集足够重量的颗粒物进行分析，NanoMOUDI 经常要持续几天连续工作。为了缩短样品收集时间，Geller 等利用超细粒子浓缩器将 NanoMOUDI 采集的样品浓缩了 20～22 倍。这使得 3 个连续的 3h 采样收集的样品就能满足实验检测需要。另外一种有效浓缩收集纳米颗粒的方法是静电沉淀。如纳米气溶胶采样仪，它包括一个接地柱形采样室，室底部有一个电极，可用来收集从 DMA 中出来的带正电荷的气溶胶。静电沉淀器可收集 2～100 nm 的颗粒，而且收集的颗粒大小可通过两个电极尺寸来控制，是收集沉积粒径相同颗粒的最佳方法。静电沉淀技术还可以作为在线分析仪器的采样器。上述线下分析方法的局限性在于收集样品量大导致的时间成本高。

颗粒物化学表征的线上检测避免了线下检测过程中认为造成的误差。最常用的线上批量化学分析的方法是使用粒子液体进样器（PILS）、蒸汽喷射气溶胶收集器（SJAC）或半连续检测系统（SCMSIS）。NH_4^+，K^+，Na^+，Mg^{2+}，Cl，NO_3，SO_4^{2-} 以及短链有机酸可以通过这种方法检测。粒径在 0.03～10 um 范围内的颗粒收集率可达到 97% 以上。近来，通过改进设计，该方法已经检测的颗粒物粒径可小到 10nm。热解吸气溶胶 GC-MS/FID（TGA）是另外一种新的连续测量方法。这种方法可以在一小时时间分辨率范围内检测气溶胶的有机部分。总之，上述自动的仪器可以节约劳动力，更适合连续测量。存在的局限性在于，它不能够提供任何化合物的尺度分布信息。为了改善大气颗粒的源分布，并确定潜在有毒颗粒与人类发病率之间的因果关系，需要一个全面的方法来同时表征单个颗粒的空气动力学直径和化学成分，代替批量化学分析。由于其高灵敏度，当研究大气中的单个颗粒时，通常使用质谱仪。尽管研究表明，激光诱导的击穿光谱与空气动力学透镜相结合，能够确定金属纳米粒子的元素组成，但实时气溶胶质谱法（RTAMS）是最广泛使用的技术，能够同时确定和原位指定单一气溶胶颗粒。然而，RTAMS 法扩展到检测纳米颗粒时存在两个局限性。一个是如何从环境大气压下的空气中将质量有效地取样到质谱仪源的高真空环境中；另一个是粒子质量太小。由于这些局限性，RTAMS 不能用来检测纳米颗粒。表 2-8 列出了 RTAMS 相关的检测仪器、检测技术及局限性。

总之，对空气纳米颗粒的定量方法的需求导致了在检测单个纳米颗粒及其特征所需的快速响应仪器的设计和制造方面取得了重大进展。现在的仪器能够实时计数颗粒大小及粒径分布，并且还提供了对颗粒结构和化学成分的分析。对颗粒物不同特性进行检测时，应根据实际情况及需要选择不同的仪器。已有文献对不同粒径颗粒物检测仪器的选择进行了总结，详见表 2-9。

表2-8 通过质谱分析法测量纳米颗粒成分的仪器能力评估

仪器	蒸发和电离	质谱仪	上浆	最佳尺寸范围	种类	检出限	参考文献
气溶胶质谱	热-电子轰击电离	四极性	多分散气动	40～1 nm	SO_4，NH_4，NO_3和有机物（非耐火）	～2μg/m³	[31, 32]
气溶胶飞行时间质谱法	单激光	双极性反映飞行时间	多分散光电子气动	30～3 nm	SO_4，NH_4，NO_3以及有机物	<1μg/m³	[33, 34]
IT-气溶胶质谱	热-电子轰击电离	3D四极性离子阱	多分散气动	60～60 nm	硝酸盐，硫酸盐	硝酸盐：.16μg/m³ 硫酸盐：.65μg/m³	[35]
纳米气溶胶质谱仪	单激光	反映飞行时间	无效	7～25 nm	原子构成	5颗粒/cm³	[36-38]
粒子冲击	单激光	反映飞行时间	无效	17～90 nm	原子构成	无效	[39]
光致电离气溶胶质谱	单激光	反映飞行时间	多分散光气动	<3 nm	有机物	50～500ng/m³	[40]
快速单粒子质谱仪III	单激光	双极性线性飞行时间（TOF）	MA	50～75 nm	硝酸盐，硫酸盐，碳，金属	无效	[41-43]
单粒子激光消融飞行时间 I/II	双频激光	反映飞行时间	多分散光电子气动	50～35 nm/ 125～60 nm	原子构成	无效	[44, 45]
表面电离粒子束质谱仪	热-表面电离	四极性	无效	14～1 nm	碱金属	3原子	[46]
热解吸化学电离质谱	热-化学电离	三重四极	无效	6～2 nm	分子构成	5 pg/m³	[47-51]
热解吸粒子束质谱	可编程的热-电子轰击电离	四极性	无效	20～5 nm	分子构成	～0.1μg/m³	[52, 53]

表 2-9　不同粒径气溶胶检测仪器选择

测量/采样设备	尺寸范围/时间分辨率/度量标准+当量直径
尺寸分辨（Size resolved），时间分辨	
扫描电迁移率粒径谱仪（SMPS）	25~1 000 nm
	>30 s
	数浓度谱分布基于电迁移直径
基于移动粒度仪的静电计	5.6~560 nm
快速移动粒度仪（FMPS）/发动机排气粒度仪（EEPS）	1s/0.1s
	数浓度谱分布基于电迁移直径
静电低压撞击器（ELPI）	6 nm~10 mm
	0.1s
	数浓度谱分布基于空气动力学直径
光学粒度仪（OPS）：	（>60 nm）>300 nm
激光气溶胶谱仪（LAS）	1s
	数浓度谱分布基于光散射等效直径
惯性光谱仪/时间飞行分析仪：	500 nm~20 μm
气动粒度仪（APS）	1s
	空气动力学直径的数浓度谱分布
尺寸分辨，时间累积（time integrated）	
低压级联撞击器	>20 nm
	不适用
	质量浓度谱分布，化学分析，形态
微孔均匀沉积冲击器（Moudi）	10 nm~20 μm
	不适用
	质量浓度谱分布，化学分析，形态

测量/采样设备	尺寸范围/时间分辨率/度量标准+当量直径
宽范围气溶胶系统（WRAS）	5.5～32 nm
	5 min 数浓度谱分布
热沉淀器（TP）	20～300 nm
	不适用
	粒度分布
尺寸累积，时间分辨	
凝聚粒子计数器（CPC）	5.5 nm～9 μm
	1s
	粒子数浓度（NC）
表面监控器［如电气溶胶探测器（EAD，纳米颗粒表面监控器（NSAM），LQ1-DC］	10 nm～>1 μm
	1s
	气溶胶长度（EAD），有效表面积（LQ1-DC），肺沉积表面积（NSAM）
气胶光度计	250 nm～20 μm
	1s
	质量浓度
尺寸累积，时间累积	
静电除尘器（ESP）	>20 nm
	不适用
	化学分析，形态
热沉淀器（TP）	>20 nm
	不适用
	化学分析，形态
过滤（如 PM_{10}，$PM_{2.5}$）	质量浓度，化学组成

第三节　指标之间的关系

不同来源的纳米颗粒虽具有不同的颗粒特征，但纳米颗粒均具有相同的影响其生物活性的因素，如小尺寸效应、大的活性表面积等，使纳米颗粒均具有相似的毒性。工作场所粉尘颗粒物的质量浓度与肺纤维化有很好的相关性，因此，除纤维粉尘外，传统方法均应用质量浓度作为颗粒物暴露水平最合适指标，但对于纳米颗粒，质量浓度可能不适合用于纳米颗粒的暴露测量。前期研究发现纳米 Fe_2O_3 生产企业中包装岗位纳米 Fe_2O_3 质量浓度与车间外场地背景颗粒的质量浓度差异无统计学意义，但纳米颗粒数量浓度变化倍数较质量浓度变化倍数大，表明当工作场所纳米颗粒浓度较低时，背景颗粒浓度对纳米颗粒质量浓度检测结果影响较大，而数量浓度受背景颗粒浓度影响较小。这表明，单位质量的纳米颗粒具有更多的颗粒数和表面积，尽管其数量和表面积很高，但纳米颗粒的质量在总质量中所占比例较小，对总质量浓度的贡献不大。Kreyling 等研究表明，在 $PM_{2.5}$ 质量浓度中，纳米尺寸的颗粒质量占总质量的比例不到 10%，但其数量浓度占总数量浓度的 90% 以上。因此，在纳米颗粒暴露评估中，作为传统的作业场所空气中粉尘颗粒物暴露评价指标的质量浓度，由于纳米颗粒质量在总质量浓度中所占比例较低，不能全面反映纳米颗粒的暴露特征，应用质量浓度可能会低估纳米颗粒毒性，而数量浓度可更准确地反映工作场所中纳米颗粒暴露水平。

颗粒物的活性表面积不同于质量浓度和数量浓度。颗粒物的粒径分布表明活性表面积与质量浓度、数量浓度是相关的。最近研究表明，活性表面积浓度、数量浓度和质量浓度直接存在相关性，工作场所中的超细颗粒表面积浓度与数量浓度相关性较大，与质量浓度相关性很弱。而纳米颗粒的数量浓度和质量浓度之间的相关性不一致，表面积浓度方面的数据不充足。

近来一些毒理学研究表明，溶解性很低的细颗粒物、超细颗粒物的表面积浓度与肺的炎症反应间存在着很好的剂量—反应关系。也有流行病学研究表明，表面积浓度与人群健康损害间存在相关性。Schwartz 等研究分析发现，以质量浓度为指标的每日空气污染测量结果与死亡之间无线性关系。但应用相同的检测指标，将质量浓度数据转换成表面积浓度分析发现环境空气中颗粒表面积浓度与死亡数据间存在着线性关系，表明表面积浓度可能更适合用作空气暴露指标。这些研究认为单独的质量浓度不可能替代数量或表面积浓度指标，数量浓度和表面积浓度更适合工作场所纳米颗粒暴露评估，更好地反映工作场所纳米颗粒暴露的剂量—效应关系。

质量浓度（MC）、数量浓度（NC）和表面积浓度（SAC）之间的关系在大多数关于纳米颗粒暴露的现场研究中是关注的焦点。研究者已经在这方面做了大量研究，我们前期也进行了一系列相关研究。

前期研究纳米氧化铁生产企业纳米颗粒暴露中发现，不同作业活动所对应的数量浓度变化情况和表面积浓度变化情况是非常相似的，而质量浓度的变化情况〔图 2-14（b）〕则与数量浓度和表面积浓度的变化情况〔图 2-14（a）〕很不相同。表 2-10 列出了不同采样点各数据的 CR 和 ER 值。5 个操作岗位数量浓度的 CR 值在 1.93～4.43 内，略高于表面积浓度 CR 值区间范围（1.47～2.29）。与质量浓度 CR 值区间范围 （0.60～1.00）相比（除投料岗位外），无论是数量浓度 CR 值区间范围还是表面积浓度 CR 值区间范围，均要比质量浓度高出很多。此外，不同操作岗位的数量浓度和表面积浓度的 ER 值也比较类似，但与质量浓度对应的 ER 值相比仍存在较大差别。表 2-10 的各参数相关性分析结果显示：数量浓度和表面积浓度之间有高度相关关系（$r=0.894$），数量浓度与质量浓度的关联性相对较低（$r=0.485$），而表面积浓度和质量浓度的相关系数则更小（$r=0.404$）。

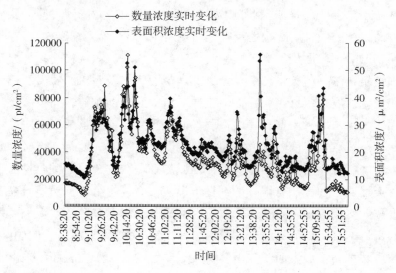

（a）

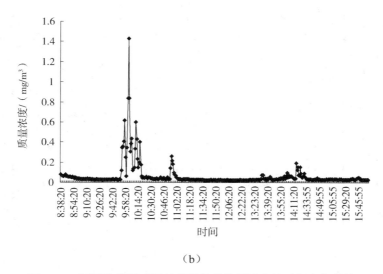

（b）

图 2-14　不同作业活动下纳米颗粒总数量浓度的时间变化曲线

表 2-10　检测样本的数量浓度、质量浓度和表面积浓度间的相关性（$n=313$）

变量	NC$_{20\sim}$ nm	MC$_{100\sim}$ nm	SAC$_{10\sim}$ nm
NC$_{20\sim1000nm}$（10^5/cm^3）	.0	—	—
MC$_{100\sim}$ nm（mg/m^3）	.485^a	.0	—
SAC$_{10\sim1000nm}$（μm^2/cm^3）	.894^a	.404^a	.0

NC：数量浓度；MC：质量浓度；SAC：表面积浓度；^{a} $p<0.01$。

　　该研究表明，数量浓度和表面积浓度随作业活动的不同而变化的特征是显而易见的（见图 2-14a），但质量浓度的变化却不尽然（见图 2-14b）。数量浓度和表面积浓度的 CR 值（比值）显大于质量浓度的 CR 值（见表 2-11）。不同采样点的数量浓度和表面积浓度的 ER 值比较类似，但与相应点的质量浓度 ER 值却存在差别（见表 2-11）。相关性分析结果显示数量浓度和表面积浓度高度相关，而数量浓度和质量浓度，以及表面积浓度和质量浓度之间则相关度相对较弱。Heitbrink 等人在一个汽车发动机厂的颗粒物暴露参数的关联性研究中也发现，表面积浓度与数量浓度强相关，与质量浓度弱相关。

表2-11 不同纳米颗粒可吸入性MC、NC和SAC的浓度比

工厂	生产场所	颗粒	n^b	模式（Mode）大小（范围）	$NC_{2\sim}$ nm $(10^4 cm^{-3})$ Mean±SD	CR	$SAC_{\sim}$ nm $(\mu m^2 \cdot cm^{-3})$ Mean±SD	CR	$MC_{\sim}$ nm $(mg \cdot m^{-3})$ Mean±SD	CR
纳米Fe₂O₃制造商	包装（Packaging）	纳米 Fe₂O₃	137	12.26±1.91 (10.37-17.15)	2.87±1.28	2. 5	25.34±7.09	.65	.04±0. 3	.8
	室外	背景	89	—	.51±0.5		17.02±5.73		.3±0.	
	室内	背景	60	—	.40±0.3		5.37±1.5		.5±0.	
纳米氧化铝制造商	包装	纳米 Al₂O₃	2 2	2. 43±6.23 (13.85-35.23)	2.54±1. 5	2. 2	3. 72±14.52	2.04	. 8±0. 2	.57
	室外	背景	77	—	.22±0.64		2. 5±1.76		.06±0.	
	室内	背景	33	—	.26±0.07		5.55±1.90		.14±0. 3	
厨具	铲车	柴油机废气	43	8. 1±0.62 (13.96-3 .53)	9.99±8.27	5.2	38.88±22.25	.97	. 5±0.	.67
	室外	背景	75	—	2.20±0.64		8.64±6.48		. 8±0. 3	
	室内	背景	60	—	1.92±0.54		19.72±7.53		.09±0.04	

工厂	生产场所	颗粒	n^b	模式（Mode）大小（范围）	$NC_2 \sim$ nm（$10^4 cm^{-3}$）		$SAC \sim$ nm（$\mu m^2 cm^{-3}$）		$MC \sim$ nm（$mg \cdot m^{-3}$）	
					Mean±SD	CR	Mean±SD	CR	Mean±SD	CR
电梯厂	GMAW	焊接颗粒	536	32.99±28.93（10.37-128.64）	.32±4.47	4.04	85.1±58.76[b]	5.19	.32±0.5	.45
	室外	背景	70	—	.87±0.71		29.49±9.38		.2±0.04	
	室内	背景	60	—	2.55±0.38		35.67±1.5		.22±0.5	
	抛光	磨轮灰尘	240	20.66±11.19（10.14-58.29）	3.25±9.	3.27	162.61±86.47[b]	4.46	.36±0.2	2.4
铸造厂	室外	背景	70	—	3.61±0.65		33.76±3.40		.17±0.	
	室内	背景	60	—	4.05±0.60		36.46±3.52		.5±0.	

通过浓度比（CR）、曝光等级（ER）、度量间相关系数（R）、数量累计百分比（APN）、质量累计百分比（APM），系统研究了工作场所不同纳米颗粒MC、SAC 和 NC 三个暴露指标之间关系。不同纳米颗粒可吸入性 MC、NC 和 SAC 的结果如表 2-11 所示。表中所示 CR 为纳米颗粒发生源与背景（室外背景）值的比值。结果显示，发生源的 MC、NC 和 SAC 均明显高于背景值。研究还比较了工作地点不同纳米颗粒的 ER 值，发现发生源的纳米颗粒 NC 和 SAC 的 ER 值也明显高于背景值，ER 值高说明该地点的纳米颗粒浓度高。但发生源纳米颗粒的 MC 的 ER 值却比背景值低，表明 MC 不能准确反映工作场所你们颗粒的分布情况。APN 和 APM 结果显示，小于 100nm 的颗粒的 APN 与 APM 的比值大于 1，说明数量浓度在总颗粒数量浓度中占绝对优势，也说明在检测纳米颗粒时，颗粒的数量浓度比质量浓度的贡献大。关于 MC、NC 和 SAC 三个指标之间的相关性（R 值）结果显示，纳米可吸入性 MC 在测量汽车制造厂不同焊接点，取样距离和颗粒的纳米粒子大小的影响不如 NC 或 SAC 那么敏感。SAC 与 NC 的相关性高，SAC 与 MC 只有弱相关性，具体结果见表 2-12。

表 2-12　质量、数量以及表面积浓度的相关系数（n=2 110）

颗粒	N	度量	$MC_{100\sim1000nm}$	$NC_{20\sim1000nm}$	$SAC_{10\sim1000nm}$
纳米 Fe_2O_3	366	$MC_{100\sim1000nm}$（mg m^{-3}）	1.00	—	—
		$NC_{20\sim1000nm}$（10^{4}cm^{-3}）	0.097	1.00	—
		$SAC_{10\sim1000nm}$（μm^{2}cm^{-3}）	0.271[a]	0.673[b]	1.00
纳米 Al_2O_3	512	$MC_{100\sim1000nm}$（mg m^{-3}）	1.00	—	—
		$NC_{20\sim1000nm}$（10^{4}cm^{-3}）	0.210[a]	1.00	—
		$SAC_{10\sim1000nm}$（μm^{2}cm^{-3}）	0.366[a]	0.564[b]	1.00
工程纳米颗粒	878	$MC_{100\sim1000nm}$（mg m^{-3}）	1.00	—	—
		$NC_{20\sim1000nm}$（10^{4}cm^{-3}）	0.157	1.00	—
		$SAC_{10\sim1000nm}$（μm^{2}cm^{-3}）	0.329[a]	0.628[b]	1.00

颗粒	N	度量	$MC_{100\sim1000nm}$	$NC_{20\sim1000nm}$	$SAC_{10\sim1000nm}$
柴油机废气	480	$MC_{100\sim1000nm}$ （mg m^{-3}）	1.00	—	—
		$NC_{20\sim1000nm}$ （10^4cm^{-3}）	0.192[a]	1.00	—
		$SAC_{10\sim1000nm}$ （μm^{2}cm^{-3}）	0.210[a]	0.558[b]	1.00
焊接颗粒	445	$MC_{100\sim1000nm}$ （mg m^{-3}）	1.00	—	—
		$NC_{20\sim1000nm}$ （10^4cm^{-3}）	0.248[a]	1.00	—
		$SAC_{10\sim1000nm}$ （μm^{2}cm^{-3}）	0.252[a]	0.609[b]	1.00
磨轮灰尘	307	$MC_{100\sim1000nm}$ （mg m^{-3}）	1.00	—	—
		$NC_{20\sim1000nm}$ （10^4cm^{-3}）	0.186[a]	1.00	—
		$SAC_{10\sim1000nm}$ （μm^{2}cm^{-3}）	0.205[a]	0.647[b]	1.00
超细颗粒	1232	$MC_{100\sim1000nm}$ （mg m^{-3}）	1.00	—	—
		$NC_{20\sim1000nm}$ （10^4cm^{-3}）	0.183[a]	1.00	—
		$SAC_{10\sim1000nm}$ （μm^{2}cm^{-3}）	0.241[a]	0.588[b]	1.00
合计	2110	$MC_{100\sim1000nm}$ （mg m^{-3}）	1.00	—	—
		$NC_{20\sim1000nm}$ （10^4cm^{-3}）	0.169[a]	1.00	—
		$SAC_{10\sim1000nm}$ （μm^{2}cm^{-3}）	0.279[a]	0.605[b]	1.00

总之，研究发现，肺沉积表面积浓度与数量浓度有较高相关性（R=0.558~0.673），而与质量浓度具有中等相关性（R=0.205~0.366）。而且粒径为12.26 nm 的初始纳米氧化铁生产场所中 SAC 与 MC 不存在相关性。NC 与 MC 之间相关性的不确定性在其他研究中也有发现。例如，Demou 等人研究金属纳米颗粒时发现，$PM_{1.0}$ 的质量浓度与数量浓度之间不存在相关性。Maynard 等报道，清扫过程中，单壁碳纳米管的 MC 与 NC 之间的相关性很弱。综上所述，目前研究表明，不同纳米粒子的三种浓度之间的相关性顺序为 R 表面积浓度与数量浓度＞R 表面积浓度与质量浓度＞R 数量浓度与质量浓度。

第四节　暴露特征、影响因素和采样策略

随着纳米科技的迅速发展，人们在研究、生产、生活中接触超细颗粒或纳米颗粒的机会日益增多。流行病学研究表明空气污染引起的相关疾病与超细颗粒的暴露有关，超细颗粒的暴露测量是评价其潜在健康危害的重要条件。

一、暴露特征

潜在来源

工作场所超细颗粒主要通过成核和蒸发/冷凝作用形成，主要来源如下：①工程纳米材料的生产、包装、使用和加工等环节；②燃烧产物，如柴油发动机和天然气燃烧器的燃烧产物；③加热过程：如金属冶炼、焊接和激光切割；④高速机械过程：如研磨、切割和抛光等。目前关于工作场所超细颗粒或纳米颗粒暴露状况的文献不多，研究的颗粒有纳米 TiO_2、纳米碳黑、纳米碳管、富勒烯、电焊烟尘、金属烟尘、柴油尾气颗粒等。详细来源分类见表 2-13。

表 2-13　纳米颗粒的潜在来源汇总表

气溶胶分组	来　　源
热处理	金属精炼-常规 铝冶炼 钢铁冶炼 铁冶炼 镀锌 焊接 气刨 金属热切削炬 金属激光切割器 热喷涂 烹饪 热蜡的应用

气溶胶分组	来　　源
燃烧	柴油发动机 汽油发动机 燃气发动机 焚烧（如供热、火化） 燃气加热
室内空气质量相关的气溶胶	办公设备、清洁剂和建筑材料以及水、臭氧和其他气体/蒸汽来源的通过反应在气体和蒸汽间变换的气溶胶 环境纳米气溶胶的渗透
机械加工	高速金属研磨加工 高能钻孔
基于火焰的粉末生成	炭黑生产 超细二氧化钛生产 气相二氧化硅生产 气相法氧化铝生产
材料处理	处理尚未加工的纳米粉末 处理干燥的胶体沉积物
纳米技术	碳纳米管生产 气相法生成工程纳米颗粒 处理和使用工程纳米颗粒粉末 工程纳米颗粒悬液、溶液和浆液的喷雾

二、暴露环节

　　就纳米材料而言，由于气溶胶释放机制不同并影响气溶胶的运输，有必要区分不同暴露情况类型。一些纳米材料，如纳米纤维、纳米盘、纳米颗粒等，在生产阶段和下游使用阶段可能会产生纳米材料暴露。下游使用阶段包括了纳米材料进一步加工或分散到产品中以及进一步应用或内嵌有纳米材料的产品加工等。图2-15 列举了产品涂层为纳米材料的暴露情形。在生产阶段，纳米物质以原始颗粒形式存在，然后以聚集体形式将被收集并包装。生产阶段在反应釜和工人操作活动中（如质量控制、采样和最终产品包装等）存在纳米颗粒扩散现象，纳米颗粒释放到车间空气中。

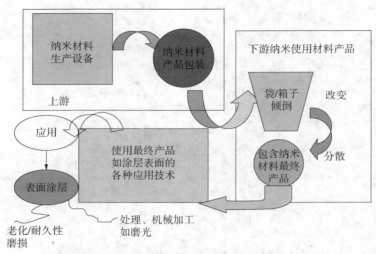

图 2-15　产品涂层为纳米材料的暴露情形

在一些情况下，在纳米产品被转移到下游使用之前，就可以表面处理加工。因此对下游使用者来说，有一个挑战是如何使纳米物质分散到最终产品并使其具有特殊功能。在大多数情况下，在表面处理之前的工序是从包装中转移出纳米材料，因此包装袋或容器的清空过程是非常重要的纳米颗粒暴露环节。最后，最终产品的纳米材料涂层将会老化、磨损或被打磨加工等，这些过程也会产生纳米气溶胶。

在纳米材料物质不同生命周期方面，形成机制的实验研究、气溶胶转运、纳米产品的处理加工时的纳米颗粒释放均能提供有关颗粒特征描述和潜在工人暴露的一些重要信息。一些实验研究已经显示，原始纳米颗粒如果没有特殊的相同离子表面处理，被释放后会快速聚集成大的颗粒。聚集的模式可能有两种，一种是纳米颗粒之间的相互聚集，另一种是纳米颗粒可能会吸附在较大的背景颗粒中。而且聚集速度与颗粒浓度有关，颗粒浓度越高聚集速度越快。如果这些实验结果得到实际工作场所条件验证的话，工作场所空气中原始纳米颗粒的生命周期是比较短暂的，更多的可能是纳米颗粒的聚集体或与背景颗粒的联合体。

扬尘性实验可以解释纳米材料下游处理加工时产生纳米颗粒的一些现象。一些比较微米粉尘和纳米粉尘的扬尘性实验显示，相对低浓度的纳米颗粒粉尘被释放，呈典型的双峰分布，模式直径（相对于最高数量浓度的直径）一般在 200~400 nm

和 2 000~3 000 nm。在扬尘性实验中，由于纳米颗粒可能聚集成大颗粒物质，其扬尘性不一定很高，原因在于聚集体的结合力是扬尘性能的重要决定因素。如果把纳米颗粒的扬尘性也考虑为传统的吸入模型，那么扬尘性的概念或许可以应用到纳米颗粒的排放活动。因此，扬尘性实验的确切数据对纳米材料使用加工过程所引起的纳米颗粒暴露的可能性具有预测作用。

一般而言，生成气相纳米材料的过程（在从密闭生成系统中取出纳米材料之后）或者使用或制备粉体或悬浮液/溶液纳米材料的过程可能会带来更大的纳米材料释放风险。此外，如果沉积的纳米材料受到扰动，如对生产系统进行维护（包括集尘系统的清理与纳米材料的处置），可能会导致纳米粒子以及含有纳米材料的职业暴露。

在处理纳米粉体时，纳米材料的暴露程度依赖于处理过程中粉体释放出粒子的可能性。NIOSH 正在积极开展研究来定量地确定各种纳米材料是如何散布在工作场所中。关于单壁纳米碳管（SWCNTs）与多壁纳米碳管（MWCNTs）暴露研究表明，原材料在被处理时会向空气中释放可见的粒子，凝聚物的粒径可能是微米级；与其他纳米粉体相比，可吸入粒子与呼吸性粒子的释放率相对较低。根据 Maynard 等 2004 年的报告，在向块体 SWCNT 进行涡流处理大约 30 分钟时，呼吸性粉尘的浓度为 0.007～0.053 mg/m^3。Han 等 2008 年在一个制备 MWCNTs 的实验室中报告了相似的发现；在采取工程控制措施之前，他们发现了高达 0.4 mg/m^3 的接触浓度。在由 NIOSH 开展的一个大学实验室的健康危害评估中，研究人员在各种不同过程中发现了气载碳纳米管（CNFs）的潜在释放。综合区域的测量数据显示，在称重与混合之前的 CNFs 转移过程及复合材料的湿式锯割过程中，相对于背景值，气载粒子的数量与质量浓度有轻微提高。由于目前缺乏关于人工纳米材料制备与使用过程中生成可吸入/呼吸性粒子的数据，需要开展进一步的研究来确定各种条件下的暴露。

由纳米结构构成的材料（如集成电路），在被处理时带来的暴露风险较小。但是，此类材料的一些生产过程会导致纳米材料的接触（例如，接触到含有纳米粒子的抛光剂和接触到制备或处理过程中被无意释放的纳米粒子）。同样的，由纳米复合材料构成的大部件也不太容易导致严重的纳米颗粒接触。但是，如果一些足以产生纳米粒子的使用或处理方式来加工此类材料（如切割或研磨）或者此类材料经历降解过程而导致纳米结构材料的释放，则会通过吸入、摄入和/或经皮渗透的方式发生纳米颗粒的接触。

目前没有充分的信息可用来预测可能导致纳米材料接触的情况，但是以下工作场所的操作情形可能会增加接触的可能性：

（1）在没有充分保护（如手套）的情况下，处理液体介质中的纳米材料；

（2）在浇注或混合操作的过程中涉及高度搅动操作的情况下处理液体中的纳米材料；

（3）在非封闭性系统中制备纳米粒子；

（4）处理（如称重、混合与喷洒）纳米结构材料粉体；

（5）对用来生产或制备纳米材料的设备与过程进行维护；

（6）对溢漏物与废料进行清理；

（7）对用来捕获纳米粒子的集尘系统进行清理；

（8）对纳米材料进行的机械加工、砂磨、钻孔或其他机械破碎可能会导致纳米粒子的气溶胶化。

三、纳米颗粒暴露途径

吸入是最常见的工作场所气溶胶纳米粒子接触途径。离散的纳米颗粒在呼吸道内的沉积取决于粒子的空气动力学直径或热力学直径（即粒子形状与尺寸）。纳米颗粒团聚物会根据团聚的直径（而不是原始纳米颗粒的直径）进行沉积。为了明确促成纳米颗粒在空气中团聚与凝聚、悬浮于液相介质中或与肺部体液或生物蛋白相接触的影响因素，相关的研究正在推进。有证据表明，团聚程度会影响被吸入纳米颗粒的毒性。

气溶胶粒子或液滴的大小决定了纳米材料能否够进入呼吸道以及最可能沉积的部位。呼吸性粒子是能够在肺部肺泡（换气）区沉积的粒子，包括粒径小于约 10 μm 的粒子。根据呼吸率与粒度等因素，30%～90%的被吸入纳米粒子可能在人类呼吸道的任何部位沉积。多达 50%的粒径为 10~100 nm 的粒子会在肺泡区沉积，而小于 10 nm 的粒子更可能在头部与胸腔沉积。与较大的呼吸性粒子相比，离散的纳米粒子在肺部沉积的程度更高；由于呼吸频率的提高以及从鼻部呼吸到口部呼吸的转变，运动也会提高沉积的程度；对于患有肺部疾病（如哮喘与肺气肿）的人来说，沉积程度也会提高。动物研究表明，离散的纳米粒子会从肺部进入血流，并迁移到其他器官。

通过对大鼠的观察发现，沉积在鼻区的离散纳米粒子能够沿嗅觉神经迁移而进入大脑。对一些动物模型的早期研究发现：20～500 nm 粒径的不可溶粒子通过感觉神经（包括嗅觉神经与三叉神经）迁移至大脑。

另外，研究表明，纳米材料也可能会在职业接触过程中通过皮肤进入人体。Tinkle 等发现，粒度小于 1 μm 的粒子会穿透机械弯曲的皮肤样本。一项较新的研究表明，具有不同物理化学特性的纳米粒子能够穿透猪的完好皮肤。这些纳米粒子是具有不同尺寸、形状与表面覆层的量子点。据报告，它们能够通过被动扩散而穿透角质层并在 8～24 h 到达表皮层与真皮层。目前，我们尚未完全了解纳米粒子的皮肤穿透性是否会对动物模型产生不良影响。但有实验表明，向裸鼠局部施用未加工的 SWCNT 会对皮肤造成刺激。使用人类原代皮肤细胞开展的体外实验表明，SWCNT 与 MWCNT 能够进入细胞，并导致促炎性细胞因子的释放、氧化应激与生存能力的降低。考虑到目前无其他可用数据来支持细胞模型研究与实际职业接触情况之间的对比，尚不清楚如何通过这些研究结果来推测潜在的职业风险。

材料从手部到口部的无意转移会导致材料的摄入。这种情况会发生于传统材料，经科学合理地推测也会发生在纳米材料的处理过程中。同时，纳米粒子也会经吸入途径而摄入，因为黏膜纤毛从呼吸道清除粒子时，被清除的粒子可能会被吞咽。目前，对纳米材料经口摄入的潜在负面影响知之甚少。

四、超细颗粒检测的影响因素

（一）产生源和工作性质

Elihn 等调查了 7 个工作场所 10 个工种的超细颗粒暴露特征，结果表明不同工作性质产生不同颗粒暴露特征，如在冶炼、焊接等加热过程中，可产生较高的颗粒数量浓度。焊接过程中所产生的超细颗粒暴露特征与焊接方法、焊丝材料、焊接电压和焊条消耗速度等因素有关。

（二）时间和空间

研究发现焊接气溶胶为多峰分布，随着采样高度的增加，颗粒数量浓度明显下降，随着时间和测量距离的增加，焊接产生的大量小颗粒逐渐沉积或被大颗粒凝聚，导致数量浓度的降低和颗粒粒径的变化。凝集和沉积是决定颗粒物浓度和粒径演化的两个重要机制。

（三）微小气候

测量地点风速、温度等微小气候对测量结果影响较大，已有研究表明改善工作场所局部通风状况能够减少工作环境中超细颗粒浓度。我们调查过的汽车制造企业零部件加工车间，每个工作岗位具有局部排气通风系统，使用气体保护焊产生的电焊颗粒数量浓度范围为 $3.86×10^4 \sim 4.54×10^5$ 个/cm³，平均数量浓度为 $1.25×10^5$ 个/cm³，质量浓度范围 $0.22 \sim 4.79$ mg/m³，平均质量浓度为 2.34 mg/m³，高于国外相关文献报道范围，如 Hovde 与 Raynor 实验室研究焊接作业时发现气体保护焊产生的颗粒数浓度为 $4.0×10^4 \sim 1.5×10^5$ 个/cm³，Elihn 等在研究不同工作内容时发现焊接作业产生颗粒为 $3.0×10^4 \sim 1.0×10^5$ 个/cm³。其原因在于国内汽车制作业零部件加工车间电焊工作点数多。电焊颗粒数量随电焊工作点增加而升高，并且与工人作息时间具有很好的一致性，说明车间内细、超细颗粒主要由电焊作业产生。调查发现数量浓度与质量浓度之间高度相关，与相关研究报道一致。Yeganeh 等调查富勒烯加工处理过程中研究发现富勒烯颗粒的数量浓度（650 nm）与质量浓度（$PM_{2.5}$）之间具有中等强度的相关性。本调查发现细和超细颗粒数量浓度与质量浓度随着距离的增加而逐渐减少，结果与国外报道相符合。Brouwer 等在一项电焊工作场所超细颗粒暴露研究中发现，距离焊接点 60 cm，颗粒数浓度峰值为 $3.1×10^5$ 个/cm³，距离焊接点 360 cm 时，峰值数浓度明显降低，为 $1.0×10^5$ 个/cm³。颗粒数量浓度和质量浓度的空间分布与颗粒的扩散、凝聚与沉积特性有关。本次调查发现随着窗口风速的增加颗粒数量浓度明显下降，但颗粒质量浓度差异无统计学意义。国外研究报道认为风速能显著影响颗粒数量浓度，改善工作场所局部通风排气状况可减少工作环境中超细颗粒数量浓度，加快颗粒清除速度，较大风速能增加空气交换率，稀释作业场所颗粒浓度，加速气溶胶颗粒布朗运动,从而增加颗粒间凝集的机会。总之,电焊工作场所超细颗粒和细颗粒的暴露水平受时间、空间、风速、背景浓度等多种因素影响。场所颗粒浓度与电焊作业点数量和生产活动密切相关,随着离焊接点距离的增加颗粒浓度逐渐降低。同时随着窗口风速的增加,颗粒数量浓度显著降低。同时,较大风速能增加空气交换率,使车间内测量结果易受到周围或室外工作活动的影响。Kaur 等发现温度对城市街道的超细颗粒计数影响显著,呈负相关卫生。

(四)背景值

背景浓度的测量,不同的研究采用不同的采样方式获得。Demou 等以分别在距纳米颗粒排放源和测量位置不同距离所采集的浓度作为背景值;Methner 等在一项实验室碳纳米纤维暴露测量研究中将工作前相同测量位置所取得的浓度作为背景值,fujitani 等在一家富勒烯生产工厂测量生产活动结束后的车间外浓度作为背景值,Kuhlbusch 和 Fissan 在研究车间炭黑颗粒理化特征时,在生产的同时测量车间外浓度作为背景值,因此实际测量时可根据工作场所及其作业特点确定背景值的采样地点与采样时间。

五、采样策略

为了评估工作场所超细颗粒个体暴露,采样和测量之前需考虑检测设备的检测范围、颗粒尺寸的最低检出限、工人操作方式、空间和时间变化、二次颗粒形成、采样过程颗粒损失等因素。根据上述因素制定采样策略。

(1)信息收集:了解工艺流程、原辅料或中间体、工序和工作任务。如果待测颗粒为工程纳米材料,还应收集物质安全生产清单(MSDS),了解理化特性、颗粒尺寸、形态、可溶性和表面活性等。

(2)现场调查:对生产区域和工序进行现场调查。如果待测颗粒为工程纳米材料,还需调查每个工序的操作频率和时间、处理和储存纳米材料的生产设备类型,调查全面通风或局部通风情况,分析关键环节(纳米材料生产、处理或固体颗粒使用;对含有工程纳米材料的物质的研磨加工;包装和采样测试;生产设备的清理、维护、检修)。

(3)CPC 短时间浓度预检测:识别潜在颗粒产生源,排除混杂颗粒排放源。

在潜在颗粒产生源处，应用 CPC（Condensation Particle Counter，便携式冷凝颗粒计数仪）直读模式读取瞬间颗粒数量浓度，如果颗粒浓度明显高于背景颗粒浓度，排除混杂颗粒排放源（待测颗粒以外的其他纳米颗粒）的影响后，有助于识别颗粒产生源。

（4）背景颗粒测量：可以测量车间外大气背景颗粒。如果车间采用机械通风，测量地点可选择空气供应的进口处；如果车间采样自然通风，测量地点靠近车间窗口，也可以测量车间内背景颗粒，测量地点选择在颗粒排放源区域。

（5）基于作业活动的测量：联合应用多种仪器测量颗粒暴露指标，如数量浓度、质量浓度、分散度和表面积等，全面了解颗粒暴露特征。采样点的设置和采样对象的选择按照 GB Z159 执行。采样仪器应放置在呼吸带高度。测量随时间和作业活动变化的颗粒总数量浓度。以长时间测量为主，不少于 1 h，60 个以上自动记录数据。可根据作业活动特点，采取短时间测量，不少于 15 min，15 个以上自动记录数据。在没有相应职业接触限值可比较的条件下，将待测颗粒浓度与背景值进行统计学比较。比较的结果可用于工作场所或个体的颗粒暴露、工程控制措施有效性评价、设施或设备颗粒泄露情况。分析颗粒浓度的时间和空间分布，动态观察作业活动与颗粒浓度关系。可制作基于作业活动的时间浓度变化图。在测量期间记录与工人作业活动相关颗粒产生源变化情况和混杂颗粒排放情况。同时记录工程控制措施、气象条件（气温、湿度、风速及风向）、测量日期、测量时间、测量地点、仪器设备型号和设置参数、测量数据、测量人员等。并绘制采样布点图。

六、检测方法

近年来，随着科技的发展，纳米材料的生产越来越常见，且其种类越来越多，美国 NIOSH 等国际组织非常担忧超细颗粒接触对工人健康的影响。此外，超细颗粒可由加热、燃烧、机械加工等生产工艺过程产生，而这样的工艺在工业界很常见，如电焊、冶炼、焙烧、铸造、高速研磨和钻孔等工作场所。工作场所空气超细颗粒和细颗粒往往同时存在，原始的超细颗粒或纳米颗粒产生后，由于颗粒聚集特性，超细颗粒易聚集成粒径较大的细颗粒。但目前尚无工作场所超细颗粒或纳米颗粒的测量和评估标准，直接影响了人群暴露资料的收集，阻碍了纳米材料的健康风险评估。超细颗粒或纳米颗粒健康风险研究框架见图 2-16。研究纳米颗粒潜在职业健康危害的一个重要前提条件是外暴露空气浓度的测量。目前，国内外尚无工作场所超细颗粒和细颗粒的测定标准。存在以下 3 个问题需要解决：①测定指标的选择尚缺乏共识。质量浓度已不能全面反映超细颗粒的潜在的健康效应，丞须根据超细颗粒新特性，选择其他健康效应相关的、有相应采样或检测设备的通用指标，目前国际上将颗粒数量浓度作为超细颗粒或纳米颗粒暴露测量指标之一，通常采用便携式或个体实时监测方法。②影响工作场所空气超细颗粒和细颗粒浓度的因素复杂。背景颗粒、颗粒的团聚/聚集状态、作业活动、工程控制有效性等因素均会显著影响工作场所纳米颗粒空气浓度。③缺乏完善的采样检测策略。尤其缺乏传统采样测定方法针对超细颗粒和细颗粒的采样或检测的有效性评价。

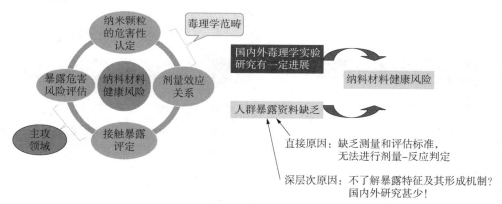

图 2-16　纳米材料研究框架

（一）测量指标

近年来，纳米颗粒测量技术取得新进展，尤其是空气中纳米颗粒浓度测量技术（实时监测和阶式撞击采样）和理化特征鉴定技术，为职业人群纳米颗粒暴露特征研究奠定基础。在数量、质量、表面积、数量分布和质量分布 5 类纳米测量指标中，数量浓度指标具有测量技术成熟、科学性较强、测量仪器便于携带等优点，可以进行推广使用。选择数量浓度作为测量超细颗粒、细颗粒的指标。

（二）测量仪器

目前常用的数量浓度测量仪器是便携式冷凝颗粒计数仪（CPC），通常用于工作场所的暴露测量或固定岗位测量。近几年，随着纳米颗粒现场检测技术的发展，目前市场已经出现了纳米颗粒个体测量器，但目前该类产品价格比较昂贵。两类仪器均可测量每立方厘米的一定直径范围的颗粒总数量（P/cm³），即颗粒数量浓度。依据颗粒直径检测范围，便携式 CPC 的型号也较多，本标准规定了最低的颗粒直径检测范围要求（20～3 000 nm），便于实际操作。随着测量技术进步和仪器更新换代，能有效测量小于 20 nm 颗粒数量的仪器将越来越多。该仪器的数量浓度检测范围、气溶胶进口流量、冷凝物、操作环境温度和湿度的规定均来自多种 CPC 仪器的操作说明书。仪器参数规定见图 2-17。

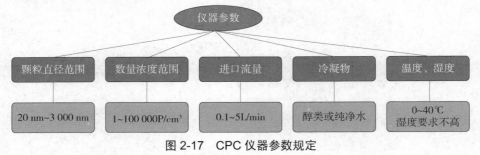

图 2-17　CPC 仪器参数规定

1. CPC 仪器使用合法性

目前国际上研究机构和使用单位（包括 OCED 和美国 NIOSH）均采用 CPC 来测量超细颗粒或纳米颗粒的总数量浓度，国内外大量文献报告使用 CPC 来测量大气环境或工作场所空气中的超细颗粒或纳米颗粒。国际标准组织（ISO/PWI 27891：2015. Calibration of aerosol particle number counters）规定使用 CPC 对超细颗粒的总数量浓度进行测定，并对 CPC 仪器的校准做了规定。

2. CPC 仪器的准确度分析

（1）ISO 相关规定

ISO 27891 规定了对 CPC 校准的程序，其校准系统框架见图 2-18。主要校准指标为检测效率，即 CPC 测量值与真实值的比值。

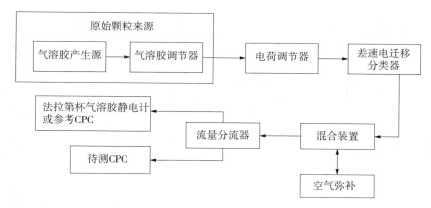

图 2-18 校准系统框架

工作场所气溶胶颗粒的总数量浓度和粒径对 CPC 测量值影响较大。在颗粒数量浓度接近 CPC 检测限以下时（1~10 P/cm³），存在高估现象（一般偏差＜10 P/cm³），本标准基于这个结果，设定了 CPC 最低检出限；在数量浓度接近 CPC 最高检测限（如 100 000 P/cm³），存在低估现象，检测效率一般为 0.9~1，见图 2-19。待测颗粒直径在 10 nm 以下，CPC 检测效率一般在 0.8 以下，存在低估现象，见图 2-20。

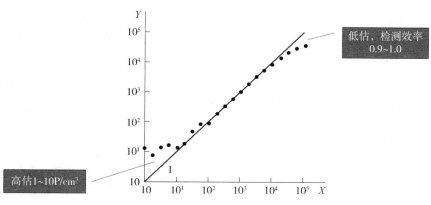

E+ *n*：10的*n*次方；

*X*轴：真实浓度值（P/cm³）；

*Y*轴：测量值（P/cm³）；

1：真实值和测量值1：1线。

图 2-19 CPC 测量值与真实值之间的典型关系

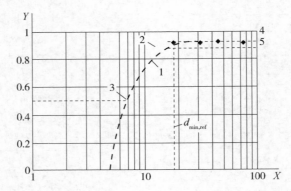

X轴：颗粒直径（nm）；

Y轴：数量浓度检测效率；

1：数量浓度检测效率曲线；2：标准化数量浓度检测效率曲线；3：数量浓度检测效率为0.5，接近最低粒径检

测限；4：标准化的检测效率平稳期；5：检测效率平稳期；$d_{min,ref}$有效平稳期的切割直径。

图 2-20　CPC 颗粒总数量浓度检测效率与颗粒直径的关系

（2）实验室测试

为了检验 CPC 仪器的准确度，我们应用空气净化仓对 CPC 进行测试，CPC 测试条件如下：每天检测 15 次，每分钟 1 次，重复 3 天。空气净化仓的实验室结构等技术参数符合国家标准《空气净化器》GB/T 18801—2002 的要求，本试验共设定了以下三种测试状态，来测试 CPC 的精密度、相对测量误差和仪器极限检出值。

①负压稳定状态：开启通风机（1 800 m³/h），不开启空气过滤器，测试 CPC 准确度。

②净化状态：开启空气净化系统（包括通风机和空气过滤器），净化试验室内空气，使待试验的大气颗粒物浓度小于颗粒检测器的检测下限，来测试 CPC 的颗粒检出限。

③净化后状态：空气仓净化后，停止动力供应，仓内颗粒数量逐步上升，与负压稳定状态进行比较，观察颗粒数量的精密度变化情况。

A．精密度

以重复性与再现性两个指标来表示精密度，依据国家标准《测量方法与结果的准确度（正确度与精密度）第 2 部分：确定标准测量方法重复性与再现性的基本方法》GB/T 6379.2—2004，对 CPC 进行重复性与再现性测试，结果见表 2-14。负压稳定状态下，重复性标准差为 162.5，变异系数为 1.64%，再现性标准差为

167.9，变异系数为 1.70%，效果较好。净化后空气仓内颗粒数量逐步上升，变异系数也随着变大。

表 2-14　空气净化仓中超细颗粒、细颗粒总数量浓度的重复性标准差和再现性标准差

水平	检测次数 p_j	颗粒均数/（个/cm³）	组内		总方差（组内+组间）	
			重复性标准差 S_{rj}	变异系数/%	再现性标准差 S_{Rj}	变异系数/%
负压稳定状态	45	9 893.13	162.5	1.64	167.9	1.70
净化后不稳定状态	45	1 020.62	87.5	8.60	86.2	7.15

B. 相对测量误差

选择一个刚购买的并经过厂商校正的 CPC 仪器作为参考仪器，观察 CPC 的相对测量误差，结果见表 2-15。在负压稳定状态下，测量仪器与参考仪器相比较，两者之间的均数（共 3 天）没有明显差异（$P>0.05$），误差率为 0.3%～0.7%；同样的，在净化后不稳定状态下，测量仪器与参考仪器相比较，两者之间的均数（3 天）没有明显差异，误差率为 0.97%～1.47%。

表 2-15　净化空气仓中超细颗粒、细颗粒总数量浓度测量误差分析

水平	仪器	检测次数 p_j	第一天			第二天			第三天		
			均数/（P/cm³）	误差率	P 值	均数/（P/cm³）	误差率	P 值	均数/（P/cm³）	误差率	P 值
负压状态	测量仪器	15	9919.4±69.7	0.6%	0.740	9941.9±75.7	0.7%	0.575	9918.1±375.5	0.3%	0.852
	参考仪器	15	9913.9±87.2			9935.3±92.0			9915.9±382.3		
净化后	测量仪器	15	1009.9±80.5	1.47%	0.193	1006.7±82.3	0.97%	0.439	1035.2±90.7	1.38%	0.328
	参考仪器	15	995.1±71.0			996.9±84.5			1020.3±88.8		

C.仪器最低检出值

结果见表 2-16，在净化状态下，测量仪器和参考仪器最低能检测到 1 个大气颗粒，符合仪器出厂参数技术说明。

表 2-16　工作场所空气中超细颗粒、细颗粒总数量浓度测量方法检出限　　单位：P/cm³

水平	仪器	检测次数 p_j	第一天		第二天		第三天	
			均数	范围	均数	范围	均数	范围
净化	测量仪器	15	2.0±0.2	1~2	2.3±0.5	1~3	3.1±0.6	2~4
	参考仪器	15	1.5±0.5	1~2	1.8±0.5	1~3	2.6±0.5	2~3

（三）具体测量方法

测量方法整体框架见图 2-21，包括仪器准备、颗粒产生源识别、颗粒属性分析、背景浓度测量、作业活动浓度测量、浓度计算与分析、测量记录等。

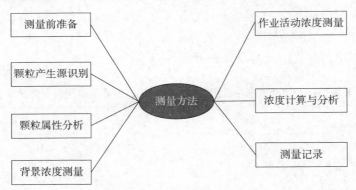

图 2-21　测量方法框架

1.测量仪器的准备

测量仪器选择：评估个体暴露优先选择个体 CPC，评估工作场所暴露可选择便携式 CPC。根据 GBZ159 有关要求，优先选择个体采样，反映工人真实暴露。

每次使用前，清理 CPC 气溶胶进气口过滤装置、气溶胶进气口流量校正、调零、更换冷凝物灯芯、设置测量模式等规定来自各类仪器的操作说明书的规定。

2. 颗粒产生源识别

通过信息收集、现场调查、浓度筛检 3 种方法来识别颗粒产生源，三种方法来源于 OECD、NIOSH 及德国能源与环境科技研究所等 10 多个机构关于纳米颗粒暴露评估的相关规定。

3. 颗粒属性分析

联合应用以下两种方法确定待测颗粒名称和属性，确定待测颗粒是什么性质的颗粒。

（1）现场调查法

通过信息收集和现场调查手段了解待测颗粒名称和理化属性，这是现场调查常用手段。

（2）电镜扫描法

可选择石英纤维滤膜、乙酸硝酸混合纤维滤膜、聚丙烯纤维滤膜或其他测尘滤膜，采用呼吸性粉尘采样器或气溶胶碰撞采样器进行颗粒采样，颗粒样品采集方法按照 GBZ/T 192.2 执行。颗粒样品送至实验室进行扫描电镜定性分析，样品的准备和分析操作规程按照 JY/T 010 执行，分析指标为颗粒化学元素组成和颗粒形态学（包括粒径分布和形态），根据实验室提供的分析报告确定待测颗粒名称和化学属性。

根据 OECD、NIOSH 及德国能源与环境科技研究所等 10 多个机构等相关规定以及本研究小组的研究结果，电镜扫描法通过采集空气中颗粒物，进行形态学和颗粒元素分析，是确定纳米颗粒种类的最佳方法。其中涉及以下 3 个技术问题：

①采样滤膜种类和收集方法：由于是颗粒的定性分析，只要能捕捉到纳米颗粒的滤膜均可以作为采样滤膜。本研究小组测试了传统粉尘采样滤膜（石英纤维滤膜、乙酸硝酸混合纤维滤膜、聚丙烯纤维滤膜）以及铝膜（阶式碰撞采样专用），并采用总尘和呼尘两种收集方法。采用总尘和呼尘 0.5h 采样，石英纤维滤膜、乙酸硝酸混合纤维滤膜及聚丙烯纤维滤膜采样时，可以观察到纺锤状的纳米氧化铁颗粒或团聚颗粒。用铝滤膜采样时，采用呼尘 0.5h 采集，可以观察到纺锤状的纳米氧化铁颗粒或团聚颗粒。因此，基于上述研究结果，传统粉尘采样滤膜和铝滤膜，采用 GBZ/T 192.2 呼尘采样办法，均能捕捉到纳米颗粒，可以用于纳米颗粒的扫描电镜分析，为定性分析奠定基础。

②扫描电镜操作：颗粒样品送至实验室进行扫描电镜定性分析，样品的准备和分析操作规程按照 JY/T 010 执行。

③扫描电镜分析指标：本标准采用了形态学分析和颗粒化学元素组成。电镜观察到待测颗粒为纺锤状，这与氧化铁纳米颗粒纺锤状形态相一致；待测电焊颗粒为链条结构的聚集体，这与电焊颗粒（带有磁性氧化铁成分）链条结构相符合。

另外，化学元素组成分析能定性颗粒属性。表 2-17 显示，氧化铁纳米材料生产企业 α-Fe$_2$O$_3$·nH$_2$O 包装岗位所采集颗粒中有含量很高的铁特征性元素；表 2-18 显示氧化铝纳米材料生产企业包装岗位、分离岗位（包括稳定和不稳定生产状态）铝含量最高；表 2-19 显示电焊颗粒中铁、锰两个金属元素含量相对较高，也是电焊颗粒的特征性元素。

表 2-17 氧化铁纳米颗粒及其背景颗粒的化学元素组成

采样地点	化学组成/ %（质量分数）
室内背景	O（45.99），C（30.37），Fe（12.66），Si（4.76），Ca（2.11），Na（1.99），Cl（1.39），S（0.73）
室外背景	C（70.13），O（26.89），Fe（1.18），Na（0.87），Si（0.75），S（0.17）
α-Fe$_2$O$_3$·nH$_2$O 包装	O（51.39），Fe（29.70），C（15.44），Na（1.34），Si（1.34），S（0.43），Ca（0.37）

表 2-18 氧化铝纳米颗粒及其背景颗粒的化学元素组成

采样地点	化学组成/%（质量分数）
室外背景	C（70.13），O（26.89），Na（0.87），Si（0.75），S（0.17），Fe（1.18）
包装	C（13.71），O（38.20），Al（46.03），Si（0.81），Cl（1.26）
分离（不稳定）	C（18.60），O（49.12），Al（27.48），Si（1.24），Cl（2.42），Fe（0.58），Zn（0.56）
分离（稳定）	C（14.39），O（28.39），Al（52.64），Si（1.69），Cl（0.92），Na（0.52），Ca（0.72），Fe（0.73）

表 2-19 电焊纳米颗粒及其背景颗粒的化学元素组成

组别	化学元素/%（质量分数）
电焊颗粒	C（34.08），O（27.24），Si（3.74），Fe（28.19），Mn（5.07），Zn（1.67）
室内背景	C（78.98），O（16.85），Si（0.60），Fe（3.20），S（0.40）
室外背景	C（44.86），O（44.33），Si（6.34），Fe（1.27），S（0.80），K（0.97），Na（0.98），Mg（0.44）

4. 背景颗粒总数量浓度测量

背景颗粒作为对照颗粒来源于美国 NIOSH、OECD 和德国机构纳米材料暴露评估的有关规定，分为两种背景颗粒，即工作场所内背景颗粒和工作场所外大气背景颗粒。

工作场所内背景颗粒：作为首选背景颗粒。测量地点选择在颗粒排放源相同工作场所内远离作业区并且人员活动较少的区域。需预测背景浓度，排除待测区域中混杂颗粒排放源的影响。

工作场所外大气背景颗粒：作为备选背景颗粒。如果工作场所采取机械通风，条件允许情况下，测量地点可设在进风口 1m 处；如果作业场所采取自然通风，测量地点选择工作场所上风向窗口外 1m 处。

选择大气颗粒作为备选背景颗粒的条件如下：①无法排除周边混杂颗粒的影响。一般情况下，工作场所内的背景颗粒浓度与工作场所外大气背景颗粒浓度无统计学差异，工作场所外的大气颗粒会通过机械送风或自然通风进入工作场所内，使得两者颗粒具有相似性。但也有证据显示，如果工作场所内作业活动受到周边混杂颗粒影响，其背景数量浓度要显著高于工作场所外大气背景颗粒数量浓度，但颗粒化学元素组成却有又一定的相似性，见表 2-20 和表 2-21。②无法在作业活动之前测量。如果作业活动一直持续，24h 不间断情况下，无法在作业活动之前测量工作场所内背景颗粒，也要选择工作场所外大气颗粒作为背景颗粒。

表 2-20 两种背景颗粒比较

颗粒		数量浓度/ $(10^5/cm^3)$	质量浓度/ (mg/m^3)	表面积浓度/ $(\mu m^2/cm^3)$
工作场所外背景	30	0.18 ± 0.05	0.22 ± 0.03	41.77 ± 12.61
工作场所内电焊前背景	35	0.45± 0.08[a]	0.24 ± 0.03	106.78 ± 19.63[a]
电焊中	209	2.75 ± 0.92[b]	2.58 ± 1.07[b]	655.61 ± 218.59[b]

[a] $P<0.01$，与工作场所外背景颗粒比较；

[b] $P<0.01$，与工作场所内电焊前背景颗粒比较。

表 2-21 电焊颗粒和背景颗粒化学元素组成

组别	颗粒大小/nm	化学元素/%
电焊颗粒	10	C（41.93），O（34.42），Si（3.39），Fe（16.10），Mn（2.46），Zn（0.80），Cu（0.90）
	100	C（34.08），O（27.24），Si（3.74），Fe（28.19），Mn（5.07），Zn（1.67）
	1 000	C（55.12），O（11.80），Si（2.57），Fe（26.03），Mn（4.47）
工作场所内背景颗粒	10	C（63.80），O（29.77），Si（1.34），Fe（4.75），S（0.34），
	100	C（78.98），O（16.85），Si（0.60），Fe（3.20），S（0.40）
	1 000	C（44.96），O（31.94），Si（6.60），Fe（5.75），S（0.51），K（0.76），Cl（0.51），Ca（8.97）
工作场所外背景颗粒	10	C（39.42），O（38.59），Si（8.09），Fe（3.63），S（7.05），K（3.22）
	100	C（44.86），O（44.33），Si（6.34），Fe（1.27），S（0.80），K（0.97），Na（0.98），Mg（0.44）
	1 000	C（77.94），O（20.04），Si（1.24），K（0.3），P（0.4）

5. 作业活动颗粒总数量浓度测量

（1）测量地点和测量时间的选择

测点的选择原则、短时间和长时间采样方法引用了 GBZ 159 有关规定。

（2）基于作业活动的测量

对测量点进行作业前、作业中和作业后颗粒数量浓度测量。同时关注控制措施、工人操作等会影响数量浓度的因素。

OECD、美国 NISOH、德国研究机构均推荐基于作业活动测量纳米颗粒或超细颗粒的浓度。本研究小组研究结果显示，如图 2-22 所示，a 点之前为电焊作业前，其数量浓度为工作场所内背景浓度，随着电焊作业的开始以及电焊点数的增多，其数量浓度也显著增加，浓度的波动与电焊作业活动明显相关，与电焊点数呈正相关性。表 2-22 记录了电焊上午半个班次的电焊作业活动。图 2-23 记录了基于作业活动的纳米氧化铁颗粒浓度时间分布，表 2-23 显示了纳米氧化铁作业活动记录。图 2-24a 和图 2-24b 分别显示了纳米氧化铝生产工作场所分离岗位非稳定和稳定生产状态下纳米氧化铝颗粒数量浓度的时间变化情况，提示生产状态或作业活动对颗粒数量的影响较大。

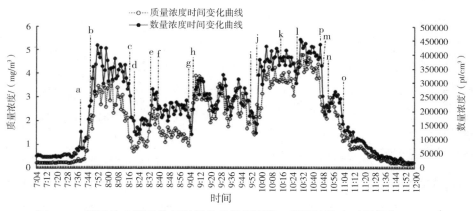

图 2-22　基于作业活动的气保焊作业超细颗粒、细颗粒浓度时间分布

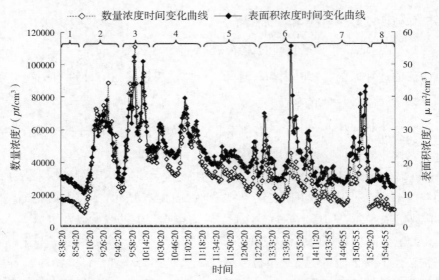

1.工作场所背景空白；2.筛粉；3.投料；4.筛粉2；5.无作业；6.包装B；7.包装 A；8.大气背景空白。

图 2-23　基于作业活动的纳米氧化铁颗粒浓度时间分布

表 2-22　电焊期间作业活动

标识	时间	事件
Before a	7：04—7：39	无电焊作业
a	7：39	2#电焊点开始工作
b-c	7：46—8：18	4 个电焊点工作
d-e	8：19—8：35	4#和 5#电焊开始工作
e-f	8：35—8：42	4 个电焊点工作
f-g	8：42—9：04	2#、4#和 5#电焊点在工作
g-h	9：05—9：07	无电焊作业
h-i	9：07—9：52	1#和 2#电焊点在工作
j-k	10：00—10：19	4 个电焊点在工作
k-l	10：19—10：32	2#、4#和 5#电焊点在工作
l-m	10：32—10：50	4 个电焊点在工作
m-n	10：50—10：57	1#和 2#电焊点在工作
n-o	10：57—11：07	1#电焊点在工作
After o	11：07—12：00	无电焊作业

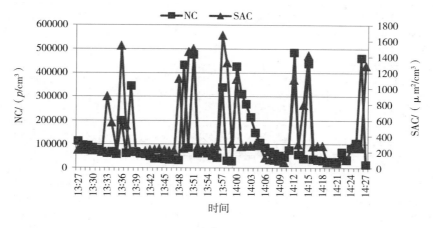

（a）生产不稳定

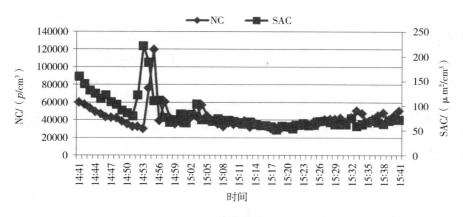

（b）生产稳定

NC：数量浓度；SAC：表面积浓度

图 2-24　分离岗位纳米氧化铝颗粒浓度时间分布

表 2-23　纳米氧化铁作业活动记录表

采样地点	颗粒控制措施	工人暴露人数	测试时间
内背景	—	—	8：38—9：08
筛粉 1	无	4	9：09—9：45
投料	局部通风	4	9：46—10：20
筛粉 2	无	—	10：21—11：13
$\alpha\text{-}Fe_2O_3 \cdot nH_2O$ 包装	除尘设施	2	12：19—14：11
$\alpha\text{-}Fe_2O_3$ 包装	除尘设施	2	14：12—15：29
室外背景	—	—	15：34—16：04

　　另外,基于作业活动的测量必须要排除混杂颗粒排放源或非相关作业活动的影响。由图 2-25 可见,工人非相关作业活动,如运送重物、打开侧门等导致地面粉尘的飞扬均对包装岗位的纳米氧化铝数量浓度产生影响。

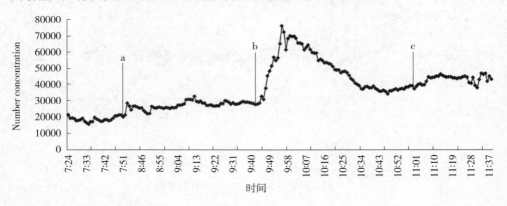

a：测量开始；b：工人推液氮罐反复经过检测区；c：维修工人经过区,打开旁边侧门。

图2-25　工人非相关作业活动对数量浓度影响

（3）测量时的气溶胶状态

　　超细颗粒从颗粒产生源产生后，由于易团聚或聚集特性，在短时间内易形成粒径分布相对稳定的气溶胶，长时间测量有助于反映超细颗粒团聚或聚集后粒径分布相对稳定的气溶胶状态。

　　对氧化铝纳米颗粒研究结果显示，纳米颗粒从分离岗位释放出来后，几何直径和算式平均直径的变化是类似的，但是比模式直径（数量浓度最高相对应的粒径）不敏感。很明显的是，纳米颗粒从颗粒产生源释放后，颗粒气溶胶很快达到相对稳定状态，模式粒径有两个状态：聚集状态（约 305 nm）和原始粒径状态（21~26 nm）。图 2-26（a）显示当有更多纳米颗粒从冷空气进口泄漏出来时，模型粒径为原始粒径状态的纳米颗粒占优；当纳米颗粒泄漏处于稳定状态时，模型粒径为聚集状态的纳米颗粒占优。提示长时间测量可以反映粒径分布相对稳定的气溶胶状态。图 2-26（b）也显示包装岗位氧化铝纳米颗粒在半个班次测量期间三种粒径变化相对稳定。图 2-27 显示，氧化铁纳米颗粒的几何直径、平均直径和模式直径整个班次期间在筛粉、投料和包装等岗位保持相对稳定，也提示整个测量期间的相对稳定的气溶胶状态。

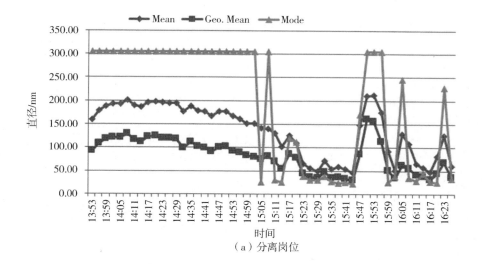

（a）分离岗位

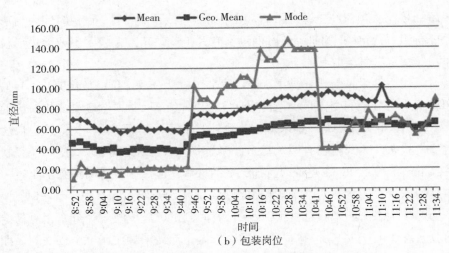

（b）包装岗位

Mean：粒径算数平均值；Geo.Mean：粒径几何平均值；Mode：模式直径。

图 2-26 氧化铝纳米颗粒直径时间变化

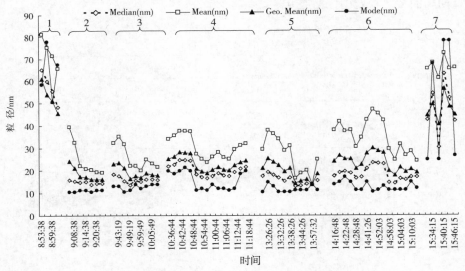

图 2-27 氧化铁纳米颗粒直径时间变化

Mean：粒径算数平均值；Geo.Mean：粒径几何平均值；Mode：模式直径；#1：室内背景；
#2：筛粉 I；#3：投料；#4：筛粉 II；#5：a-Fe_2O_3·$n$$H_2O$ 包装；#6：a-Fe_2O_3 包装；#7：室外背景。

6.颗粒数量浓度计算和分析

如果作业前、作业中和作业后颗粒数量浓度比较平稳，计算每个测点的算术平均值和标准差；如果浓度波动较大，可计算中位数及范围。在没有相应职业接触限值可比较的条件下，待测颗粒浓度与背景值比较，排除混杂颗粒的影响后，用统计学差异来判定浓度是否明显高于背景值，并计算CR值，见表2-24和表2-25。

表 2-24　分离、包装岗位 Al_2O_3 纳米颗粒浓度与背景颗粒比较

指标	分离（非稳定）		分离（稳定）		包装		背景平均值
	中位数（范围）	CR	平均值	CR	平均值	CR	
$NC_{20\sim1000nm}$（$10^5/cm^3$）	0.94（0.26~4.96）[a]	4.94	0.43 ± 0.11 [a]	2.26	0.34 ± 0.07 [a]	1.79	0.19 ± 0.02

NC：总数量浓度；　CR：浓度比值；

[a] $p<0.01$，与室外背景颗粒比较。

表 2-25　纳米氧化铁颗粒浓度与背景颗粒比较

采样地点	N	$NC_{20\sim1000nm}/$（$10^5/cm^3$）	
		平均值	CR
室内	28	0.14 ± 0.03	1.00
室外	30	0.13 ±0.02	0.93
筛粉 1	39	0.52 ± 0.20[ab]	3.71
投料	36	0.62 ± 0.24[ab]	4.43
筛粉 2	60	0.48 ± 0.11[ab]	3.43
α-$Fe_2O_3 \cdot nH_2O$ 包装	60	0.29 ± 0.09[ab]	2.07
α-Fe_2O_3 包装	60	0.27 ± 0.16[ab]	1.93

NC：总数量浓度；CR：浓度比值；

[a] $p<0.01$，与室内背景比较；

[b] $p<0.01$，与室外背景比较。

工程控制措施有效性评价见表 2-26，局部除尘系统开启后电焊颗粒浓度显著低于不开启状态，说明传统的除尘设施仍对超细颗粒有效。表 2-27 显示，工作场所窗口自然通风的风速高，电焊颗粒浓度则低，提示自然通风对降低超细颗粒浓度有作用。

表 2-26　电焊作业工程措施有效评价

局部除尘系统	N	数量浓度/（10^5/cm^3）	质量浓度/（mg/m^3）	表面积浓度/（μm^2/cm^3）
开	60	1.68 ± 0.73	1.63 ± 0.73	408.27 ± 176.03
关	60	2.54 ± 1.14 [a]	4.11 ± 1.33 [a]	617.53 ± 276.72 [a]

[a]$P<0.01$，与开状态比较。

表 2-27　自然通风对电焊颗粒数量影响

窗口风速	N	数量浓度/（10^5/cm^3）	质量浓度/（mg/m^3）	表面积浓度/（μm^2/cm^3）
高	300	2.09 ± 1.28	1.93 ± 1.35	501.21 ± 307.50
低	199	2.82 ± 0.90 [a]	2.63 ± 1.08 [a]	693.65 ± 222.68 [a]

工作场所窗口风速低：0.27±0.16m/s；高：1.05±0.50m/s；[a]$P<0.01$，与工作场所窗口高风速比较。

分析颗粒浓度的时间和空间分布，动态观察作业活动与颗粒浓度关系。制作基于作业活动的时间浓度变化图，见图 2-22 和图 2-23，超细颗粒的总数量浓度与作业活动密切相关，随作业时间变化而变化。

接触限值问题：目前国内尚未制定纳米材料或超细颗粒的职业接触限值。国际上纳米材料接触限值的制定也极少，例如，美国 NIOSH 为 TiO$_2$ 纳米颗粒推荐了 0.3 mg/m^3 的职业接触限值，为碳纳米管与纳米纤维推荐了 1μg/m^3 的接触限值。因此计数结果没有相应的职业接触限值进行比较。有以下 4 种方法进行数据分析：

①在没有相应职业接触限值可比较的情况下，计算 CR 值，CR 值大于 1，提示有颗粒释放；

②与背景值进行统计学比较，统计学差异显著，提示有颗粒释放；

③制作基于作业活动的时间数量浓度变化图，分析颗粒总数量浓度的时间和空间分布，动态观察作业活动与颗粒总数量浓度关系；

④不同工作地点或工种超细颗粒接触水平的比较。

（四）测量记录

CPC 质量控制是保证测量结果准确的基本条件。气象条件（温度、气压和相对湿度）、仪器设备型号和设置参数、工程控制措施及个人防护、产生待测颗粒和混杂颗粒的时间活动情况等因素会影响颗粒总数量浓度，因此需要记录下来。现场检测布点图制定依据来源于 GB Z 159。

参考文献

[1] Oberdörster G，Finkelstein J，Ferin J，et al. Ultrafine particlesas a potential environmentalhealth hazard. Studies with model particles. Chest，1996，109（suppl. 3）：68-69.

[2] Institute of Occupational Medicine for Health & Safety，Executive 2004Research Report 274.

[3] Peters A，Wichmann H E，Tuch T，et al. Respiratory Effects are Associated with the Number of Ultrafine Particles[J]. AmJRespirCrit Care Med，1997，155（4）：1376-1383.

[4] Tran C L，Buchanan D，Cullen R T，et al. Inhalation of poorly soluble particles. II. Influence of particle surface area on inflammation and clearance[J]. InhalToxicol，2000，12：1113-1126.

[5] Brown J S，Zeman K L，Bennett W D，Ultrafine particle deposition and clearance in the healthy and obstructed lung[J]. Am J Resp Crit Care Med，2002，166：1240-1247.

[6] Stoeger T，Reinhard C，Takenaka S，et al. Instillation ofsix different ultrafine carbon

particles indicates a surfacearea threshold dose for acute lung inflammation in mice[J]. Environ Health Perspect，2006，114：328-333.

[7] Maynard A D.Estimating aerosol surfacearea fromnumber and mass concentration measure-ements[J]. Ann OccupHyg，2003，47：123-144.

[8] Maynard A D，Zimmer A T. Evaluation of grindingaerosols in terms of alveolar dose： the significance ofusing mass，surface area and number metrics[J]. Ann OccupHyg，2002，46：315-319.

[9] Oberdorster G. Pulmonary effects of inhaled ultrafine particles[J]. Int Arch Occup Environ Health，2001，74：1-8.

[10] Gwinn M R，Vallyathan V. Nanoparticles：Health Effects-Pros and Cons[J]. Environmental Health Perspectives，2006，114，1818-1825.

[11] Donaldson K，Stone V. Current hypotheses on the mechanisms of toxicity of ultrafine particles. Annl 1st Super Sanita，2003，39，405-10.

[12] Nel A，Xia T，Madler L V，et al. Toxic Potential of Materials at the Nanolevel[J].Science，2006，311：622-627.

[13] Oberdörster G，Ferin J，Gelein R，et al. Role of thealveolar macrophage in lung injury：Studies with ultrafine particles[J]. Environmental Health Perspectives，1992，97：193-199.

[14] Oberdörster G，Ferin J，Lehnert B E. Correlation Between Particle-Size，in-VivoParticle Persistence，and Lung Injury[J]. Environmental Health Perspectives，1994，102（S5）：173-179.

[15] Renwick L C，Donaldson K，ClouterA.Impairmentofalveolar macrophage phagocytosisbyultrafineparticles[J].ToxicologyandApplied Pharmacology，2001，172：119-127.

[16] Ferin J，Oberdörster G，Penney D P. Pulmonary retention of ultrafine and fineparticles in rats[J]. American Journal of Respiratory Cell Molecular Biology，1992，6：535-542.

[17] Li X Y，Gilmour P S，Donaldson K. Free radical activity and proinflammatory effects of particulate air pollution （PM_{10}） in vivo and in vitro[J]. Thorax，1996，

51：1216-1222.

[18] Wilson M R，Lightbody J H，Donaldson K，et al. Interactions Between Ultrafine Particles and Transition Metals in vivo and in vitro[J]. Toxicology Applied Pharmacology，2002，184：172-179.

[19] Stone V，Shaw J，Brown D M，et al. The role ofoxidative stress in the prolonged inhibitory effect of ultrafine carbon black on epithelialcell function[J]. Toxicology in Vitro，1998，12：649-59.

[20] Brouwer D H，Gijsbers J H J，Lurvink M W M，etal Personal exposure to ultrafine particlesinthe workplace:exploring sampling techniques and strategies[J]. Annals of Occupational Hygiene，2004，48：439-453.

[21] Peters MT，Heitbrink W A，Evans DE，et al. The mappingof fine and ultrafine particle concentrations in an engine machining and assembly facility[J]. Annals of Occupational Hygiene，2006，50：249-257.

[22] Maynard A D. Estimating Aerosol Surface Area fro Number and MassConcentration Measurements[J]. Annals of Occupational Hygiene，2003，42：123-144.

[23] OberdörsterG.Toxicologyofultrafineparticles ： invivostudies. Philosophical transactions of the Royal Society of London，A2000，358：2719-2740.

[24] Tran C L，Buchanan D，Cullen R T，et al. Inhalation of poorly soluble particles. II. Influence of particle surface area oninflammation and clearance[J]. Inhalation Toxicology，2000，12：1113-1126.

[25] Brown D M，Wilson M R，MacNee W，et al. Size-dependent proinflammatory effects of ultrafine polystyrene particles：a role for SA and oxidativestress in the enhanced activity of ultrafines[J]. Toxicology and Applied Pharmacology，2001，175：191-199.

[26] Monteiller C，Tran L，MacNee W，et al. The pro-inflammatory effects of low-toxicity low-solubility particles，nanoparticles andfine particles，on epithelial cells in vitro：the role of surface area[J]. Occupational Environmental Medicine，2007，63：609-615.

[27] ICRP：Human respiratory tract model for radiological protection，International CommissiononRadiological Protection，Volume 24. Canada：ICRPPublication 66；1994：1-3.

[28] Asgharian B，Price O，Miller F.Winter-Sorkina R：Multiple-Path Particle Dosimetry Model （MPPD v 2.11）：AModel for Human and Rat Airway Particle Dosimetry，Applied ResearchAssociates（ARA），Hamner Institutes for Health Sciences，National Institutefor Public Health and the Environment （RIVM），and Ministry of Housing，Spatial Planning and the Environment. Raleigh，North Carolina，USA：Copyright by Applied Research Associates（ARA）；2009.

[29] Carvalho T C，Peters J I，Williams R O . Influence of particle size onregional lung deposition–what evidence is there? Int J Pharm，2011，406：1-10.

[30] Cassee FR，Muijser H，Duistermaat E，etal. Particle size-dependent total mass deposition in lungsdetermines inhalation toxicity of cadmium chloride aerosols in rats.Application of a multiple path dosimetry model[J]. Arch Toxicol 2002，76：277-286.

[31] Oberdorster G，OberdorsterE，OberdorsterJ.Nanotoxicology：an emerging discipline evolvingfromstudiesof ultrafineparticles[J]. Environ Health Perspect，2005，113：823-839.

[32] Noel A，Maghni K，Cloutier Y，et al. Effects of inhaled nano-TiO$_2$ aerosols showing two distinctagglomeration states on rat lungs[J]. Toxicol Lett，2012，214：109-119.

[33] Landsiedel R，Ma-Hock L，Kroll A，et al. Testing metal-oxide nanomaterials for human safety[J]. Adv Mater，2010，22：2601-2627.

[34] Geraets L，Oomen A G，Schroeter J D，et al. Tissuedistribution of inhaled micro- and nano-sized cerium oxide particles inrats：results from a 28-day exposure study[J]. Toxicol Sci，2012，127：463-473.

[35] Oberdorster G，Ferin J，Lehnert BE. Correlation between particle size，in vivo particle persistence，and lung injury[J]. Environ Health Perspect，1994，102（Suppl 5）：173-179.

[36] Hedwig M Braakhuis，Margriet VDZ Park，Ilse Gosens，et al. Physicochemical characteristics of nanomaterialsthat affect pulmonary inflammation[J]. Part Fibre Toxicol，2014，11;11：18.

[37] Donaldson K，Murphy FA，Duffin R，et al. Asbestos，carbonnanotubes and the pleural mesothelium：a review of the hypothesisregarding the role of long fibre retention in the parietal pleura，inflammation and mesothelioma[J]. Part Fibre Toxicol，2010，7：5.

[38] Sanchez V C，Jachak A，Hurt R H，et al. Biological interactions of graphene-family nanomaterials：an interdisciplinary review[J]. Chem Res Toxicol，2012，25：15-34.

[39] Oberdorster G. Dosimetric principles for extrapolating results of ratinhalation studies to humans，using an inhaled Ni compound as anexample[J]. Health Phys，1989，57（1）：213-220.

[40] Cassee F R，Muijser H，Duistermaat E，et al. Particle size-dependent total mass deposition in lungsdetermines inhalation toxicity of cadmium chloride aerosols in rats.Application of a multiple path dosimetry model[J]. Arch Toxicol，2002，76：277-286.

[41] S V Hering，M R Stolzenburg，F R Quant，et al. Variations of nanoparticle concentrations at the Fresno Supersite[J]. Aerosol Sci. Technol.，2005，39：659–672.

[42] Morawska L，Wang H，Ristovski Z，et al. Spotlight：Environmental monitoring of airborne nanoparticles. 2009，11（10）：1758-73.

[43] H Tammet，A Mirme and E Tamm，Atmos. Res.，2002，62：315-324.

[44] R Hillamo，T Makela，V M Kerminen.Electrical low pressure impactor（ELPI）in atmospheric aerosol studies，Finnish Meteorological Institute，Helsinki，Finland，2002.

[45] G Oberdorster，J N Finkelstein，C Johnston，et al. Elder，Acute pulmonary effects of ultrafine particles in rats and mice，Health Effects Institute，2000.

[46] H Burtscher，J Aerosol Sci.，2005，36：896-932.

[47] S Y Wang，C A Zordan，M V Johnston. Aerosol mass spectrometry：An introductory review. Mass Spectrom. Rev.，2006，78：1750-1754.

[48] Kuhlbusch T A，Asbach C，Fissan H，et al. Nanoparticle exposure at nanotechnology workplaces： a review. Part Fibre Toxicol. 2011 Jul 27；8：22.

[49] Maynard A D，Aitken R J. Assessing exposure to airborne nanomaterials：Current abilities and future requirements[J]. Nanotoxicology，2007（1）：26-41.

[50] Morawska L，Wang H，Ristovski Z，et al. JEM Spoflight：Environmental monitoring of airborne nanopartieles[J]. J Environ Monit，2009，11（10）：1758-1773.

[51] Kreyling W G，Tuch T，Peter A，et al. Diverging long—term trends in ambient urban particle n mass and number concentrations associated with emission changes caused by the German unification [J]. Atmospheric Environment，2003，37（27）：3841-3848.

[52] Maynard A-D. Estimating Aerosol Surface Area fro Number and Mass Concentration Measurements[J]. Annals of Occupatioñal Hygiene，2003，47（2）：123-144.

[53] Shwartz J，Marcus A. Mortality and air pollution in London：A time series analysis[J]. American Journal of Epidemiology，1990，13l（1）：185-194.

[54] Maynard A D，Maynard R L. A derived association between ambient aerosol surface area and excess mortality using historic time series data[J]. Atmospheric Environment，2002，36（36-37）：5561-5567.

[55] W A Heitbrink，D E Evans，B K Ku，et al. Relationships among particle number，surface area，and respirable mass concentrations in automotive engine manufacturing[J]. Occup. Environ. Hyg.，2008，6：19-31.

[56] Heitbrink W A，Evans D E，Ku B K，et al. Relationships among particle number，surface area，and respirable mass concentrations in automotive engine manufacturing[J]. Occup. Environ. Hyg，2009，6：19-31.

[57] Hua Zou，Qunwei Zhang，Mingluan Xing，et al. Relationships between number，surface area，andmass concentrations of different nanoparticles inworkplaces. Environ. Sci.：ProcessesImpacts，2015，17：1470-1481.

[58] E. Demou，P Peter，S Hellweg. Exposure to manufactured nanostructured particles

in an industrial pilot plant. Ann. Occup. Hyg.，2008，52，695–706.

[59] A D Maynard，P A Baron，M Foley，et al. Exposure to carbon nanotube material：aerosol release during the handling of unrefined single-walled carbon nanotube material [J]. Toxicol. Environ. Health，Part A，2004，67，87–107.

[60] Mingluan Xing，Yuanbao Zhang，Hua Zou，et al. Exposure characteristics of ferric oxide nanoparticles released duringactivitiesformanufacturingferricoxide nanomaterials[J]. Inhal Toxicol，2015，3（27）：138-148.

[61] Vincent J H，Clement C F. Ultrafine particles in workplace atmospheres. Phil Trans R Soc Lond A，2000，358：2673-2682.

[62] Brouwer D，van Duuren-Stuurman B，Berges M，et al. From workplace air measurement results toward estimates of exposure? Development of a strategy to assess exposure to manufactured nano-objects[J]. Nanopart Res，2009，11：1867-1881.

[63] ISO TR 27628.Workplace atmospheres-Ultrafine，nanoparticle and nanostructured aerosols-inhalation exposure characterization and assessment，ISO，Geneva，2007.

[64] D. Brouwer. Exposure to manufactured nanoparticles in different workplaces[J]. Toxicology，2007，269：120-127.

[65] Maynard A D，Baron P A，Foley M，et al. Exposure to carbon nanotube material：aerosol release during the handling ofunrefined single-walled carbon nanotube material[J]. Toxicol. Environ.，2004，Health A67：87-107.

[66] ISO，Air quality; particle size fraction definitions for health-related sampling，ISO 7708. Geneva，Switzerland：International Organization for Standardization，1995.

[67] Shvedova AA，Kisin ER，AR Murray，et al. Exposure to carbon nanotube material：assessment of the biological effects of nanotube materials using human keratinocyte cells[J]. Toxicol Environ Health，2003，66（20）：1909-1926.

[68] Shvedova A A，Sager T，Murray A，et al. Critical issues in the evaluation of possible effects resulting from airborne nanoparticles. In：Monteiro-Riviere N and Tran L （eds）. anotechnology：characterization，dosing and health effects. Philadelphia，PA：Informa Healthcare，2007：221-232.

[69] Takenaka S, D Karg, C Roth, et al. Pulmonary and systemic distribution of inhaled ultrafine silver particles in rats[J]. Environ Health Persp, 2001, 109 (suppl. 4): 547-551.

[70] Oberdörster G, Sharp Z, Atudorei V, et al. Translocation of inhaled ultrafine particles to the brain[J]. Inhal Toxicol, 2004, 16 (6-7): 437V445.

[71] Oberdörster G, Oberdörster E, Oberdörster J.Nanotoxicology: an emerging discipline evolving from studies of ultrafine particles[J]. Environ Health Perspect, 2005a, 113 (7): 823-839.

[72] Elder A, Gelein R, Silva V, et al. Translocation of inhaled ultrafine manganese oxide particles to the central nervous system[J]. Environ Health Perspect, 2006, 114: 1172-1178.

[73] De Lorenzo AJD. The olfactory neuron and the blood-brain barrier. In: Wolstenholme GEW, Knight J, eds. Taste and smell in vertebrates. CIBA Foundation Symposium series. London: J&A Churchill, 1970: 151-176.

[74] Adams R J, Bray D. Rapid transport of foreign particles microinjected into crab axons[J]. Nature, 1983, 303: 718-720.

[75] Hunter D D, Dey R D. Identification and neuropeptide content of trigeminal neurons innervating the rat nasal epithelium[J]. Neuroscience, 1998, 83 (2): 591–599.

[76] Tinkle S S, Antonini J M, Rich B A, et al. Skin as a route of exposure and sensitization in chronic beryllium disease[J]. Environ Health Perspect, 2003, 111 (9): 1202-1208.

[77] Ryman-Rasmussen J P, JE Riviere J E, N A Monteiro-Riviere.Penetration of intact skin by quantum dots with diverse physicochemical properties[J]. Toxicol Sci, 2006, 91 (1): 159-165.

[78] Murray AR, Kisin E, Kommineni C, et al. Single-walled carbon nanotubes induce oxidative stress and infl ammation in skin[J]. Toxicologist, 2007, 96: A1406.

[79] Monteiro-Riviere N A, Nemanich R J, Inman A O, wangYY.RiviereJZ Multi-walled carbon nanotube interactions with human epidermal keratinocytes[J]. Toxicol Lett,

2005，155（3）：377-384.

[80] Methner M M，Birch M E，Evan D E，et al. Identificationand characterization of potential sources of worker exposure to carbonnanofibers during polymer composite laboratory operations. [J]. Occup. Environ.Hyg，2007，4，D125–D130，doi：10.1080/15459620701683871.

[81] ACGIH，Industrial ventilation：a manual of recommended practice for design. Cincinnati，Ohio： American Conference of Governmental Industrial Hygienists，2013.

[82] Kuhlbusch T A J，Neumann S，Fissan H. Number size distribution，massconcentration，and particle composition of PM_1，$PM_{2.5}$，and PM_{10} in bag fillingareas of carbon black production. [J]. Occup. Environ. Hyg，2004，1，660–671，doi：10.1080/15459620490502242.

[83] Fujitani Y，Kobayashi T，Arashidani K，et al. Measurementof the physical properties of aerosols in a fullerene factory forinhalation exposure assessment. [J]. Occup. Environ. Hyg，2008，5（6），380–389，doi：10.1080/15459620802050053.

[84] Bello D，Hart AJ，Ahn K，et al. Particle exposure levels during CVD growth and subsequenthandling of vertically-aligned carbon nanotube films. Carbon，2008，266，974-981.

[85] Hovde CA，Raynor PC. Effects of voltage and wire feed speed on weld fume characteristics[J]. Journal of Occupational and Environmental Hygiene，2007，4（12）：903-912.

[86] Elihn K，Berg P. Ultrafine Particle Characteristics in Seven Industrial Plants. Ann OccuP Hyg，2009，53（5）：475-484.

[87] Yeganeh B，Kull CM，Hull MS，et al. Characterization of airborne particles during production of carbonaceous nanomaterials[J]. Environ Sci Technol，2008，42（12）：4600-4606.

[88] Brouwer DH，van Duuren－Stuurman B，Berges M，et al. From workplace air measurement results towards estimates of exposure： development of a strategy to assess exposure to manufactured nano－objects. Nanopart Res，2009，11（8）：

1867 -1881.

[89] DemouE，PeterP，HellwegS. Exposure to manufactured nanostructuredparticles in an industrial pilot plant. Ann. Occup. Hyg，2008.，doi：10.1093/annhyg/ment058.

[90] Methner M M. Effectiveness of local exhaust ventilation（LEV）in controllingengineered nanomaterial emissions during reactor cleanout operations. J.Occup. Environ. Hyg，2008，5，D63-D69，doi：10.1080/15459620802059393.

[91] Peters T M，Elzey S，Johnson R，et al. Airborne monitoring to distinguish engineered nanomaterials fromincidental particles for environmental health and safety. [J]. Occup. Environ. Hyg，2009，6，73-81，doi：10.1080/15459620802590058.

[92] Tsai S-J，Ada E，Isaacs J A，et al. Airborne nanoparticle exposuresassociated with the manual handling of nanoalumina and nanosilver infume hoods. [J]. Nanopart. Res.，2008a，.doi：10.1007/s11051-008-9459-z.

[93] Tsai S-J，Ashter A，Ada E，et al. Airbornenanoparticle release associated with the compounding of nanocomposites usingnanoalumina as fillers[J]. Aerosol Air Qual. Res，2008b，8，160-177.

第三章 工作场所纳米颗粒暴露评估方法

暴露评估是风险评估和风险管理的重要环节。德国、美国等国启动了针对纳米技术产业的职业暴露研究工作，并制订了本国的暴露评估工作规划。这有助于指导作业场所纳米材料的暴露特征评价，并对工程纳米材料的潜在排放程度做出评估。

第一节 OECD 方法

目前，欧洲开展的暴露评价相关研究工作，包括工程纳米材料泄漏源的辨识，颗粒物特征的描述，颗粒物的采样和在线检测。暴露评估包括个体暴露量评价，皮肤暴露量评价，纳米材料动力学分析（吸附、凝结、聚集和/或成团），背景值与工程纳米材料排放的鉴别评价技术。欧洲职业安全与健康机构建立了一个风险监测平台，涉及纳米材料在生产及使用过程中可能出现的以呼吸道、消化道和皮肤接触为主的暴露评估。

为作业场所吸入或皮肤暴露评价提供检测技术及采样策略指南，并确保收集资料的一致性以及共享性，经济合作与发展组织（Organization for Economic Co-operation and Development，OECD）的工程纳米材料工作组（Working Party on Manufactured Nanomaterials，WPMN）同意启动"作业场所吸入和皮肤暴露检测技术及采样方案的建议"。作为整个项目的一部分，2009 年，OECD 发布了工程纳米材料安全性系列文件中的第 11 号文件《识别作业场所空气中工程纳米材料来源和释放的排放评估——现有指南汇编》（ENV/JM/MONO（2009）16），推荐了较为详细的纳米颗粒排放点筛查采样策略，包括区域定点采样或个体采样建议，质量浓度、数量浓度及比表面积浓度的测定方法。

目前尚无工程纳米材料的接触限值，故只能采用定性评价确定空气环境是否存在工程纳米材料污染。通过分析排放源处的颗粒物浓度与背景颗粒物浓度，从而提供一种定性方法，确定现有措施是否能够有效控制纳米材料释放。但这种评估的结果不应代表作业者的暴露水平。

这一纳米材料排放评估指南介绍了初步评价和任意抽样。初步评价采用给出的方法半定量地确定颗粒数量浓度、形状和质量浓度，同时对颗粒物尺寸进行定性表征。首先应由职业卫生专业人员对生产设备进行观察性预调查，以便更好地了解每个工艺过程并确定工程纳米材料的排放源。在潜在的排放源处，使用直读、便携式仪器（CPC 及 OPC）测定颗粒物数量浓度。若在潜在排放源处测得可疑纳米颗粒浓度与背景颗粒物数量浓度相比有所升高，则需利用过滤式采样装置采集两套空气样品（如使用 37mm 过滤盒），其中一个样品利用电子显微镜（EM）如透射电镜（TEM）或扫描电镜（SEM）分析，进行颗粒鉴定和表征，另一样品用于测定元素的质量浓度。还可在工人的个体呼吸带再采集两个过滤式采样的样品。呼吸带样品与区域采样的样品采用相同方法进行分析（即进行透射电镜及元素质量分析）。个体分级撞击式采样器可用于将大颗粒进行分离。

如果纳米材料可能通过空气中沉降、材料泄漏或由设备某部位迁移至另一部位而污染了地面或台面，可增加表面采样。

一、空气采样设备及过滤介质

推荐进行初步评价至少应包括下述仪器设备。

（1）手持式冷凝颗粒计数仪（Condensation Particle Counter，CPC）

CPC（ISO/PWI 2789：2008）可测量每立方厘米空气中的总颗粒数（P/cm^3）论其属于何种化学形态。这一测定最低要求为：颗粒尺寸范围在 10～1000 nm（1μm），检测范围为 0～100 000 P/cm^3。

（2）手持式光学颗粒计数仪（Optical Particle Counter，OPC）

OPC（ISO 21501-4：2007，ISO/DIS 21501-1：2008）可按照不同模式测定特定尺寸范围的总颗粒数（每升空气中），至少包括 4 种模式：300～500 nm；500～1 000 nm；1 000～10 000 nm；>10 000 nm。

（3）空气采样介质（如混合纤维素滤膜，石英纤维滤膜）

根据纳米材料的类型和分析的要求（如利用 TEM 或 SEM 检测颗粒形态，金属元素分析，碳的元素分析）选择合适的空气采样介质。请注意，可使用 TEM 专用筛网作为过滤介质，这样 TEM 分析前的介质制备过程就可省略。

（4）空气采样泵

应可在高流量状态下采样（高达 10L/min 或根据采样持续时间、所需的特定方法及适当的现有标准）

（5）热沉淀器（Thermal Precipitator，TP）或静电沉淀器（ElectroStatic Precipitator，ESP）

热沉淀器将纳米级颗粒收集到硅晶片上，静电沉淀器将纳米级颗粒收集到碳质的透射电镜筛网上。这些样品经过后续的电镜分析可提供颗粒形态学和化学结构的信息。

（6）采样泵流量校准仪

（7）表面采样装置（可选）

如基板、一次性 10 cm×10 cm 模版、无菌容器，及用于拿取介质的丁腈手套。

（8）个体分级撞击式采样器或呼吸性旋风采样器（如需要）

（9）盒式导电罩

二、工程纳米材料潜在排放的评价

（一）潜在排放源的识别

初步评估包括通过复习工艺类型、工艺流程、原料投入和输出、工作岗位和作业，来识别工程纳米材料潜在排放源，若有可能，复习参考文献（如 MSDS、原材料记录）可获得正生产或使用的工程纳米材料的知识，包括其物理化学特性如尺寸、形状、溶解度及反应活性。从工艺过程中识别出潜在排放源后，职业卫生专业人员可进行下述步骤。

（1）对生产区域和工艺流程组织一次观察性预调查，对潜在排放源进行定位。

（2）确定生产的频率和持续时间、处理及密封材料的设备类型。

（3）确定是否具有全部通风和局部通风装置（此初步评估包括识别潜在的可由密封装置或控制系统导致的系统故障环节，如管道穿孔、密封垫圈失效）。

（4）确定工艺过程中是否有密闭性被人为破坏的环节（如用于产品回收或清洗的开放系统）。

（二）进行颗粒数量浓度采样

1. 背景检测

理论上应在纳米材料加工或处理开始之前对不同工序及相邻工作区空气中平均颗粒物浓度进行测定。若背景颗粒数量浓度较高，应评估一下是否该区域存在混杂的纳米级颗粒。混杂的纳米级颗粒可能由多种原因形成，包括真空泵、天然气供热机组、汽油/丙烷/柴油提供动力的叉车，或其他产生燃烧或加热的生产活动如焊接或热封。可用 CPC 和 OPC 检测这些混杂纳米级颗粒的来源。还应考虑室外或建筑物通风系统的循环供气也可能是纳米级颗粒物的来源。

在纳米材料的加工、生产或处理结束后，应重复测量背景颗粒物浓度。计算出平均背景浓度后，将其从纳米材料的加工、生产或处理过程中的检测数据里扣除。这种方法只适用于背景颗粒数在测量期间保持相对稳定及所调查的加工过程中的颗粒排放显著高于背景值。在其他情况下，颗粒背景浓度的修正更为复杂，需要更长时间段的补充采样来确定来源及背景颗粒浓度的数量级。这种评价通常超出了初步评价的范围。

2. 区域采样

确定背景颗粒物浓度后，即可在可疑或可能排放源（如反应器打开、产品处理、通风系统薄弱环节）附近的区域使用 CPC 和 OPC 同时对空气中颗粒浓度和尺寸范围进行测定。应在每项作业或操作前、期间及之后检测空气中颗粒物浓度，以识别可能影响空气颗粒物浓度的因素（如工作组织、工人间相互影响、操作惯例）。这一信息用于确定过滤式空气采样的方法、位置及重点作业者。

（三）进行过滤式区域及个体空气采样

1. 区域空气采样

根据 CPC 和 OPC 采样的结果，在可疑工程纳米材料排放的加工或作业地点或从事加工操作的工人处，采集两个过滤式空气样品。

过滤式区域空气采样提供更多工程纳米材料的具体信息（如尺寸、形状、质量）。两个空气样品包括一个用于分析元素质量的和一个用于电镜分析的。

特定排放源的样品尽量靠近可疑排放源采集，但要在现有的容器之外，以增加发现任何工程纳米材料泄露的可能性。采样持续时间一般等同于对作业或特殊工序中存在的工程纳米材料的暴露时间。如果与潜在纳米材料泄漏相关的作业时间较短（如数分钟），可能需要相对高的空气采样流量（根据特定方法可高达10L/min）以保证有足够的颗粒物负载在过滤介质上。

若颗粒物数量浓度（CPC 或 OPC 测得）非常高，则用于 TEM 或 SEM 的样品应减少采样时间，以避免滤膜过载，干扰颗粒的表征。具体的采样时间应根据直读式仪器的检测结果和职业卫生技术人员的专业判断。总的来说，为某特定作业而进行滤膜采样，采样时间一般为 15～30min。如直读式仪器提示颗粒数量浓度较高，采样时间可缩短至 5～10min，或同时采集短时间和长时间样品以保证为电镜分析提供足够的样品。

至少应在远离工程纳米材料潜在暴露源处采集两个背景过滤式样品，作为辨别环境颗粒物浓度的指标。

2. 个体空气采样

如可行的话，应对可能暴露于工程纳米材料的工人（如专职从事纳米材料处理或其操作的设备之前确定存在纳米材料逸散）采集个体呼吸带（PBZ）的空气样品。若由 CPC 和 OPC 进行的检测提示纳米级颗粒逸散的工序有工人在岗，则应确保收集 PBZ 样品。

PBZ 样品与区域空气采样的样品采用同样的方法进行分析（如进行 TEM 和元素质量分析）。若工序持续时间及潜在暴露时间较短，需要用相对较高的流量（如高至 10L/min）采集样品。近来用于 TEM 分析的个体采样得到了改进，可将 TEM 筛网安装在镀层滤膜上。

3. 选择性采样

（1）空气采样

如果 OPC 检测结果提示大部分（超过 50%）的颗粒尺寸超过 1 000 nm，可能需要使用个体分级撞击式采样器或呼吸式旋风采样器与过滤式空气采样盒串联，使元素质量分析和 TEM/SEM 分析可排除无需分析但影响分析结果的大颗粒。撞击式或旋风采样器的使用需要适宜颗粒切割尺寸的流量，一般流量范围为 1.7～2.5 L/min。另外，如果预计需采集的颗粒易于吸附在塑料空气采样盒的表面，可能需要一个导电罩来降低颗粒损耗及造成空气中颗粒浓度的低估。

（2）表面采样

以表面采样检测工程纳米材料的存在不是初步评价的常规步骤，但可用于确定是否存在表面污染。表面采样不能提供特定尺寸的信息，但可用于判断是否存在工程纳米材料正污染非生产区域。它还可用作判定现有的降低工程纳米材料暴露水平的控制措施是否有效。采集表面样品由职业卫生技术人员在现场判断确定，需要考虑直接调查的结果和所关注的纳米材料的情况。例如，观察到与量子点设备生产区域相临近的表面布满灰尘，即进行表面采样，分析样品中此设备所生产量子点的化学成分，以判断灰尘是否受到量子点污染。

（四）质量保证和质量控制

为保证有效的暴露评价，应进行下列质量保证和质量控制程序：

（1）使用厂家校准过的直读式颗粒分析仪；

（2）每次使用前对所有颗粒计数仪进行每日零点校正；

（3）每天采样前及采样后校准流量泵；

（4）将所有工序、背景及散装的材料样品，与现场空白和介质空白一起提交至经过认证的实验室进行分析（在美国应由美国工业卫生协会认证）；

（五）数据分析

1. 颗粒尺寸

由于空气中工程纳米材料的尺寸和团聚程度在采样时可能并不清楚，在减去背景颗粒数的条件下，直读式、颗粒尺寸/计数仪器的使用可为潜在排放的数量提供半定量的提示。利用 CPC 和 OPC 进行的颗粒数量浓度测量可对尺寸大于 ISO 纳米颗粒定义（1～100 nm）的颗粒进行检测。这两种颗粒物计数仪可同时使用以得到对采集气溶胶的不同尺寸的半定量评价。CPC 可对每立方厘米空气中尺寸范围为 10～1 000 nm 的总颗粒物进行测定。OPC 可提供每升空气中总颗粒物数量，最少可分为 4 个浓度范围：300～500nm、500～1000nm，1000～10 000 nm，及大于 10 000 nm。如果需要的话，CPC 和 OPC 的数据可同时使用以确定纳米级颗粒物的数量浓度。例如，CPC 测得的较高的颗粒物数量浓度，结合 OPC 测得的在小尺寸范围（300～500 nm）较高的颗粒物数量浓度，可提示有纳米级颗粒存在。与之相反，CPC 测得的较低的颗粒物数量浓度，结合 OPC 测得的在较大尺寸尺寸范围（>1 000 nm）较高的颗粒物数量浓度，可能提示较大颗粒或纳米级颗粒的团聚物存在。这些对于纳米级颗粒物与较大颗粒或纳米级颗粒的团聚物的假设可依靠

TEM 或 SEM 分析进行最终判定。

2. 选择性

使用颗粒物数量浓度对暴露进行定性时，合理选择性是一个关键的问题。空气中的纳米颗粒物在许多作业场所中存在，且往往来自于多个发生源，如燃烧、车辆排放、外界空气渗入等。颗粒计数仪一般无法对颗粒来源或成分进行选择，使得仅使用数量浓度很难将混杂的颗粒和生产工艺相关的颗粒进行区分。CPC 和 OPC 用于确定纳米级颗粒的来源，过滤式采样用于判定纳米级颗粒的尺寸、形状及化学成分，目的是区分混杂性纳米颗粒和生产性纳米颗粒。

3. 局限性

这一排放评价技术存在某些局限性，包括：

（1）虽然不是颗粒数量浓度检测仅有的问题，气溶胶颗粒的数量浓度存在很大差异，这取决于颗粒排放的数量和来源。通过数天监测及在不同季节进行监测，可对背景和工程纳米材料加工的排放源空气中颗粒数量浓度可能存在的变化获得更多的了解。

（2）CPC 测定的上限为 100 000 P/cm³。当颗粒数量浓度高于 100 000 P/cm³ 时，将一个由 HEPA 过滤盒改装的稀释装置安装在采样入口上方来扩大 CPC 的测量范围。

（3）利用 TEM 或 SEM 及能量色散 X 射线光谱法可获得纳米材料化学成分的信息，如 NIOSH 方法 7402 及 7404（NIOSH1994）。但如果采样介质上颗粒物过载，TEM 及 SEM 分析就会受到影响。如果介质上负载物过于稀少，也可能难以准确测定颗粒的特征。

（4）注意区域采样的样品是尽可能靠近排放源采集的，以便更精确地测定纳米材料的排放及识别最有可能导致作业者暴露的位置，因此，这种采样得到的结果不能代表工人的暴露量。但是以这种方式收集的样品应视作物质排放及可能需要控制的指示器。

第二节 NIOSH 方法

2009 年 12 月，美国职业安全卫生研究院（NIOSH）发表了用于辨识和检测工程纳米材料潜在吸入暴露的纳米颗粒排放评价技术（NEAT）的第一部分（A 部分），对这一技术进行了详细介绍；随后在 2010 年 1 月发表了其第二部分（B 部分），报道了利用 NEAT 对 12 处相关作业场所进行现场检测的结果，证实 NEAT 可有效评价纳米颗粒的排放，且利用现有的工程控制措施即可降低纳米颗粒的排放。2012 年 7 月，NIOSH 又发文介绍了 NEAT 在相关作业场所的实际应用情况。

一、纳米颗粒排放评价技术

（一）使用的仪器和材料

下述仪器是 NIOSH 在开发 NEAT 时使用的，但这些仪器并不是惟一性的，与其等效的仪器也可以代替使用。

第一种使用的仪器是 TSI model 3007 手持式 CPC，操作时将探头拔出置于空气中，使空气通过一个加热的装满异丙醇的饱和器，然后经过一个冷凝室。在冷凝器中，乙醇蒸气凝结在颗粒上，使每个颗粒（无论其初始尺寸如何）增长为大约 10 μm。然后这些增大的颗粒经过一个光学检测器来进行计数。CPC 装置可测量尺寸范围在 10～1 000 nm 的颗粒。数据输出以每立方厘米所含的总颗粒数来表示（1/cm^3），测量上限约为 10 0000/cm^3。这一仪器对于评价纳米材料排放的加之在于它能够发现 10～100 nm 范围的颗粒（目前纳米材料的定义），尽管它也对较大的颗粒做出反应。这款仪器的局限性是它不能对小于 10 nm 的颗粒准确计数。

第二种仪器是 OPC，用于根据光学计数原理利用激光散射测定颗粒的数量浓度。这种仪器可按照特定的尺寸切割点测量每升空气中的总颗粒数（1/L），切割粒径为：300 nm、500 nm、1 000 nm、3 000 nm、5 000 nm 和 10 000 nm。

由于作业场所纳米材料的尺寸范围往往是未知的，所以假定使用这些颗粒分级和计数仪器将提供每个工序或岗位潜在排放特点和量级的半定量指标。

这两种仪器同时使用，并排放置，为采集的气溶胶提供不同的评价。例如，CPC 测得颗粒数量浓度较高，结合 OPC 测得小尺寸范围（300～500 nm）颗粒数量较高，将提示可能存在纳米级颗粒。相反地，CPC 测得数值较低，结合 OPC 测得较大尺寸范围（>1 000 nm）数值较高，将提示存在大颗粒或有团聚现象。总的来说，这些直读式、实时检测设备有助于识别可能将纳米材料逸散至工作环境的排放源和作业。

选择合适的空气采样介质要依据工程纳米材料的类型和希望得到的分析数据

（如颗粒质量浓度的化学成分测定、元素分析、使用 TEM 或 SEM 进行颗粒物表征）。采集滤膜样品宜使用具备相对高流量的空气采样泵（如 7 L/min 或根据工作任务的持续时间、不同滤膜的压力下降情况及适当的 NIOSH 分析方法确定流量）。例如，因为多壁碳纳米管（MWCNTs）主要由碳组成，用于测定空气中 MWCNTs 质量浓度（元素碳作为指示剂）的样品应该采集在直径 37 mm 开放式石英纤维滤膜（QFF）上，参照 NIOSH 分析方法手册的 5040 方法进行分析。

在采集质量浓度样品的同时，应在直径 37 mm 开放式复合纤维素酯滤膜上采集空气样品，利用 TEM 参照 NIOSH 分析方法手册的方法 7402 分析 MWCNTs 的形态。TEM 是识别纳米级颗粒的有效技术，还可观察其他特性如尺寸、形状及团聚程度。收集采样时正在处理的纳米材料的大颗粒样品也很重要，可帮助使用显微镜的技术人员准确识别感兴趣的纳米材料。

（二）采样策略

1. 识别潜在排放源

这一步主要目的是利用直读式设备列出需要进行评价的目的区域、工序或岗位的目录。

初步评价主要是通过熟悉工艺类型、工艺流程、材料投入和排放、实际操作来辨识工程纳米材料潜在排放源。如果可能的话，可以复习相关的文献（如材料安全数据表、生产或处理的产品数量、原料记录）来了解所使用的工程纳米材料，包括其物理化学性质如尺寸范围、形状、化学组成、溶解性及活性。

如果已识别出潜在排放源，现场人员应进行下述工作：

（1）对生产区域组织一次观察性预调查，以确定需要进行空气采样的工序/岗位。

（2）确定每一种作业的频率和持续时间及用于处理和密封材料的设备类型。

（3）确定是否具有全部通风和局部通风装置（此初步评估包括识别潜在的可由密封装置或控制系统导致的系统故障环节，如管道穿孔、密封垫圈失效）。

（4）确定工艺过程中是否有密封装置被人为破坏的环节（如用于产品回收或清洗的开放系统）。

2. 进行颗粒数量浓度采样

在确定排放源时，明确背景颗粒浓度对工程纳米材料检测的影响是一个重要的考虑因素。理论上，在初步评价过程中，进行空气采样的人员应利用 CPC 和 OPC 确定各工序和相邻工作区域在纳米材料加工或处理前的平均颗粒数量浓度。如果初始背景颗粒数量浓度较高（数值是相对的，随不同工序和设备会有所不同），应努力辨识此区域中混杂的纳米颗粒的来源。

混杂纳米颗粒可能产生于多种因素，包括真空泵、天然气供热机组、汽油/丙烷/柴油提供动力的叉车，或其他产生燃烧或加热的生产活动如焊接或热封。可用 CPC 和 OPC 检测这些混杂纳米级颗粒的来源。还应考虑室外或建筑物通风系统的循环供气也可能是纳米级颗粒物的来源。

如果背景颗粒数量浓度不稳定，就有必要在各工序/作业之前及之后测量颗粒数量浓度并将之与工序/作业期间测量的数据相比较。如果在特定的工序/作业之后颗粒数量浓度仍然升高，那就提示发生了逸散，可能有必要使用全面/局部排风以在测量下一工序/作业之前将背景数量浓度降低至处理前的状态。

确定背景颗粒物浓度后，即可在可疑排放源（如反应器打开、产品处理或敞开式转运产品、通风系统潜在的薄弱环节）附近的区域使用 CPC 和 OPC 同时对特定工序/作业进行测定。确定空气中颗粒数量浓度并将之与背景相对比以判断是否发生了纳米材料的逸散。这种方式收集的测量数据可用于确定需进行过滤式空气采样的工序、作业、位置及员工。

3. 收集过滤式样品

（1）特定排放源区域采样

在经 CPC 和 OPC 结果判断出的可疑工程纳米材料逸散的工序/作业地点或从事作业的工人处，采集一对过滤式空气样品（通常 3 片，37 mm 开放式采样盒）。鉴于这种方法分类检测的特点，使用开放式采样盒可捕获更广泛尺寸范围的颗粒。利用电子显微镜对这些样品进行分析可确定采集的气溶胶的颗粒尺寸范围和团聚程度。

但是如果需要的话，可同时进行尺寸选择性采样。特定排放源的空气样品在尽可能靠近可疑排放源处进行收集，以增加发现任何工程纳米材料逸散的可能性，并识别最可能造成作业者暴露的位置。因此，这类采样的结果不应代表作业者全方位的暴露。

但以这种方式收集的样品可作为纳米材料逸散和可能需要采取控制措施的指示剂。采样时间一般等同于完成某工序或作业所需要的时间。如果与潜在纳米材料排放相关的作业持续时间较短（如数分钟），可能需要较高的采样流量以保证足够的颗粒负载到滤膜上。

这一对样品中一个用于分析空气中质量浓度，另一个用于电子显微镜分析。例如，一个样品可根据工程纳米材料的组成用于测定金属元素（如 NIOSH 方法 7300、7303）或元素碳（如 NIOSH 方法 5040），另一个样品利用 TEM 或 SEM，根据 NIOSH 方法 7402、7404 详述的检测技术或其他等效的方法进行颗粒表征（如尺寸、形状、形态、面积、团聚程度）。

利用 TEM 采用能量散射 X 线光谱法分析空气样品可提供工程纳米材料元素组成的数据。但如果滤膜上颗粒超负载，则 TEM 和 SEM 分析的价值就会缩小。相反地，如果负载过于稀少，也不可能准确评价颗粒的特性。因此，采样时间和随之形成的采样体积可能需要根据预测的颗粒负载量进行调整。总的来讲，NEAT 在工序/作业相关的排放浓度为 10 000～80 000/cm^3 范围内采样约 30 分钟，已得到了理想的 TEM 负载量。

在远离可疑排放源但在同一房间或生产区域内应采集最少两个过滤式背景空气样品，作为周围环境颗粒识别、空气中颗粒质量浓度及纳米材料是否发生迁移的指标。

（2）个体空气采样

如果由 CPC 和 OPC 进行的检测提示工程纳米材料排放由特定的工序排放出来且有工人在岗，则应收集个体呼吸带（PBZ）样品，同样采用前述双样品的过滤式采样策略。PBZ 样品与区域空气采样的样品采用同样的方法进行分析（如进行 TEM 和元素质量分析）。

4. 过滤式空气样品采集的选择策略

如果需要收集气溶胶中关于可吸入颗粒的暴露信息，可利用串联到采样盒上的撞击式或旋风式采样器来排除可能影响电镜分析的大颗粒。但这种采样方式的前提条件是无法在高流量下进行空气采样，因为撞击式和旋风式采样器是设计成特定流量的（通常在 1.7～2.5 L/min 范围）。另外，如果预计所检测的纳米材料会被静电吸附到塑料采样盒的侧面，可能需要使用导电罩来消除颗粒损失及后续的对空气中纳米材料浓度的低估。

为说明混杂的纳米级颗粒对颗粒数量浓度的影响，进行的一些研究提示结果可能会出乎意料。在一项对炭黑包装时气溶胶暴露的研究中，研究者发现数量浓度检测的峰值与叉车和附近燃气炉的排放有关，而不是所研究的工序。与之类似，在一个汽车生产车间进行超细颗粒测绘时，研究者们发现燃气加热系统在运行时持续造成整个车间较高的颗粒数量浓度，在同一车间进行的后续检测中，研究者们证实这些加热炉产生的超细颗粒质量很小。这一发现使我们决定不将（NIOSH500）空气采样作为 NEAT 的一部分。

　　NEAT 主要用于健康和安全专业人员确定某作业场所是否出现了工程纳米材料的排放和暴露。NEAT 也可用于判断工程控制措施能否有效地预防工程纳米材料排放至作业场所空气中。另外，如果需要长期对作业场所进行监测，NEAT 可提供对作业场所较为经济的、常规的检测，以评价任何工艺改革或采取的暴露控制措施的效果。

第三节　德国方法

　　为了对作业场所工程纳米材料（ENMs）进行有效、可靠和实际的暴露评价，在德国由能源与环境技术研究院、联邦职业安全与健康研究院、德国原材料和化学工业社会意外保险机构 6 所研究机构成立了一个工作组，专门解决和讨论对作业场所由 ENMs 释放出的纳米级气溶胶进行暴露检测和评价所遇到的问题。作为研究结论之一，2011 年 8 月，德国发布了《作业场所工程纳米材料加工过程中排放的纳米级气溶胶暴露检测和评价的分层方法》。他们认为，现有的法定 OELs，如合成无定形二氧化硅、炭黑等的接触限值，必须遵守该方法。对于尚无特定的、约束性的、基于健康影响的 OEL 值的工程纳米材料，应按照 3 个标准对数据进行分析：

　　（1）由 ENMs 排放的纳米级气溶胶其过盈值较为突出。

　　（2）显著超过作业场所空气中气溶胶的背景值。

　　（3）气溶胶中可查明纳米物质及其纳米级聚合物、团聚物的化学特性。

　　这一方法体系分为 3 个级别：

　　第一级：根据已有的职业卫生惯例进行信息收集；

　　第二级：利用一套易用的设备进行基本暴露评价；

　　第三级：应用最新的知识和技术进行专业暴露评价。

一、三个级别的具体内容

第一级：信息收集

这一级别必须确定是否可排除 ENMs 来源的纳米级气溶胶排放到作业场所空气中的情况。要确定这一点，必须调查作业场所是否存在 ENMs 及 ENMs 来源的纳米级气溶胶可释放至作业场所空气中。这一调查必须根据现有法律作为危险度评价来进行，且必须在生产开始前完成。如果不能合理地排除 ENMs 来源的纳米级气溶胶的排放，必须如第二层次对其潜在暴露进行评价。

第二级：基本暴露评价

如果 ENMs 尚无特定的、约束性的、基于健康影响的 OEL 值，必须根据相对于气溶胶背景水平的过盈值对检测结果进行评价。如果发现过盈值较高且比总气溶胶背景浓度有显著升高，则必须按照第三层次对潜在暴露进行调查。

第三级：专业暴露评价

在第三级别，必须使用最新的知识和检测技术评价作业场所中对 ENMs 来源的纳米级气溶胶的潜在暴露。建议如 CPC、SMPS、NSAM 或气溶胶分光仪等检测设备适合用于暴露评价。同时，利用采样系统收集样品以进行后续的线下分析，如 SEM、TEM 或 ICP-AES。为达到此目的，应遵守作业场所仪器使用的标准操作规程（SOPs）。

如果纳米级气溶胶在作业场所中排放、其过盈值较高、检测值较总气溶胶背景浓度有显著升高，而且有证据证明过滤式样品的化学特性提示其来源于 ENM，则必须采取减少暴露的措施，且必须至少利用第二级别的方法对其有效性进行验证。

其他注意事项，可能还有评价作业场所污染的补充方法，例如，擦拭采样、培养皿采样，适合在潜在排放源周围采样。这些方法的结果可作为对 ENMs 潜在暴露的指示物，在特定情况下可为评价作业场所的情况提供补充信息。

二、评价的原则

从工业卫生专业的角度，这些原则代表了目前的分析局限性，需要整体地进行评估。

（一）过盈值

过盈值应代表依据目前已有的方法和验证报告，无论使用何种单位，经充分可靠的检测后的最低值。这是对某特定作业场所个体潜在暴露进行评价的出发点。

除过盈值外，作业场所空气中检测值与气溶胶背景水平相比的显著升高必须作为另一个原则。

在此过盈值不是基于健康风险的，且不是用于得出约束或监管的阈限值。但企业主必须进行测定，且必须科学地加以防护。

（二）较气溶胶背景水平显著升高

由于普遍存在的气溶胶背景水平可能掩盖作业场所中 ENM 的排放，所以对 ENMs 来源的纳米级气溶胶进行测定往往是一种挑战。通常情况下，气溶胶背景水平并不稳定，可有很大程度的变化，这取决于复杂的排放源和环境及气候状况如空气中的海盐或土壤颗粒，外部焚化和燃烧源，来自技术通风装置的尾气，湿气等。比气溶胶背景水平显著升高就需要对特定作业场所作业中来源于 ENMs 的纳米级气溶胶进行评价。何种情况界定为显著升高要依靠设备和数据的质量，主要依据检测的统计学有效性，即获得的数据系列的数量。此外，还需要一些背景资料将数据与复杂的事件联系起来。

（三）作业场所气溶胶的成分和化学特性

除了空气中粉尘的总量，作为第三个原则，对所发现纳米级物质的化学特性也应进行测定。例如，可通过电子显微镜或原子吸收光谱法对作业场所空气过滤式样品的化学特性进行确定。

三、度量标准

关于 ENMs 来源纳米级气溶胶的暴露评价适宜的度量单位的讨论仍在继续。通常吸入性及呼吸性粉尘采用已有计重法测量滤膜样品的质量浓度进行检测。吸入性粉尘包括空气动力学直径小于 100 μm 的飘尘、空气动力学直径小于 10 μm 的上呼吸道粉尘和空气动力学直径小于 4 μm 的呼吸性粉尘。吸入颗粒物会因其空气动力学直径的不同而分别在人体呼吸道的不同部位沉积。

吸入性及呼吸性粉尘的颗粒均可能包含纳米级颗粒及其纳米级聚合物、团聚物。但是，纳米级颗粒对于滤膜样品总质量的贡献是可以忽略不计的。因此，质量浓度法检测的结果可作为暴露水平的初始评估，但通常认为其不足以充分说明 ENMs 中纳米级气溶胶的分布情况。纳米项目组的主管部门仍旧不确定是否数量浓度或者表面积浓度可比质量浓度更好地描述暴露水平。尽管认为表面积浓度有一定价值，数量浓度也有一定意义，但对于生物学模型来说，更倾向于使用质量浓度以得出毒理学结论。在实际应用中，除质量浓度外，工业卫生学者会优先检测数量浓度作为更加灵敏的度量标准，以描述 ENMs 来源纳米级气溶胶的暴露特点。

四、适用于 2 级和 3 级暴露检测的测量仪器

建议使用以下仪器进行暴露检测，其他的仪器设备可能同样适用于建立一个降低气溶胶风险的检测、描述和表征的方法。

（一）检测仪器

1. 适用于 2 级暴露的检测仪器

直读式计数仪器

•冷凝颗粒计数仪（CPC），检测范围：下限通常低于 20 nm，上限 350～1 000 nm。

•使用电检测原理的纳米监测仪，检测范围：下限通常为 25 nm，上限达 350 nm。

2. 适用于 3 级暴露的检测仪器

（1）直读式计数仪器

①凝聚粒子计数器（CPC），检测范围：下限通常低于 10 nm，上限约为 1 000 nm。

②扫描电迁移率粒径谱仪（SMPS），检测范围：下限通常低于 10 nm，上限 350～1 000 nm。

③快速移动粒子分析仪（FMPS），检测范围：下限通常低于 6 nm，上限 560 nm。

（2）采样与计算仪器：

①静电式采样器，如纳米级气溶胶采样器（如 NAS、TSI）。

②静电和热沉淀聚尘器 （如 Model 5.561，Grimm）。

③以电子显微镜栅格为收集介质的过滤采样器（过滤采样器，如 VTT）。

④采用镀金滤膜的过滤采样器，滤膜样品能够使用原子发射光谱法（ICP-AES）。

⑤扫描电子显微镜（SEM）或者透射电子显微镜（TEM）分析。

五、从气溶胶背景值和其他不同时空分布的气溶胶中对纳米气溶胶的辨别与评估

如果一个独特的 ENM 检测环境中不能够使用先进的设备，那么有效评估暴露水平的关键环节在于要区分出气溶胶背景值。通常使用对比检测的方法，基本上可以在对比检测方法中规定的活动和相关操作处理完成后区分出气溶胶值。

对工作前后进行检测时，建议采用如下采样顺序：①不使用仪器；②使用仪器；③处理 ENM 后；④操作和清洁完成之后，没有处理 ENM，使用设备然后不使用设备。

同时检测工作过程中接近和远离（近场和远场检测）工作地点，如工厂内外的检测。

此外，建议记录当时的气候环境，尤其是温度和大气湿度。如果技术条件允许建议测量和记录气流条件。并且任何在工作区域的活动，如交通工具、电动装置等都需要被记录识别为混杂变量。

（一）基于活动水平的 2 级和 3 级暴露的检测与分析

经验表明，样品检测过程中的相关活动和操作对于纳米气溶胶排放的阻碍或者纳米气溶胶产生过程中的活动，如铲车的废气排放，都会对气体采样带来影响。

为了识别由相关活动或者操作造成的 ENMs 潜在暴露威胁，并且排除其他影响，最重要的就是考虑到空间之中所有介质的分布，并且把其与检测结果相联系。

因为以活动为基础的分析需要将其与暴露检测结果相联系。需要以操作时长为基础进行持续的暴露水平的观察和文件记录。

（二）近场检测

在特定的生产条件下必须确定气溶胶背景值。

如果可能的话，工作场所中工作前后、生产车间的室外以及认为是零排放生产车间的室内都需要检测。

考虑到气溶胶背景值的波动情况，建议进行一小时以上的长时间连续采样。如果由于技术条件限制不能进行连续长时间采样时，建议同时进行几组短时间采样以确保数据的可靠性。工作场所中气溶胶背景值可以从两方面确定：一是 ENMs

生产过程中纳米气溶胶排放量最大的地点（最恶劣的接触情况）；二是最接近工人的 ENMs 排放纳米气溶胶的地点。

为了能估计出潜在 ENMs 生产过程中气溶胶排放量的浓度衰减曲线，最好能够在生产过后固定间隔时间进行检测。

建议一直进行检测，直到气溶胶浓度降低到工作开始之前的气溶胶背景值为止。

（三）远场检测：同时检测靠近排放源和一个参考测量位置

如果在检测过程中需要以数量浓度决定气溶胶的背景浓度，并且检测位置距离可能的排放源或者在工作区域较远，这时就应当考虑远场测量方法。

特别是在自然通风条件的建筑中检测室外气溶胶背景浓度变化情况时，远场检测方法比同时检测 ENMs 生产中纳米气溶胶潜在排放源的方法更加有用。在可能包括排气的过滤装置的机械通风条件中，选择靠近室内供气口的入口作为参考位置很有帮助。如果实施有困难，可以在同一工作地点中距离潜在排放源足够远的地点检测气溶胶背景浓度的变化情况。

（四）校准程序和校准经验

检测仪器的日常校正和检测结果的验证是十分必要的。为了校准，这些仪器需要区分仪器的检测方法是大小分解型还是大小整合型。尺寸精度的校准很容易通过分散球形聚苯乙烯乳胶（PSL）校准粒子完成。PSL 粒子可以直接购买到特定或经过认证直径的成品，并且当测量尺寸和已知尺寸对比时可以直接显示仪器的精度。但是并没有直截了当的措施进行相关浓度精度的验证，目前给出的是繁琐的数量浓度的验证程序。数量浓度验证的一个相关标准也在制定中。根据这个标准，有着窄尺寸粒径分布的粒子经过静电雾化中和之后再通过 DMA 的移动分选确保每一个粒子只一个元电荷。DMA 下游的一个静电计测量粒子的感应电流。由于每个粒子都带有一个电荷，所以电流很容易转换成数量浓度，这是数量浓度检测仪器检测时的原理，也是数量浓度检测仪器的参考方法（如 CPC）。这个程序需要大量的设备和丰富的经验，因此其只能作为设备供应商校准仪器的方法，不能用于设备日常校准检验。日常经常通过对比几个检测同一或者类似样本的同步采样结果代替校准。这种方法提供了设备可比性的信息，这些信息经常比检测仪器的实际精度还要重要，尤其是当几个仪器都会被使用与检测大小分解和大小整合。这种相互对比方法最重要的要求就是确保所有仪器采集的样品是同种气溶胶并且具有相同的粒子尺寸和浓度。测试使用的气溶胶应该包含不同的尺寸、形态和浓度。浓度轨道也能应用到测试仪器的动态变化中。在这种相互对比的研究中，应当有一个作为内部参考的设备。其他仪器的检测结果应该与这个内部标准比较。这个仪器能够提供一个最可靠的结果，例如，厂家最近校准的仪器应当作内部参考。

氯化钠的立方体颗粒以 35nm 电迁移直径的模式使用，凝聚的柴油烟尘颗粒以 82nm 电迁移直径的模式使用。两种气溶胶均需要在不同的浓度下采样。此外，采用不同的仪器设置来评估他们的影响。根据经验，一个校准后的 SMPS 可以成为内部参考。一项研究显示，所有的仪器均能提供参考价值很高的关于粒径尺寸检测的结果（通常在±5%之内），但是浓度检测中 30%的误差是十分常见的。因此，在实际检测过程中对于移动粒子筛选器流速的调节是必不可少的。

六、目前分层方法的限制

（一）检测范围和仪器设备的限制

目前工业卫生领域中通常使用数量浓度作为首选指标有选择性的评估工作场所 ENMs 排放的纳米气溶胶。目前所广泛使用的仪器有一个通常的检测范围，但是与 ISO TS27687：2008 中规定的纳米级颗粒尺寸不匹配。这些在工作场所使用这些仪器检测到的数据可能因此也包含微米尺度的颗粒，这就不是纳米颗粒或者其聚合物的总量。此外，方法论中经常提出等效直径的概念，但这不是纳米颗粒物真实的物理尺寸。

ISO TS27628 中总结了相关方法的例子。

二级暴露接触的检测使用的是以仪器检测范围为基础的数量浓度检测仪器。凝结粒子计数器（CPC）是检测这些参数最经常使用的仪器。目前从不同的厂商得到的仪器有不同的检测范围（从几纳米到几微米范围）并且可能使用不同的检测原理。因此这些设备可能不需要提供参照数据作为结果，但这会限制 Meta 分析的机会，也将会在二级中影响一个广泛适用干扰值的定义。

近期一组来自于德国专家组在使用了 15 种不同测量原理的仪器的进行比较测定后统计出了不同 ENMs 环境中的侧重点。

3 级暴露评估需要额外的仪器：一组可以检测到从纳米到微米范围尺寸粒子并且可以在线下分析的仪器。

从 1nm 到 1μm 范围内的粒子数量浓度和粒子尺寸分布可以通过使用移动扫描式粒子采集器检测（如 SMPS）。如果需要检测更大颗粒的粒子，可以使用光学例子计数器（OPC）。OPC 的检测范围包含可吸入性粉尘可以从 1 nm 到数 10 μm。

遗憾的是这些仪器和二级暴露检测中的使用的 CPCs 有着相同的限制。此外，不同厂商提供的同类型的仪器也因为其可能采用的不同的算法处理原始数据而产生不同的结果。因此，实际的检测结果可能会因为仪器的开发者、检测原理和修正算法的不同而不相同，并且也受到气溶胶的化学成分和其纳米颗粒形状的影响。德国联邦研究教育部成立的项目 NanoCare 提供了一组关于不同仪器采样区别的统计分析结果。识别粒子的化学成分需要另外的采样系统。

各式各样的采样仪器（如收集原理采用静电式或者热滤尘器式的仪器）都可以在市面上买到。这些仪器的检测缺陷在于受到各种条件的限制，如采样效率、流速、气溶胶背景值、纳米材料尺寸和分析过滤器面积。为了评估检测结果，除了个案分析中进行单种纳米颗粒绝对检出限评估外通常都需要考虑到采样设备的检测限。德国 CarboSafe 项目正在进行相关的对比检测分析，同时也是联邦教育部的研究内容。

气溶胶化学分析的过滤器取样：如果采用像是纤维素酯的膜式过滤器，其检测限取决于过滤器效率、气溶胶背景值、过滤材料本身性质和收集体积。检测呼吸性粉尘时可以使用已有的方法，但是检测限的定义也需要在个案的基础上进行评估。

（二）判定逻辑的约束条件

联系 2 级暴露和 3 级暴露提出的方法论可以得出目前判定逻辑的约束条件与仪器的缺陷直接相关。

判定逻辑相关的限制有以下几点：

①计重法采样的灵敏度达不到评估质量浓度的要求；
②纳米级颗粒检测范围的不匹配（对某些直接读取、计算的仪器来说）；
③仪器为随后化学或电子显微镜分析收集有代表性滤膜样品的效率有限。

1. 检测范围的不匹配和灵敏度的不足

根据相关规定质量浓度的测定是通过称重法测量滤膜样品得到的。因为单个纳米或者其团聚物、聚合物的质量都非常小，所以在对作业场所 ENMs 排放的纳米级气溶胶进行评估时需要很长的采样时间。在很多案例中，特别是在需要批量处理的案例中，因为仪器灵敏度的缺陷导致了不可能检测质量浓度。但由于采用了适当的衡量标准，数量浓度和很多案例中的粒子尺寸分布情况都可以使用直接读取和计算的仪器，如 CPC 或者 SMPS。然而，这些仪器可能有着不同的灵敏度并且采用不的检测原理检测粒子空气动力学或者流动空气直径。此外，这些仪器有着不同的检测范围并且有些仪器并不支持选择所检测的纳米级颗粒范围。因此，在很多案例中，如果使用 CPC 检测的话将不能从更大颗粒检测结果中区分出纳米级颗粒暴露数据。工作人员首先面临的一个问题是如何描述纳米气溶胶背景浓度，而且他还需要判断如果他没有使用灵敏度更高的仪器的情况下是否达到或者超过了过盈值。评估过程中将会捕获作业场所空气中所有的悬浮粒子，包括纳米级粒子。

2. 代表性取样

这种方法的其中一种限制就是排放物里包含复杂的源头，如检测烟尘废气时所包含的叉车或者卡车内燃机的排放物就应该尽可能地排除。如果空气中悬浮微粒的化学成分确定，那么就可以得到有关作业场所 ENMs 纳米气溶胶排放源的可信证据。

这也就需要有合适的采样仪器收集具有代表性的滤膜样品。但是由于采样原理，采样效率经常只有低度到中度，因此作业人员需要谨慎地从消极的结果提取出令人满意的结论。

第四节　韩国方法

2011 年，韩国毒理学会官方杂志刊出一篇综述，对已发表的有关作业场所纳米材料暴露检测方法做出了总结和补充，提出了韩国纳米材料暴露评价标准。

一、检测设备

（一）初步评估所需设备

初步暴露评估包括使用直读式测量仪器评估颗粒数量、形态、质量浓度及尺寸，以识别作业场所中潜在的排放源，包括工艺类型、工艺流程、原材料输入和排放及生产工序。初步评估可使用的设备主要有 CPC、OPC、TEM/SEM、采样泵、流量校正仪等。

（二）重点评估所需采样设备

测量工程纳米材料主要的障碍是缺乏便携式个体采样仪，而且单个仪器不能同时对不同单元进行检测。多数仪器不易运输，使现场使用较为困难，且需要具备使用和分析数据的经验。尽管如此，这些设备能够提供关于暴露参数和颗粒分布的信息。例如，颗粒分析可对初步的背景浓度检测提供补充。相关的设备如 CPC、NSAM 等可参考欧盟（EU-OSHA）、国际标准化组织（ISO TR 12885，ISO TR 27628）、英国标准协会（BSI PD 6699-3）的标准和技术规范。

（三）暴露评估的样品采集策略

由于缺乏对工程纳米颗粒暴露进行描述的统一的采样方法，对某个作业环境进行纳米颗粒暴露特征描述可采用不同的途径。对作业场所进行预调查后，应在停止生产系统后使用 CPC 和 OPC 检测背景浓度，以识别是否环境中有潜在的纳米颗粒来源。还应利用适当的过滤介质进行区域采样并进行电子显微镜分析，以评估颗粒的分布。根据 ISO TR27628 2007 生产过程中潜在的纳米颗粒来源可能包括：

1. 热处理

包括常规金属精炼、铝的熔炼、炼钢、炼铁、镀锌、焊接、气刨、热炬金属切削、激光金属切削、热喷涂层、烹调、热蜡应用。

2. 燃烧

包括柴油发动机、汽油发动机、燃气发动机、焚化（如粉末厂、供热、火化）、燃气加热。

3. 室内空气质量相关的气溶胶

通过办公设备排放的气体/蒸汽、清洁剂、建筑材料、水、臭氧及其他气体/蒸汽之间相互反应形成的气溶胶。

4. 机械加工

包括高速金属磨削和加工、高能钻孔。

5. 火焰粉末加工

包括炭黑生产、超细二氧化钛生产、气相法白炭黑生产、气相法氧化铝生产。

6. 材料处理

包括处理纳米颗粒原材料粉末、处理干胶体沉积。

7. 纳米技术

包括碳纳米管生产、工程纳米颗粒的气相生成、工程纳米颗粒粉体的处理和使用、工程纳米颗粒悬浮液、溶液和浆液的喷雾。

对潜在排放源进行识别后，需要使用 DMAS（差分流动分析系统）和 ELPI（静电低压撞击器）测定数量浓度、质量浓度及比表面积浓度。需要使用适宜的滤膜进行区域采样和个体采样用于电子显微镜和化学分析。虽然分级撞击式采样器和旋风分离器在尺寸分界上有局限，但去除大颗粒后它们仍有助于对小尺寸颗粒进行测定。无论如何，虽然提供了纳米材料存在与否的信息和测量数据，这些定点和区域采样方法对于评价工人的个体暴露还是不准确的。因此在采样前及采样时应注意考虑如下一些情况：

1. 排放源

目的：对作业场所中单个或多个纳米气溶胶形成的来源进行辨识和定位，或辨识作业场所周围环境气溶胶的渗透，以选择采样位置。

工具：CPC；对产生排放的生产活动的观察记录。

2. 通风

目的：记录气流方式及气溶胶在作业场所的迁移。

工具：烟管；风速计；示踪气体；对开放的门进行观察记录，等。

3. 作业场所的生产活动

目的：根据暴露参数的变化分析直读式仪器的数据。

工具：观察表；产生排放的生产活动观察记录；CPC。

4. 工人的作业行为

目的：根据在不同地点停留的时间分析空间差异。

工具：观察表：工人相对排放源/采样点的位置的观察记录。

选择适当的采样点对于个体暴露及数据分析非常重要。例如，确定合适的采样点之前应识别所有的潜在排放源。而识别潜在排放源也应该了解作业场所的通风系统。而且，在采样期间检测作业场所空气中残留的纳米颗粒对可靠地解释检测结果也很重要。

一般的检测时段应为一个工作日中连续 6 小时。但这一时段可根据工序的特点缩短，如排放过程较短或呈间歇性，建议根据短时间暴露的持续时间进行 15 分钟采样。

二、工程纳米材料暴露评估

（一）初步评价（识别潜在排放源）

这一步骤的目的是利用颗粒分析仪确定潜在排放源及采样点位置。初步评价需要通过复习工艺类型、工艺流程、材料的投入和排出、工作岗位及具体作业来识别潜在的工程纳米材料排放源。停止生产系统后需使用 CPC 和 OPC 检测背景浓度及识别潜在的纳米颗粒来源。还应收集相关的文献以提供工程纳米材料的信息。如果已识别出潜在排放源，需核实下述各项：

（1）根据对生产区域及工序的观察性预调查识别潜在排放源。

（2）核对每一项作业的频率和持续时间、处理所使用的设备类型，及工程纳米材料的含量。

（3）确定是否配备全面和局部排放系统，评价其控制系统是否有缺陷，包括不合适的风速、通风系统不规范使用、管道穿孔、密封垫圈老化等。

（4）识别内容物容易泄漏的工艺环节（如因为回收产品或清洁而开放）。

（二）重点评价

1. 颗粒数量浓度采样

①背景检测：检测颗粒数量浓度时确定背景颗粒浓度的贡献是很重要的。因而，工业/职业卫生专业人员应利用 CPC 和 OPC 确定在纳米材料生产或处理前及

系统关闭后各工序及相邻工作区域空气中平均颗粒数量浓度。如果背景颗粒数量浓度较高或检测到偶发的纳米级颗粒，这些纳米颗粒可能产生于多种来源，包括真空泵、天然气加热装置、汽油/丙烷/柴油动力叉车，或其它燃烧或产热工序，如焊接、焊合或热封。由建筑物通风系统形成的室外或内循环的供气也应看作纳米颗粒的一种可能来源。

②区域采样：确定初步背景颗粒浓度后，需要同时使用 CPC 及 OPC 在可疑或可能的排放源附近（如反应器打开、产品处理区、通风系统潜在的薄弱环节）检测空气中颗粒浓度及尺寸范围。应在每一工作任务或作业之前、期间及之后测定空气中颗粒浓度以确定可能影响空气中颗粒浓度的因素（如控制措施、作业者相互影响）。这一信息可用于确定是否需要补充空气采样。

2. 进行过滤式区域和个体空气采样

（1）区域空气采样：根据使用 CPC 和 OPC 进行空气采样的结果，应在出现可疑工程纳米颗粒排放的工序/工作岗位的位置和/或作业者的位置收集一对过滤式空气样品。过滤式区域空气样品可提供更多工程纳米材料的特定信息（如尺寸、形状、质量）。这一对空气样品包括一个用于根据工程纳米材料的组成进行元素质量分析的样品，如测定金属或元素碳的质量，另一个样品用于利用 TEM 或 SEM 进行颗粒表征（如尺寸、形状、范围、团聚程度）。

这两个空气样品应在尽可能靠近可疑排放源处采集。当与潜在纳米材料空气泄漏相关的作业持续时间较短时，可能需要相对较高的采样流量（约 7LPM）以保证过滤介质上负载足够的颗粒。若果颗粒数量浓度相当高，则用于 TEM 或 SEM 的样品需要较短的采样时间以避免滤膜超载，影响颗粒表征。另外，还应该尽可能从生产线采集至少 2 个背景浓度样品，用作识别颗粒物的参考。

（2）个体空气采样：如果可行，应在可能暴露于工程纳米材料（如从事纳米材料处理或操作之前已证实逸散纳米材料的设备）的工人处采集个体呼吸带空气样品。如果使用 CPC 和 OPC 进行的检测提示纳米材料在某工人所在的特定工序排放，应进行个体空气采样。这些样品应使用与区域采样相同的方法进行分析。若作业持续时间相对较短，可能需要在相对高的流量（如 7LPM）收集样品。

（3）金属纳米颗粒采样以确定暴露浓度：现有的金属粉尘暴露采样和分析方法也可用于测定金属纳米颗粒的暴露。例如，采集在滤膜上的金属纳米颗粒可使用 ICP（电感耦合等离子体质谱仪）和 AA（原子吸收分光光度计）进行定量分析。

除碳基纳米材料如单壁碳纳米管、多壁碳纳米管、石墨烯、聚合物、纳米黏土外，金属纳米颗粒如金纳米颗粒、银纳米颗粒、铁纳米颗粒、纳米二氧化钛、纳米氧化铝、纳米氧化锌均可利用适宜的滤膜采集金属纳米颗粒进行定量测定，并分析目标金属成分。因而，这种方法可评估金属含量和由 OPC 和 CPC 得到的颗粒分布之间的关系。

（4）使用替代指标进行纳米材料暴露评价：也可以利用替代指标来评价暴露水平。一个量子点核心成分由镉或硒组成，从可能污染区域采集的滤膜样品或表面采样样品就可通过 ICP 或 AA 分析这种金属成分来进行测定。碳纳米管还含有催化剂如铁、镍、钴、铝用于其合成，因此对碳纳米管的间接暴露可通过分析这些催化剂成分来进行估计。

（5）选择性采样：如果利用 OPC 测得颗粒尺寸大于 1 000 nm，建议串联撞击式或旋风式分离器以去除较大的颗粒，便于分析纳米颗粒的质量浓度及 TEM 和 SEM 的分析。较为重要的是撞击式或旋风式分离器的流量要设置在适合颗粒尺寸的范围。另外，为了更全面地阐述结果，也可同时进行敞开式撞击式或旋风式分离器采样。

（6）质量保证和质量控制：为确保有效的暴露评价，应采取下述质量保证和质量控制措施：

①使用经过生产商校准的直读式颗粒物分析仪；

②每次使用前要进行每日零点校正；

③每天采样前及采样后均对采样泵进行校准；

④将所有工序、背景及散装的材料样品，与现场空白和介质空白一起提交至经过认证的实验室进行分析。

（7）数据分析

同 OECD 方法的数据分析

参考文献

[1] Ji Hyun Lee，Jun Yeob Lee，Il Je Yu. Developing Korean Standard for Nanomaterial Exposure Assessment. Toxicol. Res. 2011，27（2）：53-60.

[2] Environment directorate： joint meeting of the chemicals committee and the working

party on chemicals，pesticides and biotechnology—Series On The Safety Of Manufactured Nanomaterials.

[3] Tiered Approach to an Exposure Measurement and Assessment of Nanoscale Aerosols Released from Engineered Nanomaterials in Workplace Operations. Germany，2011.

[4] M Methner，L Hodson，C Geraci. Nanoparticle Emission Assessment Technique （NEAT） for the Identification and Measurement of Potential Inhalation Exposure to Engineered Nanomaterials —Part A. Journal of Occupational and Environmental Hygiene. 2009，7（3）：127-132.

[5] M Methner，L Hodson，C Geraci. Nanoparticle Emission Assessment Technique （NEAT） for the Identification and Measurement of Potential Inhalation Exposure to Engineered Nanomaterials—Part B： Results from 12 Field Studies. Journal of Occupational and Environmental Hygiene. 2009，7（3）：127-132.

[6] M Methner，L Hodson，C Geraci. Field Application of the Nanoparticle Emission Assessment Technique （NEAT）: Task-Based Air Monitoring During the Processing of Engineered Nanomaterials （ENM）at Four Facilities. Journal of Occupational and Environmental Hygiene. 2009，7（3）：127-132.

[7] European Agency for Safety and Health at Work （EU-OSHA）. （2009）. In： J Kosk-Bienko，editor. Workplace exposure to nanoparticles. EU-OSHA，Spain.

[8] ISO TR 27628. Workplace atmospheres-Ultrafine，nanoparticle and nanostructured aerosols - inhalation exposure characterization and assessment，ISO，Geneva，2007.

[9] ISO TS 80004-1. Nanotechnologies - Vocabulary - Part 1： Core terms，ISO，Geneva，2010.

[10] OECD. Report of an OECD workshop on Exposure Assessment and Exposure Mitigation： manufactured nanomaterials，2009.

[11] NIOSH. Approaches to Safe Nanotechnology： An Information Exchange with NIOSH，2008.

[12] NIOSH. Strategic Plan for NIOSH Nanotechnology Research： Filling the Knowledge Gaps，2007.

[13] OECD. Preliminary Analysis of Exposure Measurement and Exposure Mitigation in Occupational Settings： Manufactured Nanomaterials，2009.

[14] OECD. Identification，Compilation and Analysis of Guidance Information for Exposure Measurement and Exposure Mitigation： Manufactured Nanomaterials，2009.

[15] OECD. Emission Assessment for Identification of Sources and Release of Airborne Manufactured Nanomaterials in the Workplace： Compilation of Existing Guidance，2009.

[16] OECD. Report of an OECD Workshop on Exposure Assessment and Exposure Mitigation： Manufactured Nanomaterials，2009.

[17] OECD. Compilation and Comparison of Guidelines Related to Exposure to Nanomaterials in Laboratories，2009.

[18] ISO TR 288. Nanotechnology - Health and Safety Practices in Occupational Settings Relevant to Nanotechnologies. ISO，Geneva，2008.

第四章 工作场所纳米材料暴露控制

目前绝大多数纳米材料可能诱发的健康危害不明确,相应的职业接触限值尚未制定。健康风险是健康危害与暴露相乘的估量值,在纳米材料固有危害尚未完全清楚情况下,保护接触工人健康最有效的途径是减少工人接触纳米材料的机会。因此用人单位制定的总体健康与安全计划中应该包括一个纳米材料风险管理计划来减少工人纳米材料暴露程度,见图4-1。

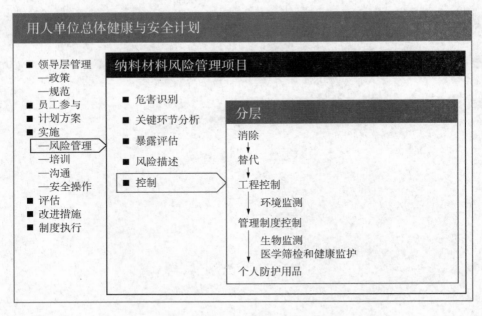

图 4-1 纳米材料风险管理计划

纳米材料的风险管理计划包括危害识别、关键环节分析、暴露评估、风险描述和暴露控制等环节。

（1）危害识别：收集纳米材料的毒理学资料以及材料安全数据表（MSDS），了解其理化特性、粒径、形态、可溶性和表面活性等；了解工艺流程、原辅料或中间体、工序、工作任务及日志。

（2）关键环节分析：纳米材料生产、处理或固体颗粒使用，对含有纳米材料物质的研磨加工，包装和采样测试，生产设备的清理、维护及检修。

（3）暴露评估：①与待测颗粒相应的职业接触限值比较；②在没有相应职业接触限值可比较的情况下，计算浓度比值（测量地点或劳动者接触的颗粒数量浓度与背景颗粒数量浓度的比值）大于1，提示有颗粒释放；③制作基于作业活动的时间数量浓度变化图，分析颗粒数量浓度的时间和空间分布，动态观察作业活动与颗粒数量浓度关系。

（4）风险描述：应用纳米颗粒风险评估模型对纳米颗粒引发的健康风险进行定量、半定量或定性评估。

（5）暴露控制：暴露控制分层策略中，控制策略的有效性由高到低的顺序是消除、替代、工程控制、管理制度和个人防护。

①消除和代替：通过工艺改革来消除可能产生纳米颗粒或纳米材料释放，是控制纳米颗粒暴露的最佳方案，但往往带来高的生产成本。低毒或无毒的原辅材料来代替高毒材料也是控制暴露最佳途径之一。

②工程控制：影响纳米材料暴露程度因素包括纳米材料的生产量或使用量、物理形态和扩散性、作业时间等。局部通风措施和密闭化是有效的工程控制措施。

③管理制度：用人单位除了建立一套符合国家法律法规要求的职业管理制度外，还应建立针对纳米材料的管理制度，包括清扫制度（包括湿式清扫和高效率颗粒气体过滤的真空吸尘器）、工人培训制度、材料存储和标签制度、限制工人处理纳米材料的时间、洗手等。

④个人防护用品：包括无袖口的长裤、长衫、腈类手套、防护眼镜和呼吸器。在无有效工程控制措施和高浓度暴露（维护或异常生产状态）情况下，应使用呼吸器。研究证明 N95 口罩可以有效捕捉纳米颗粒，但存在气密性不够的问题。半面罩呼吸器较适用于纳米颗粒呼吸防护。

当工作场所存在潜在的纳米颗粒暴露风险时，应考虑一种或多种控制措施。职业病危害控制措施实施总体原则为，优先遵循工程措施，其次采取管理措施和个体防护。在实际操作过程中应根据职业病危害因素产生的特点和产生工艺条件等情况，依次考虑替代、隔离或封闭、工程控制措施、培训、个人防护、医疗保健措施等，工作场所纳米颗粒暴露控制措施见图4-2。

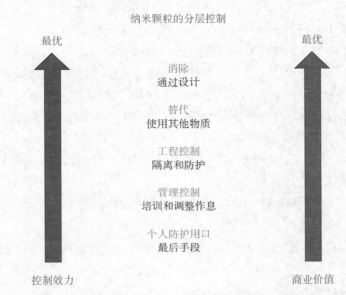

图 4-2　控制层级的图示（摘自 ANSI/ASSE Z590.3 2011; AIHA 2008）

第一节　消除和代替

一、消除

当一个工艺处于设计或开发阶段时，消除与替代措施通常最具成本效益。如果在足够早的时候被执行，那么执行工艺是很简单的，并且从长远来看，可以节省大量的成本（如防护设备的成本、最初成本与通风系统的运作成本）。对于已运行的工艺而言，为了减少危害，消除或替代可能会要求设备或工艺的重大改变，可能增加成本，或由材料改变而造成供应链中断。

在控制层级中，消除是最可取的方法。如其名称所示，消除这一方法背后的思想是消除危害。在设计阶段，当材料、工艺或设施正在被开发时，消除危害是最易实现的。工艺步骤中消除的一个例子是去除纳米材料来料检验步骤。来料检验要求打开含有纳米材料的包装，这会导致纳米材料烟雾化的可能性，进而增加检验员的暴露风险。去除检验步骤可以消除这种风险，进而实现本质上更安全的工艺。

二、替代

在控制层级内，替代的目的是用一组具有更低危害程度的条件来取代一组具有较高风险程度的条件。替代的例子包括用水性材料取代溶剂型（即易燃的）材料、用低毒材料取代高毒材料或者改变某工艺的操作条件以使这些条件更完善（如降低压力）。纳米材料的替代可能有难度，因为纳米材料可能会因其独特的性质而被引入工艺流程。然而，有些替代还是可取的。以纳米浆料替代干燥粉体可降低气溶胶化程度并为处理材料的工人提供保护。应对特定的纳米材料进行评估，因为有时候危害性较小的纳米材料会提供令人满意的性能。

第二节 工程控制

工程控制通过消除有害条件（如局部排气通风可消除气溶胶排放物）或在工人与危害物质之间设置屏障（如隔离器与机器保护装置）来保护工人。设计周到的工程控制措施可以高效地保护工人。设计不干扰工人生产活动与工作舒适度的工程控制措施是很重要的。但是如果工程控制使操作变得更困难，操作员会设法不使用这些控制措施。在理想情况下，工程控制应该使操作更便捷。工程控制措施的设计原则是"更容易、更安全"。在选择工程控制措施时，需考虑生产或使用的纳米材料量、纳米材料的物理形态和分散度、工人作业时间等因素。这有利于选择恰当的工控制措施，各影响因素之间的关系见图 4-3。在这几个影响因素中，随着每个影响因素的增加，工人的接触机会就会增加，暴露控制措施更为严格。针对易分散的干燥纳米材料（如粉末）的工程控制措施比那些悬浮在液体或嵌入在固体中的纳米材料更加严格。在常规的日常操作过程中，液体纳米颗粒悬液的吸入风险比较低。但超声雾化或意外事故（如泄漏）可增加呼吸道暴露可能性。一个值得注意的纳米颗粒潜在泄漏点是，在处理盛放过纳米材料的容器时，原先湿的粘在容器上的纳米材料变干而以扬尘形式扩散。因而，在处理这些容器时需制定相应的处置规范，如需在一个密封的袋子中进行处理。

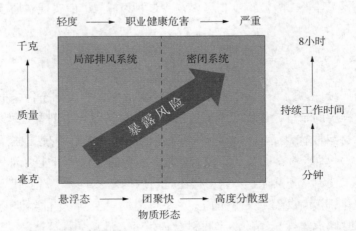

图 4-3 工程控制措施影响因素之间关系（摘自：NIOSH 2009a）

工程控制的初始成本可能会比管理控制或个人防护设备（PPE）高，但是从长远来看，运作成本通常更低，而且有时候可以在该工艺的其他方面节省成本。与管理控制或个人防护设备相比，工程控制的主要优势是工人在各种工作条件与压力下的固有安全。如果工程控制的使用降低了工人的行为，则会影响接触程度。

因此，当消除与替代不可行时，减轻职业危害的最可取的选择是使用工程控制措施。对大多数纳米材料生产工艺来说，工程控制可能是最有效且最适用的控制措施。在大多数情况下，工程控制应该比消除或替代更可行，而且考虑到许多纳米材料的潜在毒性，工程控制应该比管理控制与个人防护装备更具有保护作用。工程控制分为两大类：通风控制与非通风控制。

一、通风控制

利用通风来控制工人对空气污染物（包括纳米材料）的职业接触的基本原理是去除工作环境中的污染空气。通风系统的配置、工作场所空气供应以及从工作岗位排出的废气流量会影响通风系统的效率。过滤对通风有直接影响，含有纳米材料的废气可能需要经过净化之后才能被排放到大气环境中去。

（一）全面通风

全面通风可用来实现工作场所多个目标的污染物控制。合理设计的供气通风系统可以实现工厂通风、建筑增压与废气置换目的。当生产区安装了新的局部排风罩时，必须考虑置换空气、排风罩安装位置与通风系统的再平衡需求。一般来说，有必要调整废气排放量与近乎等量供气之间的平衡。如果没有置换空气，在门窗与其他开口处会发生不受控制的通风；由于较大的压差，排气扇的性能会降低。此外，因较大压差产生的涡流会妨碍通风的设计意图。

根据美国政府工业卫生师会议（ACGIH）《工业通风：设计实践建议手册》（以下简称《工业通风手册》），只有在特定条件下才应通过稀释通风（即换气）来控制有害物质暴露。稀释通风控制健康危害会受 4 个因素的制约：①产生的污染物的量不得过多，否则无法实现稀释所需的气流速率；②工人必须距离污染源足够远，或者污染物的释放必须保持足够低的浓度，这样，工人对污染物的接触水平就不会超过既定的最高容许浓度（职业接触限值 TLVs）；③污染物的毒性必须小；④污染物的释放必须保持一致性。关于使用稀释通风来控制纳米材料浓度，应该注意以下几个问题：①许多纳米材料没有职业接触限值（TLVs）或健康效应数据；②有些纳米材料的毒理学数据表明它们可能与不良健康效应有关；③由于大多数操作的可变性，很难或不可能计算污染物控制所需的恰当的换气率。因此，应该同时使用局部排气通风和良好操作规程来控制接触。而且，换气率应该符合热负荷、一般空气流动与舒适度要求。

采用供气来维持生产区与非生产区之间的适当增压是直接减少工作区域外纳米材料接触的一种合理方法。纳米材料生产与加工产生的气溶胶排放物可能会导致生产区内的高背景浓度。当临近的厂区是非生产区（如办公室、质量保证/控制实验室）或是不使用纳米材料的生产区时，可能会发生纳米颗粒的渗透并且导致这些区域内工人的的职业接触。因此，应该确保纳米材料生产区内的气压比临近车间/区域的气压低。这有助于减少空气中纳米材料的潜在转移以及临近车间或区域内其他工人对纳米材料的接触。为了保持较小的负压，车间供气量应该比排气量稍小。基本标准是保证供气流量与排气流量之间 5% 的流量差。就任何良好的工程控制而言，应该采用区域之间压差的实时监控程序，该程序最好能够控制与调整气流来保持所需的压差。

（二）局部排气通风

局部排气通风（local exhaust ventilation，LEV）指的是在污染源处或污染源附近采用排气系统。如果设计恰当，局部排气通风可以比稀释通风更高效地消除污染物。而且，它需要的排气量和补给空气更少，且通常需要更低的成本。通过在污染源处进行排气，可以在污染物进入一般工作环境之前将其去除。在设计局部排气通风系统时，必须了解将要被去除的污染物的扩散机制。这将允许设计使用最佳流量与捕获位置，实现污染物捕获的最大化，同时把对工艺的影响降至最低，降低运作成本。LEV 通常涉及 5 个组成部分：

（1）排风罩。例如，容纳污染物的密封罩、捕获或接收高速释放的污染物（如磨尘）的收集式排风罩或开放式管道。

（2）管道。通过排气通风系统输送污染物。

（3）空气净化器。降低废气流中污染物的浓度。

（4）风扇。使空气穿过排气系统。

（5）排气管。安装在排气系统排放空气的地方。

排风罩可以捕获工艺流程所释放的污染物。考虑到热工艺与高速产生污染物的工艺流程，应该为特定工艺流程针对性地设计排风罩。排风罩设计的一个重要参数是捕获速度。捕获速度指的是克服污染物速度与车间气流速度所需的空气速度。ACGIH《工业通风手册》包含许多针对各种工业工艺的工业通风罩设计。在这些设计中，许多设计并未在纳米材料方面得到验证，但多数设计仍可能适用于纳米材料。纳米材料通风罩的设计关键是要考虑风速大小，应能提供适当的风速来防止纳米颗粒飞逸性排放，并且保证不会从工艺流中去除纳米材料。

管道系统在 LEV 系统各个部件之间输送空气。管道系统的设计需要平衡多个因素。空气通过管道时的速度越快，由摩擦造成的管道损失越大。这导致对风扇的高要求与更大的能量损耗；但是，为了降低空气通过管道时的速度而使用更大的管道则会造成更高的管道购买成本。在处理纳米材料时，管道材料及其密封方法的选择尤为重要。管道材料需要使纳米材料无法穿透，且适用于高活性的纳米材料。管道接合处的密封方式应该防止纳米材料泄漏。

风扇在整个 LEV 系统中输送空气。风扇尺寸的选择既需要考虑空气流量，也需要考虑系统压力的下降（即气流阻力）。风扇的选择不但会影响 LEV 系统的控制效果，而且会影响其能量损耗。风扇系统和补充空气调节系统通常是 LEV 系统中最消耗能量的两个组成部分。恰当的风扇选择需要平衡控制性能与运作效率。

空气净化是 LEV 系统的一个重要组成部分，尤其是当废气被回输至机房环境中时。空气净化涉及烟气与蒸汽的去除，通常使用洗涤器与吸附剂系统。但是，对于纳米材料而言，需要去除系统将纳米材料从气流中消除。旋风分离器、洗涤器与其他类似系统可用来去除粒度较大的颗粒，过滤方式可收集较小的纳米颗粒。

（三）空气过滤

空气过滤指的是把污染微粒从气流中去除。微粒空气过滤器分为机械过滤器或静电过滤器。虽然这两种过滤器性能有差异，但二者均为纤维介质或纤维膜，并且被广泛地运用于空气调节与工业应用。其效率取决于多个因素，包括纤维直径、填充密度与所用材料。纤维过滤器是与气流垂直分布的纤维组件。纤维的尺寸可能从直径不足 1μm 到直径大于 50μm 不等。过滤器填充密度从 1% 至 30% 不等。纤维由棉花、玻璃纤维、聚酯、聚丙烯或其他材料制成。

不同设计的纤维过滤器有其相应的应用范围。其中 3 种纤维过滤器可用于微粒捕获。

（1）平板式过滤器在相同的平面内包含所有介质。这种设计使过滤面速度与过滤介质速度保持大概一致。

（2）折叠式过滤器具有附加过滤介质以降低空气通过过滤器时的速度。这使既定压降时的收集效率提高。作为选择，折叠过滤器可因其较大的过滤面积而被用来缩小既定气流速度时的压降幅度。

（3）袋状或袋式过滤器允许废气流通过由纤维介质组成的小袋子。与折叠式过滤器一样，袋状过滤器较大的表面积降低了气流通过过滤介质时的速度，提高了其在既定压降时对小颗粒的收集效率。

图 4-4 展示了影响微粒空气过滤器的 4 种不同收集机制。

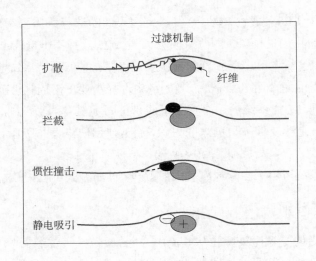

图 4-4　四种主要的过滤器收集机制（NIOSH）

　　（1）扩散是颗粒随机布朗运动的结果。颗粒会在其通过过滤器的路径中接触到纤维。

　　（2）当沿气流移动的颗粒半径大于气流与表面之间的距离时，会发生拦截，因而导致颗粒表面与纤维表面之间的接触。由于分子间作用力，颗粒会黏附到纤维上。

　　（3）当纤维附近的气流发生弯折而该气流中的颗粒由于颗粒惯性而继续沿直线轨迹移动时，会发生惯性撞击。颗粒与纤维发生撞击并由于分子间作用力而黏附到纤维上。

　　（4）当颗粒与纤维反向充电时，会发生静电吸引。由于这种吸引受颗粒荷质比的影响，颗粒粒度越小，它会越有效。

　　这些机制主要适用于机械过滤器，并且受到颗粒粒度的影响。对于直径大于 0.2 μm 的颗粒来说，撞击与拦截是主导性的收集机制；对于直径小于 0.2 μm 的颗粒（包括纳米材料）来说，扩散与静电吸引是主导性的收集机制。这些收集机制的组合效应产生了如图 4-5 所示的经典收集效率曲线。

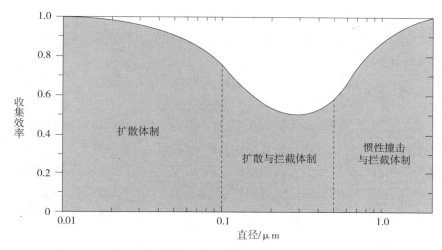

图 4-5　收集效率曲线（即典型过滤器的分级收集效率与颗粒直径）

（四）通风及其影响因素

通过定期测量废气流量来证实 LEV 系统按照设计目的运行是很重要的。因为气流的任何变化都会导致通风罩静压的变化，所以排风罩净压测量可提供通风罩性能的重要信息。

除常规监测通风罩静压之外，还应定期校验附加系统，包括烟管测试、罩槽/罩口风速测量与使用风速计测量管道风速。干冰试验是用来定性确定通风柜密闭性能的另一种方法。这些系统评估工作应该纳入校验系统性能的常规预防性维护计划的一部分。需要注意的是，空气污染物的收集与释放是可以调节的；负责局部空气污染控制的机构，应在执行新的或整改的工程控制措施时确保满足排放要求。为了降低纳米材料接触风险，应该在可能发生接触的区域采取一些标准预防措施：

（1）通过墙、门或其他屏障将纳米材料处理车间与其他作业空间隔离开来。

（2）保证生产或处理纳米材料的生产区的气压低于工厂其他区域。

（3）在通风罩附近安装通风罩固定静态压力表（压力计）来验证通风罩性能。

（4）在可能的情况下，把通风罩安置在远离门、窗、空气供应记录器与走道的位置，以此降低交叉通风的影响。

（5）为生产车间供给新鲜空气来取代大部分废气。

（6）确保废气排放烟囱的布置远离进气口、门与窗户。应考虑到环境条件，尤其是主导风向。

二、非通风工程控制

非通风工程控制涵盖许多控制措施，如保护罩与防护屏、材料处理或添加剂。非通风控制可以与通风控制一起使用，为纳米材料工人提供更全面的防护。

各种防尘方法已在许多行业中得到了应用与评估，它们可能适用于纳米材料制备与加工使用工艺。这些方法包括材料输送设备（如皮带输送机与螺旋输送机）的安全罩，以及气力输送系统。其他良好操作规程也被用来减少装袋工艺中的粉尘烟雾化，将袋子固定于出料口处合并湿式作业可防止布袋表面粉尘在空气中扩散。多年以来对各种工业环境的研究表明，水喷雾可以有效减少可吸入性粉尘的量。在除尘性能试验中，雾化喷嘴是最有效的喷雾传送系统之一。水喷雾可以通过减少粉尘、纤维与颗粒总量来降低可吸入粉尘的浓度，也可以诱导气流来使剩余粉尘远离工人。

其他非通风工程控制包括隔离安全柜系统。手套箱安全柜是最常见的柔性隔离系统，它可用作小规模粉体工艺（如混合与干燥）周围的安全罩。刚性手套箱隔离装置也起到了工人与工艺分隔的作用，并且经常用于粉体输送的中等规模操作。手套袋与刚性手套箱相似，但它们可塑性强且用完即可丢弃。手套袋可用于小规模密闭操作或污染预防。

Genaidy 等开展了一项详细的碳纳米纤维制备工艺危害分析并提出了工作场所纳米材料接触的潜在来源：

（1）反应釜与粉体加工设备的泄漏与溢出。

（2）从反应釜中人工采收产品。

（3）把产品排至容器中。

（4）运输装有中间产品的容器至下一个工艺。

（5）把粉体装进加工设备。

（6）称出供装运的粉体。

（7）对供装运的材料进行包装。

（8）在各操作之间存储材料。

（9）清洁设备以去除粘附在侧壁上的杂物。

（10）更换粉尘收集系统与真空吸尘器上的过滤器。

（11）对含有纳米材料的产品进行进一步加工（如切割、研磨与钻孔）。

表 4-1 列出了可能导致工人接触纳米材料的常见工艺及其适用的工程控制。

表 4-1　各行业中的工程控制与相关任务

工艺/任务	工程控制	行业
反应釜飞逸性排放物	安全罩	纳米技术
产品采收	手套箱	纳米技术
反应釜清洁	局部排气通风系统/排烟装置	纳米技术
少量称重	化学通风柜 生物安全柜 手套箱隔离器 纳米通风柜 气幕隔离罩	纳米技术 纳米技术与实验室 制药 制药 纳米技术/研究
产品排出/装袋	排出罩/套管式排气罩 连续衬垫 充气式密封	硅与制药 制药 制药
袋子/容器排空	倒袋站	硅
少量称重/处理	通风棚	制药
纳米复合材料加工	高速-少量 湿式抑制	木工 纳米技术
空气过滤器更换	袋进袋出	制药

第三节　管理控制

管理控制与个人防护装备经常用于危害未得到良好控制的现有工艺中。当工程控制措施不可行或未能把接触减少到可接受的程度时，会采用管理控制与个人防护装备。管理控制（包括培训、工作轮换、工作进度安排与其他用于减少接触的策略）与个人防护装备计划的确立可能需要较低的成本，但是从长远来看，它们的维持需要很高的成本。这些保护工人的方法不如其他措施有效，而且经常需要工人的积极配合。工程控制为工人提供主要的保护，管理措施可以作为工程控制失效时的后备措施。

一、良好操作规范

管理控制包括良好的卫生习惯（如湿擦拭清理和使用过滤吸尘器等），可以减少工作场所污染物在空气中的浓度，从而减少工人的潜在风险。管理控制还包括培训员工，限制工人处理材料的时间，指定良好的内务管理和其他良好的工作实践，并实施适当的标签和材料存储方式。完成有害物质处理活动后，工人应该洗手。此外，工人应在进食、饮酒、吸烟或离开工作场所前洗手，禁止在纳米材料或有害物质或化学品处理区域内饮食。

NIOSH 建议执行以下良好操作习惯并作为控制工人接触纳米材料策略的一部分：①教育工人提高对工程纳米材料的安全处理意识，以降低吸入与皮肤接触的机会。②提供材料的危害信息以及关于如何防止接触的说明。③鼓励工人在进食、吸烟或离开工作场所之前使用洗手设施。④提供附加的控制措施（如使用缓冲区、为工人提供净化设施）以确保纳米材料不会被输送到工作场所之外。⑤如果有区域污染或人员沾染的可能性，提供洗浴与更换服装的设施以防止因纳米材料通过衣服与皮肤被转移而对其他区域的无意污染（包括带回家）。⑥避免在"自由颗粒"状态对纳米材料进行露天处理。⑦无论是悬浮状态，还是干燥粉体颗粒形式，尽可能将纳米材料存放至密闭（密封）容器中。⑧确保在每个工作班次结束时，至少使用过滤真空吸尘器或湿擦方法对工作区域与指定设备（如天平）进行清洁。不应使用干擦（即使用扫帚）或压缩空气来清洁工作场所。清洁方式应防止工人与废物相接触。⑨避免在处理纳米材料的工作场所存放与摄取食物或饮料。

二、职业卫生培训

对接触纳米材料的劳动者进行职业卫生培训，让劳动者知晓其工作场所存在或可能存在的工程纳米材料的暴露情况是十分重要的。对接触纳米材料的劳动者进行职业卫生培训，至少包括以下内容：

（1）让劳动者清楚地知道可能暴露的岗位和暴露的潜在风险。

（2）告知目前尚未掌握纳米材料相关的危害性信息。

（3）告知适当的纳米材料处理和存储技术。

（4）正确使用个人防护用品。

（5）清理被纳米材料污染的表面和衣服的重要性。

（6）工程控制措施的维护（如过滤器的更换和处理）。

（7）如何正确处理被纳米材料或被纳米材料污染的物体。

对那些工作中可能接触到纳米材料的劳动者，对其作业任务（如纳米材料收集、材料转移、设备维护、废物处理等）、工程控制设施的使用、工作中如何减少纳米材料的接触等内容应进行相应的培训。企业的健康安全管理人员应定期对劳动者将减少危害、降低风险、合理提高安全的工作条件等培训内容应用于工作实践的能力进行评估；根据劳动者的理解情况、实际行动、反馈情况等，企业可以确定培训频率、再培训必要性以及调整培训方法。

第四节　个人防护

当工程控制与管理措施无法将接触水平控制在可接受范围时，或者正在执行控制措施时（如维修或应对泄漏），会使用个人防护装备（personal protective equipment，PPE），如图 4-6 所示。PPE 是继工程控制、良好操作习惯与管理控制后的最后一道防线。当使用 PPE 时，应落实当前危害、员工培训与 PPE 选择、使用与维护计划。

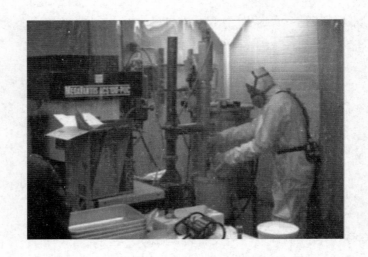

图 4-6　在工作场所佩戴 PPE 的纳米材料生产工人（摘自 NIOSH）

一、皮肤防护

纳米材料会在毛囊中累积，而且会通过皮肤渗透到真皮内。收紧皮肤会加速纳米颗粒穿透皮肤。在潜在有害材料与皮肤之间设置屏障是很重要的。在处理纳米颗粒时要戴手套、长手套，穿实验室工作服或实验外衣。

（1）防护手套

当工人从事手部/皮肤可能接触到纳米材料的相关工作时，工人必须使用由恰当材料制成的防护手套来防止纳米材料等附着于皮肤。除非可以通过清洗等方式来去除黏附的纳米材料，否则必须使用一次性防护手套。如果防护手套被用过和丢弃，则其必须被放入不可穿透的牢固袋内以供后续处置。当摘下防护手套时，如果皮肤会不可避免地或者非常有可能接触到纳米材料，则必须使用肥皂清洗接触皮肤或者使用清洁霜等擦拭皮肤。

（2）护目镜式防护眼镜

对于将要从事纳米材料相关工作的工人，如果眼睛可能会接触到纳米材料粉体或含有纳米材料的飞溅物，则工人必须使用护目镜式防护眼镜。

（3）防护服

对于将要从事纳米材料相关工作的工人，当纳米材料可能会附着于工人制服时，工人必须穿上专门针对纳米材料的防护服。防护服最好为无纺布材质。必须通过清洗等方法来保持其有效、清洁。如果把附着有纳米材料的防护服带出设施，则必须把防护服放入不可穿透的牢固袋内，以防止纳米材料被携带到设施外部。

二、呼吸防护

在缺乏有效工程控制时，或在工程控制措施的安装或维护工艺中、或在执行没有工程控制的短暂任务时以及在紧急情况时，呼吸防护用具可把工人对纳米颗粒的接触程度降至可接受的水平。但是，即使采取了防止接触的措施（如密闭或局部机械通风系统的安装），当经营者无法确定工人没有机会接触到纳米材料时，也需要求从事纳米材料相关工作的工人使用有效的呼吸防护用品。呼吸防护的使用决定应该基于专业判断、危害评估与风险管理，把工人的吸入接触风险保持在内部控制要求或接触限值以下。目前有几种经过 NIOSH 认证的呼吸器，如过滤面罩呼吸器、半面罩式橡胶呼吸器、全面罩呼吸器、电动送风呼吸护具、供气式呼吸器、自给式呼吸器等，这些呼吸器可以提供对空气微粒的不同程度的防护。

2009 年 NIOSH《安全纳米技术方法》文件与《关于二氧化钛与碳纳米管的情报公报》中包括了关于处理纳米颗粒时呼吸器的使用与选择建议。目前的呼吸器性能研究表明，NIOSH 推荐的传统呼吸器选择适用于纳米颗粒。作为风险评估过程的一部分，可选用配备有 95 级、99 级或 100 级过滤器的呼吸器。

在选择呼吸防护用品时，在选择呼吸防护设备时，要在预防扩散措施的基础，考虑工人接触纳米材料的预计数量，参考附件《呼吸防护设备的选择方法》，然后选择具有恰当防护系数的呼吸防护设备。通常通过用测量或预计的空气污染物时间加权平均浓度除以 OEL（职业接触限制）并把该比值与呼吸器的指定防护因数（assigned protection factor，APF）做比较，以此选择针对空气微粒污染物的呼吸防护。作为选择，可以用呼吸器的指定防护因数乘以 OEL，得到最大使用浓度（maxim using concentration，MUC）。然后把 MUC 与 TWA（8 小时时间加权平均容许浓度）做比较来选择恰当的呼吸器。在无纳米材料 OEL 时，熟悉工作场所的健康与安全专家需根据纳米颗粒控制目标与每种呼吸器的防护能力为工人选择恰当的呼吸器。

在为工人选择呼吸防护用品时，应检查面罩与工人面部之间的贴合度，必须选择恰当的面罩。每次佩戴面罩，必须进行贴合度测试。

NIOSH 呼吸器选择规则建议在工作场所使用呼吸器，以此作为综合呼吸防护计划的一部分。该计划应包括书面标准操作规程，工作场所监督，基于危害的选择，适合性检验与使用者培训，可重复使用呼吸器的清洁、消毒、维护与存储规程，呼吸器检验与计划评估，使用者的体检合格与 NIOSH 认证的呼吸器的使用。

参考文献

[1] NIOSH，Current intelligence bulletin 63：occupational exposure to titanium dioxide. Cincinnati，OH：U.S. Department of Health and Human Services，Centers for Disease Control and Prevention，National Institute for Occupational Safety and Health，DHHS（NIOSH）Publication，2011：201–160.

[2] NIOSH，Current intelligence bulletin 65：occupational exposure to carbon nanotubes and nanofibers. Cincinnati，OH：U.S. Department of Health and Human Services，Centers for Disease Control and Prevention，National Institute for Occupational Safety and Health，DHHS（NIOSH）Publication，2013：2013–145.

[3] ACGIH，Industrial ventilation：a manual of recommended practice for design. Cincinnati，Ohio：American Conference of Governmental Industrial Hygienists，2013.

[4] Wang Y，Wei F，Luo G，et al.The large-scale production of carbon nanotubes in a nano-agglomerate fluidized-bed reactor[J]. Chem Phys，2002，Lett 364（5-6）：568–572.

[5] Naumann B D，Sargent E V，Starkman B S，et al.Performance-based exposure control limits for pharmaceutical active ingredients. Am Ind Hyg Assoc[J].1996，57（1）：33-42.

[6] Genaidy A，Tolaymat T，Sequeira R，et al. Health effects of exposure to carbon

nanofibers: systematic review, critical appraisal, meta analysis and research to practice perspectives[J]. Sci Total Environ, 2009, 407（12）: 3686-3701.

[7] Tsai S J, Hoffman M, Hallock M F, et al.Characterization and evaluation of nanoparticle release during the synthesis of single-walled and multiwalled carbon nanotubes by chemical vapor deposition[J]. Environ Sci Technol, 2009b, 43: 6017-6023.

[8] Lee J H, Kwon M, Ji J H, et al. Exposure assessment of workplaces manufacturing nanosized TiO_2 and silver[J]. Inhal Toxicol, 2011, 23（4）: 226-236.

[9] Yeganeh B, Kull C M, Hull M S, et al. Characterization of airborne particles during production of carbonaceous nanomaterials[J]. Environ Sci Technol, 2008, 42（12）: 4600-4606.

[10] Methner .Engineering case reports: effectiveness of local exhaust ventilation （LEV） in controlling engineered nanomaterial emissions during reactor cleanout operations[J] Occup Environ Hyg, 2008, 5（6）: D63-D69.

[11] Tsai S J, Ada E, Isaacs J, et al.Airborne nanoparticle exposures associated with the manual handling of nanoalumina in fume hoods[J] Nanopart Res, 2009a, 11（1）: 147–161.

[12] Ahn K, Woskie S, DiBerardinis L, et al.A review of published quantitative experimental studies on factors affecting laboratory fume hood performance[J] Occup Environ Hyg, 2008, 5（11）: 735-753.

[13] Tsai S J, Huang R F, Ellenbecker MJ.Airborne nanoparticle exposures while using constant-flow, constant-velocity, and air-curtain-isolated fume hoods[J]. Ann Occup Hyg, 2010, 54（1）: 78-87.

[14] Cena L G, Peters T M.Characterization and control of airborne particles emitted during production of epoxy/carbon nanotube nanocomposites[J] Occup Environ Hyg, 2011, 8（2）: 86-92.

[15] Walker L. Process containment design for development facility, 2002, part I. Pharmaceut Eng 21（4）: 72-75.

[16] Heitbrink WA, McKinnery WN Jr. Dust control during bag opening, emptying and

disposal[J]. Appl Ind Hyg，1986，1（2）：101–109.

[17] Cecala AB，Volkwein JC，Daniel JH . Reducing bag operator's dust exposure in mineral processing plants[J]. Appl Ind Hyg，1988，3（1）：23-27.

[18] Floura H，Kremer J . Performance verification of a downflow booth via surrogate testing[J]. Pharmaceut Eng，2008，28（6）：1-9.

[19] Bello D，Wardle BL，Yamamoto M，et al. Exposure to nanoscale particles and fibers during machining of hybrid advanced composites containing carbon nanotubes. [J] Nanopart Res，2009，11（1）：231-249.

[20] Brouwer D. Exposure to manufactured nanoparticles in different workplaces[J]. Toxicology，2010，269（2）：120-127.

[21] Methner M，Hodson L，Dames A，et al. Nanoparticle emission assessment technique （NEAT） for the identification and measurement of potential inhalation exposure to engineered nanomaterials—part B：results from 12 field studies[J] Occup Environ Hyg，2010，7（3）：163-176.

[22] Demou E，Peter P，Hellweg S . Exposure to manufactured nanostructured particles in an industrial pilot plant[J]. Ann Occup Hyg，2008，52（8）：695-706.

[23] Lee J H，Lee S B，Bae G N，et al.Exposure assessment of carbon nanotube manufacturing workplaces. Inhal Toxicol，2010，22（5）：369-381.

第五章 纳米技术产业危害风险决策控制策略

国际劳工组织《在全球工作变化背景下新兴风险和预防模式》报告指出，纳米技术在医疗卫生、生物技术、清洁能源、通讯信息、化学制剂、电力、军工、农业、建筑等领域具有重大的应用价值。到 2020 年，在全球生产和销售的产品中，20%的商品应用到纳米技术。国际劳工组织《2015 世界就业与社会展望：日益变化的工作性质》报告认为，纳米技术在促进经济发展、增加就业、节能减排、降低价格方面起着积极作用。然而，新技术同时也会给社会带来负面影响。《欧盟公众在线咨询报告：纳米技术行动规划策略（2010—2015）》显示，绝大多数（80%以上）被调查者对纳米技术带来的益处持乐观态度。然而，11%的被调查者认为纳米技术存在的风险远大于其产生的收益。纳米技术在航空、农业、能源、建筑、环保、食品加工、家居产品、电子设备、化学制剂、纺织品、安保产品、卫生保健等应用领域存在着不同程度的危害风险预期。同时，人们还普遍意识到纳米技术领域缺少风险/收益评估信息，尚未获取全面的纳米材料毒性资料，尚无完善的监管政策制度，尚无完备的职业健康危害风险资料。此外，工业领域涉及的纳米材料数量众多且繁杂，给职业接触人群数量的估算带来挑战。约 60%的被调查者认为现有纳米技术领域监管不利，60%~90%的被调查者认为亟须建立纳米材料使用规范（包括安全性）和分类目录。世界卫生组织（欧洲区）2010年 Parma 环境和健康申明给予纳米技术和纳米颗粒的健康危害问题高度关注。多国政府组织和贸易协会纷纷从国家和行业层面探讨纳米颗粒所致健康危害和环境影响，以期提供纳米材料的危害分类以及纳米颗粒危害风险控制策略，促进纳米技术产业的健康发展。

第一节　纳米技术产业风险决策面临的挑战

纳米技术产业发展既要关注经济利益，也要考虑社会效益。在纳米技术发展与应用的过程中，产业从业者面临着未知风险。就职业安全卫生而言，全社会应尽力保障工人健康权益，确保产业可持续发展，需考虑如下内容：①预判、识别、追踪作业场所纳米颗粒潜在危害；②探讨工人对纳米颗粒的职业接触水平；③危害与风险评估及其信息沟通；④制订职业安全卫生风险管理规程；⑤增进纳米技术的安全使用并实现良好的经济社会收益。危害识别、暴露评定、风险评价、风险管理和利益预期之间存在着相互关联。如风险评价中的参数及其结果为确立暴露评定优先主题提供基础；风险评价中的不确定性（如毒性资料不完善）为确定毒理学研究需求提供指引；风险评价结论为研制风险管理决策提供依据，使风险处于社会可接受水平。

企业和社会应从各自角度出发，自觉承担相应职责，以负责任的态度发展纳米技术产业：①在应对纳米颗粒潜在危害方面，企业提供作业场所存在的纳米材料类别，开展毒性评价实验研究，采取谨慎的风险防控方案；社会发布危害信息及其风险防控指南建议，支持毒理学研究项目。②在解决职业暴露问题方面，企业进行纳米颗粒检测监测工作；社会提供暴露检测指标、采样方法及其分析技术指南。③在危害与风险评估及其信息沟通方面，企业落实危害与风险评价工作，向职工反馈评价结果信息，培训职工的安全操作意识与技能；社会加强危害与风险的定量评估工作，向雇主、工会、职工、公众和相关职能机构反馈相应信息。④在职业安全卫生风险管理方面，企业应降低作业场所环境中的危害物质浓度，监测职工接触水平和健康水平，控制作业场所风险；社会征集多方建议并研制管理策略、鼓励推行作业场所风险管理指南、职业接触限值、工程与个体防护建议、医疗健康监护等文件。⑤在实现收益预期方面，企业应规避由纳米颗粒带来的不良后果，增强风险意识，支持预警防护措施，记录防护控制效果，披露风险评估中的不确定性；社会应加强风险评估中的不确定性研究，分析危害与风险结论的确定性，评述防护控制效果，鉴别环境危害与职业危害，支持科普和教育工作。

合理界定纳米尺寸、定义纳米材料、标识纳米是准确执行纳米颗粒风险决策的前提。欧洲化学组织就纳米技术政策法规和研究项目中的纳米材料定义内容做出过建议，供欧盟成员国、工会组织和经济行业体参考使用。欧盟委员会成员曾就纳米材料定义提出建议并认为，不论凝聚与否，凡是一维或多维尺度在 1~100 nm 内，且符合该范围界限的物质成分所占比例达到或超过 50% 的材料均可视为纳米材料。同时考虑在环境、健康、安全方面有特殊要求的情况下，凡上述物质成分所占比例介于 1% 和 50% 的材料也可按纳米材料处理。此外，凡是比表面积大于 $60 \ m^2/cm^3$ 的物质即可视为纳米材料。然而，即便比表面积小于 $60 \ m^2/cm^3$，满足尺度和组分比例范围要求的材料亦可视为纳米材料。新兴和新发现的健康风险科学委员会从管理需求出发，对纳米材料进行了更为细致的区分，即将①中位粒径尺寸在 100~500 nm 且小于 100 nm 的物质所占比例大于 0.15% 的物质视为 2 类纳米物质；②中位粒径尺寸在 100~500 nm 且小于 100 nm 的物质所占比例大于 0.15% 的物质视为 3 类纳米物质。后者进一步以 40 nm 为分界值，将中位粒径尺寸在 40~100 nm 且小于 40 nm 所占比例极小的物质视为 3a 类纳米物质；将中位粒径尺寸在 1~40 nm 的物质和中位粒径尺寸小于 40nm 的物质所占比例极小的物质均视为 3b 类纳米物质。

尽管纳米材料领域的术语定义存在着分歧和差异，但 eNanoMapper 项目有望对术语定义进行整合和统一。eNanoMapper 依据语义 Web 标准和本体论管理工程纳米材料毒理学资料。其本体论涵盖了纳米颗粒分类，工程纳米材料理化特性，工程纳米材料生物活性反应，纳米安全性实验设计，纳米材料在外界介质的转归途径，已知工程纳米材料安全性信息等主题内容。在 eNanoMapper 中，根据 ChEBI（Chemical Entities of Biological Interest）关于化学物质和分子实体的划分思路，纳米材料和纳米颗粒定义还可进行更为细致地区分。即便在拥有统一详尽的纳米术语的条件下，纳米标识与否仍会影响风险决策。材料分散剂或表面包被物往往仅在化学品安全技术说明中有所提及并不会出现于产品标识。欧盟法律规范已对应用纳米材料的农产品、食品饲料、食品包装、生物制剂和化学物质领域做了上市前审批规定。然而，仅新型食品、饲料产品、生物制剂的相关准则明确提及纳米定义，可供参考的法律条款为 COM（2013）894、2013/0435（COD）、（EU）No 1169/2011、（EU）No 528/2013。同时，这三类产品在纳米标识方面也有着明确规定，可供参考的法律条款为（EU）No 1169/2011 和（EU）No 528/2013。

食品添加剂有纳米标识要求的法律条款，如（EU）No 1169/2011，但无纳米定义的参考法律条款。

纳米尺寸定义和纳米材料的界定决定着《化学品的注册、评估、授权和限制》规定下的纳米材料数量，并对风险控制决策提出了挑战。在 4700 种物质中，78 种物质的登记数据资料包含了一些与纳米材料特征相关的信息：① 59 种物质按《化学品的注册、评估、授权和限制》进行了注册登记。尽管未直接表明这些物质拥有纳米尺寸，但纳米术语在交叉参照对比中有所体现。同类或相似物质纳米尺寸的交叉参照对比信息亦包含在档案数据中以便符合《化学品的注册、评估、授权和限制》要求；② 8 种物质同样提供了同类或相似物质纳米尺寸交叉参照对比信息，但明确排除其拥有纳米结构；③ 3 种物质被认为拥有纳米结构。其中的 1 种物质被反复 3 次上传至登记数据库，仅在某 1 次上传中明确称其为纳米材料，另 2 次上传档案数据仅在物质描述中用了纳米术语；④ 2 种物质很有可能涉及纳米相关信息，却未以纳米材料上报；⑤ 6 个档案数据资料在物质描述中提及纳米术语，仅认为这些物质存在纳米结构，并未视作纳米材料。Matrix Insight 公司报告提及，在产量为 100～1 000 t 的物质登记注册系统中，纳米材料有 4 种。随着纳米材料品种研发与投产的增多，新材料数量亦有所增加。其中，有 95%的新型纳米材料较常见，数量为 475～1 900 种；5%的新型纳米材料较为新颖，数量为 25～100 种。该报告资料还显示，有 77%的被调查者认为，纳米材料定义对其自身数量评估有着明显的影响。虽然 90%的被调查者熟悉《化学品的注册、评估、授权和限制》且 93%的被调查者了解纳米材料，但是 76%的被调查者意识到现行纳米材料注册登记条款及其相关信息模棱两可。79%的被调查者认为纳米材料定义差异是造成现有信息不确定的重要因素之一。贯彻执行统一的欧盟纳米材料定义并不意味着能消除人们对物质登记管理制度的困惑。26%的被调查者认为这样反倒会增加人们对注册登记管理制度的理解难度。这会增加《化学品的注册、评估、授权和限制》规定下的纳米材料的管理难度。自 2018 年 6 月 1 日起，凡年产量达到 1 t 的物质必须进行注册登记。由于纳米材料定义的不确定性及其更新，企业对是否需要注册有所困惑。为此，欧洲化学组织正积极指导企业落实物质注册登记制度。欧洲化学组织指南建议有利于注册登记者理清纳米材料登记管理问题。其中有 5 种纳米材料已列入欧共体滚动行动计划，包括银、二氧化钛、氧化锌、氧化铈、多壁碳管。

产品中所含纳米材料的标识及其信息公开是增进社会了解纳米材料接触总量和途径的有效方式。市场在售纳米材料名录信息的缺乏促使欧盟致力于目录数据库的建设工作。虽然 Woodrow Wilson 数据库、ANEC-BEUC 2010 含有纳米材料组分的消费品目录，德国环境非政府组织"BUND"在线数据库、Nanowerk纳米技术产品数据库在收集纳米材料信息及其商用产品方面起着一定作用，但这些数据库对纳米材料种类的划分不甚清晰，对商用产品（含纳米组分）信息收集亦不完整。此外，现有数据库信息质量得不到很好地控制。为此，欧盟正准备组建网络平台，以获取纳米材料及其用途目录，便于用户快速方便地搜寻纳米材料信息，并提供用户数据信息来源及其数据库。用于识别欧盟市场销售的含纳米材料的商品的技术手段可为建立针对此类商品的搜索引擎提供支持。2012 年启用的纳米材料在线搜索网站（http://www.nanomaterialregistry.org）有助于公众更好地了解产品中所用纳米材料的特性。纳米材料在线搜索网站对其收录的物质有着明确的规定和流程：考虑到纳米材料理化特性的复杂性，该网站尽可能全面地描记纳米材料的理化参数，并对入库纳米材料的基本特征有所规定。凡入库的纳米材料至少包括成分、粒径、粒径分布、形态、表面积、表面化学物、表面电荷、纯度、聚集状态、溶解度、稳定性和表面活性等 12 个参数。根据国际化标准组织的词汇标准要求，该网站还将源自不同资料中的材料属性说明进行了统一。这有利于对入库纳米材料进行比对分析。同时，入库纳米材料还有其对生物体和环境介质的影响数据。在对这些数据进行收录过程中，也需遵循相关规定要求。为使入库纳米材料资料信息的质量与数量生动直观地展示给公众，该网站以"金牌""铜牌""银牌"形式依次代表材料质量"好坏"。在产品公开纳米材料信息并进行标识的基础上，公众可通过纳米材料在线搜索网站了解所关注产品中的纳米材料成分。风险决策者还可参照美国 BASF 公司在纳米技术产业工人登记系统开发应用方面的经验，给出纳米材料在社会上的流通情况并提供确切的使用量和使用频率信息。

多样化的纳米材料给危害分类及其风险决策带来了压力，也增加了社会负担。纳米材料研究领域的优先主题大多是以研讨会协商、专业委员咨询、行政层面决定等形式而做出。尽管实验室研究成果给出了大量数据和突破性知识，但这些发现在纳米技术产业危害风险管理方面中的实际价值或许相当有限。信息值分析法是一种科学高效的研究主题凝练方式。信息值分析法的研究项目极有可能破解纳米技术产业危害风险决策的瓶颈。就纳米银、碳管和二氧化钛危害分类而言，在 15 种与危害分类相关的特征性参数中，12 种参数对前述 3 种纳米材料的描述存在不确定性；14 种参数对至少 1 种或 1 种以上纳米材料的描述存在不确定性。这种不确定性很可能造成 3 种纳米材料危害分类的错误。原本低危害性物质错误地归类于高危害性物质，造成管理成本和社会资源的浪费。与之相反，原本高危害性物质错误地归类于低危害性物质，造成社会风险管理的失控局面。相较于纳米银，纳米碳管和二氧化钛的研究投入在调整这 2 种物质危害分类方面还是值得尝试的。就纳米二氧化钛而言，尺寸形态和比表面积的研究收益往往优于其致癌、致敏和致皮肤毒性试验；就纳米碳管而言，溶解性和比表面积的研究成效往往多于其致癌、生殖毒性和致敏实验；就纳米银而言，尺寸形态和溶解性研究的贡献也很可能大于其致突变、致癌和生殖毒性试验。随着纳米材料品种和修饰类型的日益增加，如何经济高效地抉择优先主题显得尤为关键。优先主题导向性研究项目势必会加速纳米技术产业危害风险决策的针对性和实效性。

纳米技术风险决策过程存在的不确定性，难免会给社会达成统一认知带来难题。由历次环境危害风险事件处置经验可知，在忽视公众对风险认知的背景下，政策法规的决策很可能引起公众的强烈反应，继而削弱公众对政府信息的信任度。因而，社会管理者和决策者有必要清楚公众对纳米技术风险的认知现状，同时了解社会不同群体间的认知差异。2013 年，澳大利亚针对公众和组织机构开展的纳米技术问题认知的分层随机抽样调查研究数据显示：①纳米技术并不为全社会所了解。30%的被访者不了解纳米技术，39%的被访者对其有所了解，31%的被访者对其较为了解。②不同机构在反馈信息方面有所差异。学术机构层面，该调查的最高应答率出现在纳米材料研发机构（38%）；纳米表征、制造、医药、电子计算机、光学、磁性物质相关机构的应答率在 4%～15%；纳米转化研究机构的应答率仅为 2%。其中半数机构从事纳米毒性研究工作，其余半数机构从事的内容与伦理、社会风险、公众舆论有关。企业层面，23%～33%的应答企业从事纳米材料生产、进口和应用研发工作。政府层面，安全健康部门的应答率为 37%，宣传/社会部门为 26%，经济部门为 16%，环保部门为 11%。③与学术机构、政府和企业相比，公众更倾向于认为纳米技术风险广泛存在。这样的风险感知并不会随着纳米技术应用产品的不同而有所改变。④不同机构和公众对产品（涉及纳米技术）的风险认知有所不同。公众更关注纳米技术相关的食品问题，其次是化妆品、医疗用品、杀虫剂、电子器件和运动器材。同样，学术机构也关注食品问题。而政府更关注化妆品问题，企业在意的是杀虫剂问题。⑤随着公众对纳米技术了解程度增加，其风险感知不会减少。相反，学术机构、政府和企业在增进对纳米技术了解的同时，其风险感知意识有所降低。⑥公众并不完全信任科学家或卫生部门在避免其免受纳米材料危害风险方面的信息。与此相反，政府和学术机构对此表示出了较多的信任态度。风险决策者应充分顾及公众所关注的重点问题，加强风险沟通技巧，妥善回应公众普遍关心的风险问题，推进纳米技术产业风险控制决策的落实。

第二节　风险决策思路发展趋势及其技术概述

在获取工程纳米材料危害识别和暴露评价新数据的同时，学术界开始意识到如何利用新方法或工具对现有数据和信息进行整合并完成现阶段纳米技术产业危害风险决策的现实意义。已有数据库提供了工程纳米材料的毒性、暴露或风险数据，如 NAPIRAhub（http：//www.napira.eu/），Hazardous Substances Data Bank（HSDB，http：//toxnet.nlm.nih.gov/cgi-bin/sis/htmlgen?HSDB），Chemical Safety Database Searcher （CSDS，http：//msds.chem.ox.ac.uk/msds-searcher.html ），Woodrow Wilson International Centre for Scholars（WWICS）Inventory of Consumer Products：（http：//www.nanotechproject.org/inventories/consumer/），WWICS Silver Nanotechnology Inventory （http：//www.nanotechproject.org/inventories/silver/）。这些数据库提供的纳米材料信息有所差异。以富勒烯、纳米碳管、二氧化钛、银、氧化锌、三氧化二铁、二氧化硅等七种物质为例，HSDB 和 NAPIRAhub 数据库中的可利用信息量最多，而 SCSD 和 CSDS 数据库存储的数据较少且可靠性低。其中，纳米二氧化钛的数据信息最多，其次是纳米氧化锌和三氧化二铁。尽管毒性研究数据最为丰富，但数据的可利用程度不甚理想。有 60%的纳米氧化锌毒性资料对实际风险评估有实际价值，仅 32%的纳米二氧化钛数据和 20%的纳米三氧化二铁数据具有现实意义。此外，文摘检索数据库和专业机构网站亦是获取科学证据的可靠渠道，如 NIOSH NIOSHTIC-2（http://www2.cdc.gov/nioshtic-2/），NIOSH Nanoparticles Information Library （http://nanoparticlelibrary.net/index.asp），ISI web of Knowledge，NCBI Pubmed。基于这些途径获取的资料更多地关注（生态）毒性问题，少数涉及暴露评价和风险评估。

    风险评估所需数据和证据是风险决策的必要条件，而技术方法是实现风险决策的关键手段。尽管纳米颗粒暴露及其对生态和人群健康的影响数据有所积累，但无法满足现阶段人们对纳米技术产业风险决策的迫切需求。这就要求决策者充分利用已有证据并采用恰当的技术方法实现纳米颗粒风险的预测和控制。纳米技术产业风险决策及其管理架构并非是一种"技术统领一切"的风险政策模式，而是一种建立在风险沟通之上并能满足多方利益需求的决策模式。已有数种纳米技术产业所致生态或人群风险的评估和管理架构（表 5-1）。这些架构所涉及的风险评估步骤是以常规程序为基础，包括了问题形成、暴露评价、效应评估和风险表征等四个环节。在问题形成环节，决策者意识到纳米技术产业的特点及其在生态或人群健康危害识别和风险评估优先程度分析中的重要意义。由于定量资料信息的不足，纳米颗粒危害风险决策还需借助其他方法和工具来克服现有风险评估和管理工作的局限性，并获取更多的定量风险评估结论。

表 5-1　纳米技术产业风险评估和管理架构汇总

应用范围	风险管理或风险评估	结构	决策模式	是否参照常规风险评估和管理	是否以《化学品的注册、评估、授权和限制》为导向	资料需求
生态或人群健康风险	管理	交互式	透明公开	是	否	理化特征，（生态）毒性，生物体内或环境介质中的转归，安全性，危害性，暴露情况
生态或人群健康风险	管理	交互式	透明公开	是	否	理化特征，（生态）毒性，生物体内或环境介质中的转归，暴露情况
人群健康风险	评估	非交互式	未知	是	否	毒性，生物体内的转归，安全性，暴露情况

应用范围	风险管理或风险评估	结构	决策模式	是否参照常规风险评估和管理	是否以《化学品的注册、评估、授权和限制》为导向	资料需求
人群健康风险	管理	非交互式	内部审核决定	是	否	理化特征，（生态）毒性，暴露情况
生态或人群健康风险	评估	非交互式	未知	是	否	理化特征，（生态）毒性，暴露情况
生态或人群健康风险	管理	交互式	透明公开	是	否	理化特征，（生态）毒性，暴露情况

　　表 5-2 概括了 4 种用于纳米颗粒危害风险或危害评估的方法手段。不同方法手段有其各自的核心思路及其参数要求，并给出相应风险预判结论。这 4 种方法手段拥有共同的特性，即以评分形式对相对风险或危害做出评估。在此基础上，再将纳米材料进行分组。虽然这 4 种方法并未严格执行常规风险评价架构内的程序和步骤，但包含了纳米材料理化特征、环境或人体接触情况，（生态）毒性数据资料。在信息收集过程中，纳米材料的理化特性参数指标，尤其是稳定性、粒径、表面修饰和表面电荷参数受到较多关注。此外，暴露情况信息也有所考虑。对这些可获取信息加以分析后，这 4 种方法可提供纳米颗粒危害风险的相对等级结论。4 种方法的分析方式有所异同。尽管方法 1 和 4 分别采用了系统排序和证据权重法，但两者的核心想法是相似的，即对不同证据或资料加以抉择，筛选出适宜参数指标作为评判依据。结合实际数据，对某纳米材料的各个依据依次赋值，判定该材料风险等级和预警防范管理层级。方法 2 将重点转移至生产环节中的操作步骤，参照截止值，根据实际情况，对生产环节中存在纳米风险进行分级，即事故性风险（如当事故发生时存在的接触可能性）、持续性风险（如当正常生产作业时纳米材料的接触可能性）和潜在污染风险（如生产车间的长期污染可能性）。方法 3 则采用随机多准则的可接受性分析方法。该方法是以一定标准范围为依据，分析某纳米材料参数指标所对应的相对风险等级。方法 1 对不确定性做

出了界定和结果解读建议，方法 3 的内涵对不确定性有着一定考虑，而方法 2
和方法 4 是未充分考虑不确定性。值得注意的是，除方法 1 的方法外，其余 3
种方法已初步在富勒烯、碳管、量子点、炭黑、硒化镉、硒化锌、铝、二氧化钛
和银等纳米材料危害或风险筛查工作中加以应用。

表 5-2　纳米技术产业风险或危害评估方法手段及其特点

应用范围	是否以《化学品的注册、评估、授权和限制》为导向	类型	目标	工具方法	资料需求	结果	潜在用户
生态或人群健康风险	否	风险筛查	识别工程纳米材料生产至使用的整个周期内所需预警防范措施	排序系统	理化特征,生物体内或环境介质中的转归(如稳定性),暴露情况(如频率和强度)	预警需求分值	企业
生态或人群健康风险	否	风险筛查	评价工程纳米材料生产的相对风险	XL 保险数据库方法	理化特征,(生态)毒性,生产情况(如材料输入、成品流水线),操作条件(如温度),暴露情况(如扩散散逸)	相对风险数值	企业
生态或人群健康风险	否	风险筛查或筛选优先研究主题	根据工程纳米材料危害等级,筛选其对应的风险等级	随机多准则的可接受性分析	理性特征,(生态)毒性,生物体内或环境介质中的转归(如生物聚焦性和可利用度)	相对风险数值	企业和学术机构
人群健康风险	是	危害评估	评价工程纳米材料的相对危害	证据权重法	理化特征,毒性,暴露情况(如稳定性)	相对风险数值	学术机构和管理部门

2008—2010 年，计算风险分析在纳米环境健康安全研究领域得以应用。其
中，在纳米技术产业风险决策过程中，蒙特卡洛法成为探讨纳米材料毒性不确定
性的常用工具手段。同时，控制带和多准则决策分析等风险控制方法在纳米环境
健康安全研究领域亦有所实践。在此期间内，除较早开始研究的纳米材料（如富

勒烯、炭黑、纳米碳管）之外，纳米银和纳米二氧化钛危害风险研究开始涌现。2011—2013 年，贝叶斯法首次在纳米技术产业风险分析中进行了尝试。除前 5 种关注度较高的纳米材料之外，纳米金的危害风险分析工作也得到发展。

　　Erbis 对 5 种计算风险分析方法进行了汇总分析。其中，蒙特卡罗方法有望应对纳米技术产业风险评估的不确定性。作业场所纳米材料的散逸情况可通过蒙特卡罗模拟模型进行预测，所得结果可用于指导职业卫生防护措施的选择。作业场所的不同作业岗位（如合成岗位、物料收集岗位和包装岗位）的纳米颗粒浓度水平估算可通过蒙特卡罗模拟模型而实现，继而建议不同岗位工人采取不同等级的风险防范措施。多标准决策分析方法在含有可持续性发展相关参数指标的决策中表现出良好效果。纳米相关产品中的材料类型及其含量可通过多标准决策分析方法而得以估算。在分析过程中，需要将降低能耗、用水量和废物排放量以及提高产品性能等参数指标考虑在内。随着纳米技术及其产品的广泛应用，贝叶斯方法可有效估算纳米材料向水体、土壤和空气中排放量及其分布概率情况。结合材料理化特征和生产处理工艺资料，贝叶斯方法能预测纳米材料对环境的影响程度。结合材料特性和人体接触资料，贝叶斯方法有望预测纳米材料所致人体健康危害风险。决策树分析法在风险管理领域具有现实意义。在考虑纳米材料理化特性和多种职业暴露方式的条件下，决策树分析可组建纳米材料危害风险的模型，提供职业卫生防护建议。结合蒙特卡罗法，控制带工具能获取作业场所纳米颗粒浓度预测值数据，提供更加精准的风险控制建议。

第三节　纳米技术产业风险决策技术应用

一、蒙特卡洛模拟

　　根据产业价值链走向，纳米材料排放模型可提供各环节的纳米颗粒浓度。在此过程中，需收集并分析产量、降解性、商用用途及其转归和转运途径等数据信息。然而，这些资料往往存在着不确定性，增加了重要因素参数识别及其贡献率分析工作的难度。对于不确定性事件的预测，蒙特卡洛模拟可利用概率分布函数所得的随机采样数据作为输入值，提供给定概率分布下的不同事件结局的概率情况，提升预测结果的客观性。目前，蒙特卡洛模拟在指引纳米技术产业相关企业处置纳米金属及其氧化物方面具有参考意义，有助于科学决策企业的相关设施装备。

蒙特卡洛模拟探讨了废水处理过程中纳米银的浓度变化及其分布特征。在废水处置前，纳米银浓度取决于纳米银的使用量和用水量。在废水处理时，纳米银的分布特征会影响其浓度。其中，纳米银的物理状态（单体或集聚物）、溶解性和硫化状态决定着纳米银的吸附性以及消减沉降过程，继而影响游离态纳米银的浓度水平。纳米银表面包被物质不同，纳米银起始浓度以及淤泥中沉降的纳米银浓度会有所不同。如在 10 000 次纳米银起始浓度模拟中，95%结果认为阿拉伯树胶包被的纳米银浓度低于 0.24 μg/L，非包被纳米银浓度为 0.06 μg/L。在 10 000 次淤泥中沉降的纳米银浓度模拟中，95%结果认为阿拉伯树胶包被的纳米银浓度低于 4.3 μg/kg，非包被纳米银浓度为 13 μg/kg。灵敏度检验发现，无论纳米银的包被形式，纳米银产量及其在废水中的初始排放量对模拟结果的影响程度分别达到 23%和 55%，而处理方式对模拟结果的影响不足 10%。纳米银产量及其外排量对纳米银浓度模拟结果的准确性有着重要价值。当纳米银年产量在 11 400 kg 时，纳米银初始浓度与其分布系数成反比，而淤泥中沉降的纳米银浓度情况恰好相反。当有必要降低企业废水纳米银浓度时，尽可能生产或使用具有高分布系数特性的纳米银产品。在废水纳米银起始浓度很可能超过预测无效应水平的最低值（20 μg/L）的情况下，年产量需达到 800 000 kg。若包被有阿拉伯树胶的纳米银的排放系数为 75%，废水中纳米银浓度将达到 20 μg/L。

纳米材料生产或使用企业的废水处置条件需根据纳米材料的种类及其表面修饰而有所调整。废水处理一般包括初级处理和二次处理。当废水经初级沉淀后，含纳米材料的废水进行活化污泥处理和二次沉淀。在初级沉淀时，有氧反应既可去除部分纳米材料，也可去除部分纳米材料结合衍生物。残留于水体中的纳米材料和纳米材料结合衍生物则经二次处理。随着活化污泥处理，滞留于淤泥的纳米材料及其衍生物则在无氧反应的过程中进一步转化。在沉淀过程中，水中纳米材料含量取决于其自身分布系数（即沉淀于淤泥中的含量与水体中的含量之比）。分布系数越高，则纳米材料与固体悬浮物质的结合率越强，利于纳米材料沉积。不同种类的纳米颗粒或相同包被状态而尺寸不同的纳米颗粒有着各自的分布系数。纳米二氧化钛的分布系数大于纳米氧化锌。包被聚乙烯吡咯烷的 40 nm 纳米银的分布系数大于包被聚乙烯吡咯烷的 8 nm 纳米银。包被阿拉伯树胶的 25 nm 纳米银的分布系数大于包被阿拉伯树胶的 6 nm 纳米银。此外，水中悬浮态纳米颗粒的清除率还取决于固体悬浮物质的含量。若废水中纳米二氧化钛、纳米氧化锌、包被聚乙烯吡咯烷的 40 nm 纳米银的初始浓度分别为 293 μg/L、72 μg/L、1.2 μg/L，废水处理时纳米二氧化钛、纳米氧化锌、包被聚乙烯吡咯烷的 40nm 纳米银的浓度分别降至 1.2 μg/L、0.050 9 μg/L、0.001 69 μg/L。在二次处理中，纳米颗粒浓度与厌氧消化反应时长有关。当纳米银有氧反应时长为 2h 时，纳米银残留量为原来的 79%；而无氧反应时间 2h 时，其残留量仅为原来的 10%。当纳米氧化锌有氧反应时间 5.5h 时，纳米氧化锌残留量为变原来的 79%；而无氧反应时间 3h 时，其残留量为原来的 12%。在此条件下，有氧反应下纳米银的一级动力学转化效率为 0.118/h，而无氧反应下其转化效率为 1.152/h。有氧反应时纳米氧化锌的一级动力学转化效率为 1.67/h，而无氧反应下其转化效率为 0.707/h。由于纳米二氧化钛溶解性差且难以产生氧化还原反应，其在有（无）氧反应条件下的转化效率为 0/h。由此可见，废水中游离纳米金属氧化物浓度的消减工艺需综合考虑纳米颗粒的氧化还原性和表面修饰状态。

恒量蒙特卡洛模拟方法可分析纳米颗粒集聚物粒径及其粒径分布特征，揭示纳米颗粒物粒径尺寸的动态演变过程。纳米颗粒的粒径尺寸的预测算法有助于解析其在介质中的沉降情况。纳米颗粒聚集物的尺寸模拟数据显示：

（1）当纳米颗粒数量在 500~10 000 时，数值为 5 000 时的模拟能准确度较好。由于模拟过程采取随机数量数值法，各次模拟数据间存在着变化。随着模拟次数增加（5 次及以上）和颗粒数量数值的增多（5 000 及以上），预测所得的尺寸粒径变异度小于 0.1%。同时，当模拟次数超过 10 次时，预测值的标准误小于 1%。

（2）当纳米颗粒集聚物的形成且超过某一临界尺寸时，其重力沉降效应有所凸显，悬浮态的颗粒物浓度趋于改变。就纳米二氧化钛（悬浮于酸碱度为 8 或 10，离子强度为 0.37nM 的介质）而言，动态光散射检测法所得的光子计数值下降 18%，则有沉降现象；对于纳米二氧化铈（悬浮于酸碱度为 8，离子强度为 0.37 nM 的介质）而言，光子计数值下降 30%，则有沉降现象。

（3）排除沉降因素，随着集聚物尺寸的增大，集聚程度随之加快。然而，在考虑沉降时，集聚尺寸会处于某一临界值而不再发生变化。其中，对 5 000 个粒径为 15 nm 的纳米二氧化铈或粒径为 21 nm 的纳米二氧化钛进行的 10 次模拟数据显示，尽管悬浮状态颗粒物尺寸维持在 250 nm 或 160 nm 左右，但悬浮状态颗粒浓度下降程度在 10%~50%，此数值与观察值一致。此外，颗粒集聚物尺寸的预测值亦与观察值相近，且绝对误差不大于 1%。这些模拟数据表明，随着 Hamaker 常数的增大，范德华力亦有所升高，颗粒集聚物尺寸随之增大；随着介质离子强度的增加，电荷双层排斥效应弱化，集聚物尺寸也会增大；随着纳米颗粒原始粒径的减小，集聚物尺寸随之增大。这类方法及其研究数据或可用于分析车间空气环境中纳米颗粒的扩散与沉降情况，指导企业合理布局防尘设备装置。

由于废水处置所得淤泥（含纳米材料）的循环利用会增加土壤环境中的纳米颗粒负荷，企业应考虑恰当的废水处理设施及其清淤处置方案。Hakanson 潜在生态危害指数法的蒙特卡洛模拟实践显示：①纳米氧化锌的浸出浓度（对数值）与时间呈线性关系，斜率为 0.01·d。②纳米氧化锌被植物的摄入量为 1 mg/d·kg 植物。③在降水量大、使用量低的情况下，土壤中纳米氧化锌含量达到平衡状态时的浓度仅需 25d；在降水量少、使用量大的情况下，土壤中纳米氧化锌含量需 150d 达到平衡状态时的浓度。这有助于研制纳米材料生产使用企业废弃物的环境容许排放量，并为工程防护性能参数指标的决策提供科学依据。

二、决策树

纳米技术产业的危害风险及其工程控制决策需考虑纳米材料的危害等级，而决策树分析在识别化学物质生态危害等级分类方面具有较好的稳健性和可靠性。此外，决策树分析的步骤简洁，评价指标较少，是较优的分类方法。61 种环境优先污染物以新化学物质登记所需的 7 个基础指标为辨识参数，判断各污染物的危害等级。同时，比较了决策树、Fisher 判别、马氏距离判别这 3 种方法的分类正确率。其中，决策树分类的总正确率为 92%，优于马氏距离判别（87%）和 Fisher 判别（75%）。同时，在已知类别为 1 的 27 种物质中，决策树法的准确预测数为 25 种；在已知类别为 2 的 18 种物质中，决策树法的准确预测数为 15 种；在已知类别为 3 的 16 种物质中，决策树法的准确预测数为 16 种。决策树在准确预测低危害程度（3 类）物质方面（100%）优于马氏距离判别（81.3%）和 Fisher 判别（75%）。虽然决策树在预测中等危害程度物质（2 类）方面有所欠缺，但可通过"修约"矫正提高其判别正确率。在 61 次决策树分类过程中，准确率达 91.7%，且服从正态分布，提示决策树技术的稳定性，适用于化学物质的生态危害等级分类。

NanoRiskCat 是一种基于决策树思路的纳米材料暴露分类和危害等级分类技术。其中，暴露分类有三种情况，即职业性接触、消费者接触和环境污染。危害等级分类有两种情况，即环境危害和人群危害。根据各种情况的特点，以红、黄、绿、灰 4 种颜色加以标识，分别表示高、中、低、未知 4 种程度等级。NanoRiskCat 具体操作过程包括以下内容：

（1）尽可能明确纳米材料的名称及其用途。

（2）了解纳米材料的存在形式，如是否以组分形式存在于产品中？是否储存于液体基质中？是否混悬于气溶胶物质中？这些信息有助于判别纳米材料暴露扩散的可能性。对混悬有纳米材料的液体或可能产生纳米材料气溶胶的产品而言，存在暴露情况的可能性为高度（红色）；对表面附有纳米材料的产品而言，存在暴露情况的可能性为中度（黄色）；对纳米材料以组分形式存在于固体状的产品而言，存在暴露情况的可能性很低或可忽略不计（绿色）。然而，因产品使用方式的不同，纳米材料暴露可能性会有所改变。产品作打磨、研磨、剪切等处理后,的纳米材料的散逸可能性增加,存在暴露情况的可能性情况为高度(红色)。

（3）纳米材料致人群危害分类情况主要依据为纳米材料理化形态特征，纳米材料的同类微米级别物质的毒性，纳米物质自身毒性，纳米材料致畸、致癌、致突变性，致呼吸系统、心血管、神经、生殖系统损害特征或者纳米材料在某些靶组织器官中的蓄积特点。在此基础上，依次分析各参数条件的实际情况，给出危害分类情况（图 5-1）。

（4）纳米材料致环境危害分类情况需考虑纳米材料是否对生态物种产生毒性？纳米材料是否有生物富集性？纳米材料是否具有长期蓄积性？纳米材料是否对生态系统造成不可逆的后果？纳米材料是否易于扩散？以及纳米材料是否是全新的物质？图 5-2 描述了环境危害分类情况的整体决策流程。

在 NanoRiskCat 流程决策过程中，将 ECHA 分类标签和包装中的 A 类物质和 B 类物质分别视为产生非可逆性损伤效应和可逆性损伤效应的物质：凡符合急性毒性达到 1～4 级，生殖细胞突变 1A、1B 或 2 级，生殖毒性 1A、1B 或

2 级，单次暴露某靶器官毒性 1 级或 2 级，反复多次染毒靶器官毒性 1 级或 2 级，吸入毒性 1 级，皮肤刺激/腐蚀达 1A、1B 或 1C，严重眼刺激/损伤 1 级，呼吸和皮肤致敏达 1 级，这些视为非可逆性损伤；凡皮肤刺激/腐蚀达 2 类，单次暴露某靶器官毒性 3 级，严重眼刺激/损伤 2 级，这些情况视为可逆性损伤。这些可为决策结论的产生作出相应解释。此外，在环境危害风险决策中，还应考虑到纳米材料对生态生物的毒副效应，建议将效应浓度 LC 值定在 10mg/l。当低于此值时，该物质列为高毒或有毒物质。同时需考虑纳米材料的生物蓄积性和持久性，建议将半衰期 $T_{1/2}$ 大于 40 d 的物质视为持久性物质。生物浓度因子（BCF）和生物放大因子（BMF）可预测物质的生物蓄积性。当 BMF>0.1 时，认为有生物蓄积性可能。

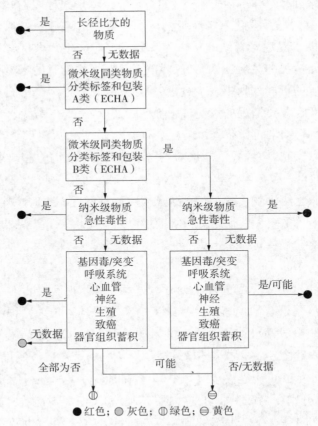

●红色；○灰色；Ⓗ绿色；⊖黄色

图 5-1　NanoRiskCat 对人群危害程度的决策流程

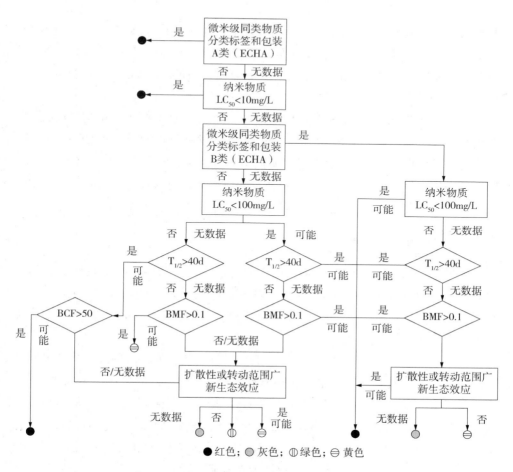

●红色；●灰色；⑪绿色；⊖黄色

图 5-2　NanoRiskCat 对环境危害程度的决策流程

NanoRiskCat 分别对纳米银、富勒烯、纳米碳管、纳米二氧化钛、纳米氧化锌、纳米金、NanoCotz^{TM} 和未知纳米材料产品的暴露分类和危害分类情况进行了分析。暴露结果显示，职业人群和消费者与纳米银、富勒烯、纳米氧化锌、纳米金、NanoCotz^{TM} 和未知纳米材料产品 6 种物质的接触可能性很高（红色）。同样，这 6 种物质进入环境介质的可能性也很高（红色）。纳米碳管和纳米二氧化钛进入环境介质的可能性（红色）要大于职业人群接触和消费者接触（黄色或绿色）。人群危害分类情况结论表明，未知纳米材料产品所造成的危害可能性存在着不确定性（灰色），纳米金、纳米碳管和富勒烯 3 种物质的危害可能性均为中等（黄色），其余 4 种纳米材料的危害可能性很高（红色）。环境危害分类情况结论表明，未知纳米材料产品所造成的危害可能性存在着不确定性（灰色），其余 7 种纳米材料所造成危害的可能性均很高（红色）。

综上所述，NanoRiskCat 在指导纳米技术产业职业健康安全防护决策方面具有重要的应用价值。NanoRiskCat 获取的危害等级是企业抉择整体工程控制方案的重要参考依据，暴露等级则为车间配置相应防护等级的局部防控设备或个体防护用具提供选择原则。加之其判别结果的标识清晰易懂，NanoRiskCat 在作业场所安全警示与危害防护宣传方面亦具有实效性。

三、证据权重分析

证据权重法通过对有价值资料数据的分析而得到有用结论，在危害识别和风险评估工作中具有应用价值。目前证据权重法已用于纳米材料风险评估。证据列举法、最佳专业判断法、逻辑法、因果联系法、评分法、标定指数法和定量法在纳米材料危害识别方面有其各自优势和局限性

（1）证据列举法仅列举证据，不必对其展开讨论。不同信息接受者给出的结论会有所差异，且不会给结论做过多解释。

（2）最佳专业判断法根据实践经验和暴露与效应终点指标间的描述性关联做出结论。在结论形成过程，会对所收集证据的强弱性做出判断。由于证据质量评价并不需要充分公开说明，证据解读者会根据自身利益或经验做出结论，造成结论偏颇。

（3）逻辑法是根据监管部门建议或专业经验做出分析判断，并按流程要求分析证据。逻辑法所得结论的一致性要好于最佳专业判断法。然而，不同评价者给出的结论仍会不同。由于证据权重为两分类，难以对意见相左的证据做出折中。逻辑法仅给出单次结论并不能对结论做出对比。

（4）因果联系法考虑了暴露与健康危害或理化特征与健康危害间因果关系。这有助于了解纳米材料致病机制及其影响因素。此外，该方法对于不确定性问题有所关注。但收集到的证据直接对结论产生影响。不同证据可能产生不同结论。

（5）评分法可给证据赋予相对分值，属于简单定量方法。但该评分方法用途有限且不能对所有可能性给出相对分值。

（6）标定指数法对证据做出矩阵并根据标定指数对其给出相应的唯一值。但可能会损失信息量且难以定量不确定性。

（7）定量法采用概率分布或相关关系分析法对某一原因或结果的证据做出特征描述。在此基础上，对原因和结果间的因果关系做出定量评价。该方法数据量大且需要软件加以实现，但适用于复杂情况的分析。

结合多准则决策分析技术，证据权重法可处理复杂信息资料的权重分析。在纳米材料危害性分析中，证据权重法不仅要关注危害性相关资料和证据的收集，还需对这些信息的质量做出评判，以提升决策效果。一方面，每份资料数据经换算后可得到加权后的危害指数；另一方面，多属性价值理论可对加权危害指数及其质量做出综合评价。

基于这些理念和方法的纳米二氧化钛危害评估工作已得到实践，具体思路和方法介绍如下。

首先，收集资料并对资料进行分析，得到有助于危害指数换算的评价依据及其具体分值。其中，纳米二氧化钛的理化特征可大致分为 2 类，即一类参数决定其生物学效应，另一类参数与其吸收、分布和生物蓄积性有关。而每类参数下有若干个描述理化特征的具体指标（表 5-3）。纳米二氧化钛的毒性资料可大致赋予 5 个分值，分值范围在 0~100，即从对人体有害（100）到不可能对人体有害（0）。当资料表明纳米材料和健康危害效应间有着因果关联时，则认为对人体有害（100）。当证据支持纳米材料的危害性但尚不完全认为其对人体有害时，则认为可能对人体有害（75）。当资料仅提示纳米材料对人体有害时，则认为潜在危害（50）。当证据不能充分说明纳米材料对人体的有害性（证据尚存在争议，不确定性结果或者合理证据有限）时，则认为难以确定其对人体的有害性（25）。当证据不支持纳米材料对人体有害（强有力的证据表明其在动物中的毒作用方式不存在于人体，未发现其所致动物毒性，暴露途径不存在，染毒剂量水平以下不可能造成毒性表现）时，则认为不可能对人体有害（0）。其次，参照《化学品的注册、评估、授权和限制》关于化学物质危害评价所用资料的质量评判说明建议，对纳米二氧化钛危害评估所用资料的质量加以说明，指出资料的价值性，可靠程度和合理性。价值性表征所得资料是否对危害/风险评价具有较高价值；可靠程度主要依据标准化实验方案评价实验报告质量，确定实验流程和结果是否表述清晰且对实验发现做出合理解释。凡满足这些标准要求的资料视为可靠性好，但可靠程度分为 4 类，即完全可靠，在限定条件下具有可靠性、并非可靠、难以评判。每一类可靠程度会给出分值，数值范围为 0-1（Klimisch 评分系统）。合理性是评价资料是否提供了用于某一物质危害识别或风险表征的恰当数据。由于合理性仅对资料在某一危害评估方面的作用进行评价，不利于对纳米二氧化钛的整体危害性做出充分考虑。因而，以统计学效能（包括样本量和统计学差异）这一资料质量评价指标替代资料合理性指标。此外，还对对毒效应指标进行了权衡，以表示毒性实验中剂量选择的合理性。表 5-4 说明了各质量评价指标的权重。根据纳米二氧化钛危害分析所需的参数和具体指标的框架，对资料中的各指标进行评分并给出应用该资料的纳米材料危害加权分数（图 5-3）。对 62 份关于纳米二氧化钛危害性实验研究资料进行分析后，纳米二氧化钛危害加权总得分为 52.19。尽管此数值并不能对纳米二氧化钛危害做出绝对分类，但该方法充分利用并分析了大量前期数据，其所得的危害性分析结论具有参考价值，特别是通过与其他纳米材料的加权总得分的比较，可为制定不同纳米颗粒危害风险控制决策提供理论依据。

表 5-3　理化指标参数分类及其标准与赋分

分类	亚类	指标	分值
反映生物效应	活性	BET 比表面积	低比表面积（$0\sim5m^2/g$）=25 中等比表面积（$5\sim15m^2/g$）=50 高比表面积（$>15m^2/g$）=100 比表面积数据缺失=75
	成分	物质材料本身毒性	有=毒性很大=100 无=毒性很低=25
	纯度	材料存在其他有毒成分（如多环芳烃和重金属）	<96%（纯度较低）=高毒物质=100 96%~99%（纯度尚可）=中等毒性物质=75 >99%（纯度很高）=低毒物质=25
	形状	长径比	≥3∶1（纤维状）=高危害=100 <3∶1（颗粒状）=低危害=25
反映吸收、分布、生物蓄积性	粒径	原始颗粒尺寸吸入方式	>30 nm（低肺部沉积率）=低吸入性=25 10~30 nm（中等肺部沉积率）=中度吸入性=75 <10 nm（高肺部沉积率）=高吸入性=100
		原始颗粒尺寸肺外转移可能性	>5 nm（低转移性）=25 2.5~5 nm（中等转移性）=75 <2.5 nm（高转移性）=100

分类	亚类	指标	分值
反映吸收、分布、生物蓄积性	稳定性	包被有抗团聚功能的物质稳定剂	是=高稳定=高吸收/分布=100 否=低稳定=低吸收/分布=25
		pH=7 液态中的 z 电位（mv）	>＋30 mv/<-30 mv（高稳定）=高吸收/分布=100 －30 mv~＋30 mv　（低稳定）=低吸收/分布=25
	生物蓄积性	亲水性表面	是（高稳定性）=高吸收/分布=100 否（低稳定性）=低吸收/分布=25

表 5-4　数据质量标准及其依据指标与赋值

指标	次级指标	权重
价值性（0.25）	**测试类型**	
	体内	1.0
	体外	0.3
	暴露方式	
	吸入	1.0
	皮肤接触	0.6
	摄入	0.3
	终点观测指标	
	致癌性	1.0
	炎症	1.0
	氧化应激	1.0
	基因毒	0.8
	致纤维化	0.8
可靠程度（0.25）	**Klimisch 分值**	
	完全可靠	1.0
	在限定条件下具有可靠性	0.75
	并非可靠	0.5
	难以评判	0.25
统计指标（0.25）	统计学意义	0.6
	样本量	0.4
毒理学意义（0.25）		

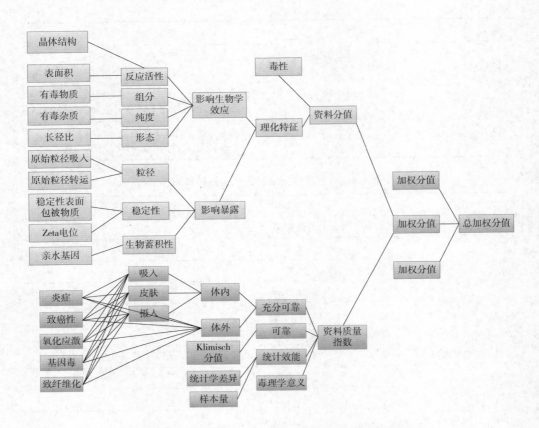

图 5-3　纳米二氧化钛危害性识别的多准则决策分析基本框架

风险控制的最佳策略是剔除或取代有毒有害物质。现阶段，对纳米材料采取限制或禁用政策是不合时宜的。因而，预测并控制纳米颗粒的接触水平显得更加恰当。证据权重法亦在纳米颗粒暴露风险评估应用方面有所尝试。证据权重法所得结论与现场观察所得结论的一致性问题是其在预测纳米颗粒暴露程度和危害风险决策领域推广应用的前提条件。在一致性问题得到论证的条件下，证据权重法才可能被职业卫生安全监管部门采纳并用以纳米颗粒危害风险控制。NANEX项目（www.nanex-project.eu）收集了多种纳米材料信息，包括富勒烯、纳米碳管、炭黑、银、二氧化钛、氧化锌、硅、二氧化硅、镧、锶、钴、铁。该项目还汇总了 107 种作业场所的工作情况，同时提供了 57 种职业卫生状况资料。这些信息有助于我们探讨证据权重法所得结论与实际情况的吻合度。

在证据权重法对纳米颗粒暴露程度分析过程中，需考虑 4 方面的证据和 10 个参数指标。其中，纳米材料方面包括了物理形态和质量分数 2 个参数；操作方式方面包括了处理方式（比如是对固体材料进行处理还是对液态中的材料进行处理）；作业环境方面包括了作业持续时间、作业频次、机械或人工作业、作业量、通风情况等 5 个参数；风险管理措施方面包括了局部通风和呼吸防护用品 2 个参数。图 5-4 显示了用于作业场所纳米颗粒暴露程度分析的证据参数组成框架。参数指标的具体赋值及其依据归纳于表 5-5。证据来源的不同会对最终结论产生影响。当资料数据源自实验或现场观察，该类证据的可靠性好，有助于提高证据权重法所得结论的精度。当资料数据是通过合理推断或假设所得，该类证据存在不确定性，证据权重法所得结论存在偏差。前者的偏差率为 20%，后者偏差率为 40%。此外，各参数指标对应的权重因子表明其在最终结论中的影响力（表 5-6）。

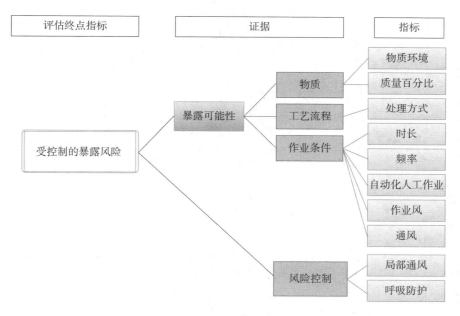

图 5-4　纳米相关职业暴露等级的证据权重分析模型的框架结构

表 5-5　用于职业暴露等级分析的证据、指标参数和分级层次

证据	参数指标	分级层次	数值	标识	实际/推导/假设数据/%
材料特性（M）	物理环境	固态基质，在使用过程中稳定，纳米材料不会移动	0.0001	m1	25/75/0
		固态基质，在使用过程中稳定，纳米材料会移动	0.01		
		气溶胶粒径>10μm 或在液体，或在固态基质，使用过程中不稳定	0.1		
		气态或气溶胶粒径<10μm	1		
	质量百分比	极低，如<0.01%	0.000 05	m2	40/0/60
		很少，如 0.01%～1%	0.005		
		少，如 1%～10%	0.05		
		大量，如 10%～50%	0.3		
		主要成分，如 50%～99%	0.75		
		完全，100%	1		
操作方式（P）	处理	固态/液态：密闭柜内	0	P1	55/25/20
		液态：湿式化学（合成—溶液中）	0.000 01		
		液态：对大（中）等量的材料进行低压缓慢处理（有容器）	0.000 3		
		固态：机械研磨	0.001		
		液态：对大（中）等量的材料进行低压缓慢处理（无容器）			
		固态：小量（不足 100 g）或少量产品会泄漏（有容器）	0.000 9		
		固态：小量（不足 100 g）或少量产品会泄漏（无容器）	0.003		
		或快速或轻微用力地处理数 kg 的材料（有容器）			
		液态：烧结；湿式化学（合成—溶液中）；湿式化学（功能修饰）激光消融			
		固态：化学蒸汽冷凝;缓慢或轻微用力地处理数 kg 的材料（无容器）	0.01		

证据	参数指标	分级层次	数值	标识	实际/推导/假设数据/%
操作方式（P）	处理	固态：快速或轻微用力处理材料，少量扬尘（有容器）	0.009		
		液态：低压快速处理，产生烟雾状或气溶胶（有容器）			
		固态：机械研磨（自动);快速或轻微用力处理材料少量扬尘（无容器）	0.03		
		快速或用力处理材料少量扬尘（有容器）			
		液态：低压，快速处理，产生烟雾状或气溶胶（无容器）			
		固态:中等速度/力处理，产生扬尘（无容器）	0.1		
		液态：火焰裂解			
		固态：高速用力处理而造成扬尘（有容器）	0.09		
		液态：高压产生烟雾和气溶胶（有容器）			
		固态：较快且用力处理，产生一些扬尘（无容器）	0.3		
		快速且用力，产生大量扬尘（有容器）			
		液态：肉眼可见的大量气溶胶（无容器）			
		固态：快速用力处理，产生大量扬尘扩散	1		
	时间	1~30min/d	0.06	C1	100/0/0
		0.5~2h/d	0.25		
		2~4h/d	0.5		
		未知	0.75		
		4~8h/d	1		

证据	参数指标	分级层次	数值	标识	实际/推导/假设数据/%
操作方式（P）	频率	1d/year	0.01	C2	100/0/0
		1d/month	0.05		
		1d/2w	0.1		
		1d/w	0.2		
		2~3d/w	0.6		
		未知	0.75		
		4~5d/w	1		
	类型	自动化	0.3	C3	0/75/25
		人工	1		
	处理量	0~10 mg	0.25	C4	100/0/0
		11~100 mg	0.5		
		未知	0.75		
		超过 100 mg	1		
	通风情况	喷雾室，空间<100m^3	0.01	C5	55/0/45
		喷雾室，空间>100m^3	0.03		
		自然/机械通风，空间>100m^3	0.1		
		无通风，空间>1 000m^3			
		自然/机械通风，室外作业			
		空间>1 000m^3			
		自然/机械通风，空间<100m^3	0.3		
		无通风，空间>100m^3			
		无通风，空间<100m^3	1		
风险管理措施	局部通风	有	0.3	r1	30/0/70
		无	1		
	个体呼吸防护	有	0.4	r2	25/0/75
		无	1		

表 5-6　暴露等级分值计算所用权重（最低和最高置信区间）

分值	W1（最低）	W1	W1（最高）	W2（最低）	W2	W2（最高）
材料特性（M）	0.7	0.8	0.9	0.1	0.2	0.3
操作环节/情况（C）	0.2	0.3	0.4	0.05	0.15	0.25
暴露可能性（Ep）	0.7	0.8	0.9	0.1	0.2	0.3
有序加权平均值（OWA）	0.7	0.8	0.9	0.1	0.2	0.3
分值	W3（最低）	W3	W3（最高）	W4（最低）	W4	W4（最高）
材料特性（M）						
操作环节/情况（C）	0.1	0.2	0.3	0.25	0.35	0.45
暴露可能性（Ep）						
有序加权平均值（OWA）						

根据 NANEX 项目数据，可对证据权重法所得结论的科学性做出判断。就材料特性（M）分值而言，其计算公式为 $M=W_{m1}×m_1+W_{m2}×m_2$；就操作环节/情况（C）分值而言，其计算公式为 $C=W_{c1}×(C_1×C_2)+W_c×C_3+W_{c3}×C_4+W_{c4}×C_5$；就防护措施（R）分值而言，其计算公式为 $R=r_1×r_2$；就暴露可能性（Ep）分值而言，其计算公式为 $Ep=W_1×OWA（M，P）+W_2×C$，（OWA 有序加权平均值）；暴露等级综合评分值 $Ec=Ep×R$。W 权重具体赋值参考表 5-6。由于 NANEX 项目中的暴露水平数据来自不同的检测仪器，数据间的可比性差。此外，这些数据也不能直接与证据权重法所得数值作比较。针对这些问题，可考虑将项目中针对纳米多壁碳管、纳米二氧化钛、纳米碳管和富勒烯的 20 种暴露情况分为 2 大类，即一类 12 种暴露数据（A 类）是由冷凝颗粒计数仪（10~1 000 nm）检测数值扣除背景值而得；另一类 8 种（B 类）是扫描电迁移率颗粒物粒径谱仪（<100nm）。其次，将检测数值换算成 0~1 区间内的数值。

证据权重法在暴露风险评价方面具有应用价值：①经校正的证据权重法数值与经校正的实测值数据的对比结果发现，两者具有较好的一致性。值得注意的是，当证据权重法所用资料存在假设时，两者间的吻合度不佳。这些情况均可在 A 类和 B 类暴露情况下出现。尽管证据权重法存在高估暴露风险的可能性，这可能与资料证据来源有关。②证据权重法还可作为评价防护措施有效性的理论模型。模型中防护用具相关参数的变化与暴露风险的增减有关。在部分暴露情况下，防护用具的使用可显著降低暴露风险。③证据权重法对各暴露情况估算的相对数值具有良好的稳定性。尽管估算值随着证据来源的差异会有所波动（最低 20%，最高 40%），但各暴露风险的相对水平不受影响。

综上所述，纳米技术产业风险决策部门可采纳证据权重法，并对纳米技术产业的生产工艺、作业场所监测数据以及车间职业卫生防护措施等资料加以分析，评估纳米材料生产使用企业的危害风险控制现状。在此基础上，考虑工程控制和个体防护的整改或优化方案，尽可能使危害风险降至可控范围。

四、贝叶斯网络

《纳米材料表征和暴露评估的预测模型及其建模方法报告》对贝叶斯网络的概念及其应用价值做了评述，具体如下：贝叶斯网络可分析带有不确定性因素的事件（物）的风险。随着不确定性的变化，贝叶斯网络可作出相应调整或更新，使风险评价结论建立在现有最新科学依据之上。贝叶斯网络是一种概率网络，是基于概率推理的图形化网络。概率推理就是通过一些变量的信息来获取其他的概率信息的过程。网络图提供了一种由代表变量节点及连接这些节点的有向边而构成的数学结构。贝叶斯网络根据节点间的概率关系，识别出一些重要的节点关系网，再对这些节点及其关联进行运算处理。与传统概率模型相比，这可降低运算量并提高结果的针对性。尽管贝叶斯网络结果的准确性被认为与概率估算精度有关，但近似概率估算，甚至是专业判断，也能获取有价值的信息。在科学依据或数据不完备的情况下，贝叶斯网络仍表现得相对稳健。经多种不完备数据的整合，贝叶斯网络可提供较理想的结论。

贝叶斯网络首先需建立节点和有向边，其次制订各节点参数的条件性概率表格。贝叶斯网络基本框架结构所需要素的选择思路和流程介绍如下：就环境介质中的纳米颗粒而言，因其节点参数资料缺乏的可能性而使"机器学习法"变得不适用。此时，"专家启发法"在识别重要参数变量以及变量间的条件关联中发挥作用。专家领域的覆盖面可根据网络组建目标和实际情况而做出取舍。在纳米颗粒环境生态风险预测中，建议选择微生物学、生态毒理学、化学和工程学、风险分析学领域专家。纳米颗粒行为、暴露情况、危害特征、危害风险是风险预测中的节点参数。各节点参数的取舍需要具有相应专业背景的专家进行评估。待各节点参数确认后，再将各节点参数合并至同一网络模型。模型中的参数变量类型、变量种类、每种变量数值可由专家决定。连续型变量可根据其在环境介质中的参考阈值而分为若干种。而其他变量以等距或递增区间方式加以分类。在变量种类设定中，建议不超过 5 种。

贝叶斯网络条件概率视可用数据多少的情况而采取不同的估算方式。在数据不确定性和缺失情况较少的情况下，"自动学习算法"即可获得条件概率。在纳米颗粒危害风险预测中，由于可用数据较少，先行采取"概率启发法"并纳入基线模型。该模型随着实验结果数据的更新而得到修正。专家对贝叶斯网络框架中的父节点的子节点的条件概率表格进行概率赋值。这种概率赋值可通过问答形式获取，即给定 A 概率在 0～25 且 B 概率很低的条件下，100 次独立测试中，有多少次 C 概率在 0～10？针对每一父节点变量的每个亚类组合进行前述问题的回答，直至完成条件概率表格。表格中的每一行概率和为 1。在完成每一变量的条件概率表格后，专家对表格赋值进行自信度评分（1～10），1 为最低自信度。在有新数据进入且对概率进行更新时，自信度赋值可作为权重因子。高自信度表明，新数据不会对模型产生显著改变，而低自信度得到的效果相反。值得注意的是，在多个父节点和变量种类均可影响子节点时，概率估算变得繁琐且难以操作。此时，利用"混杂分布"会降低估算工作量，即概率数目仅与父节点呈线性增长关系，而非指数增长关系。专家被问及的题目有所调整，即给定 A 概率在 0～25 条件下，100 次独立测试中，有多少次 C 概率在 0～10？在对下个父节点提问前，需完成上个父节点每个亚类和子节点变量的提问，直至完成全部父节点条件概率表格。然而，这种概率估算方式的自信度较低，亟须更多实验数据的支持。

纳米颗粒对环境影响的预测（FINE）是根据上述思路和步骤而得出的概率风险预测模型。就纳米银而言，FINE 提供了纳米颗粒行为、暴露情况、危害特征、危害风险的 4 个贝叶斯网络基本单元结构及其内部参数。四个基本单元结构合计包含 49 个变量和 103 个关联。

（1）纳米银颗粒行为的贝叶斯网路单元包括了 7 个纳米颗粒物的理化特征（表面包被物质、颗粒与介质间的黏附系数、颗粒物间的黏附系数、粒径、分形维数、碰撞速率、zeta 电荷或表面电荷），8 个环境因子（电导率、交界面类型、流动状态、有机质存在状态、酸碱度、温度、时间、杂质颗粒间的黏附系数），5 个转归途径的相关影响因子（纳米颗粒物的聚集状态、生物降解性、沉积率、溶解度和生物吸收度）。

（2）纳米银暴露情况的贝叶斯网络单元通过 3 个转归影响因子（生物降解性、沉积率、溶解度）与颗粒行为单元相互关联。此外，考虑纳米颗粒的初始浓度。在以这 3 个因子为父节点的基础上，包括 3 个因子参数：浅表沉积物（1cm）处颗粒物浓度、水体颗粒物浓度、溶解性（分解）副产物浓度）。

（3）纳米银危害特征的贝叶斯网络单元包括 20 个因子参数，即生物利用度、生物吸收量、物种发育阶段、死亡率、生长/健康程度、沉积物微生物种类、水体微生物种类、痕量金属存在情况、分解者群落冗余的减少、产烷生物群落冗余的减少、高效亚硝酸型反硝化菌冗余的减少、沉积物总生物群落冗余、水体总生物群落冗余、对分解效应的影响、对烷类物质合成效应的影响、对脱氮效应的影响、对原生物生成的影响、对碳固存的影响、对微量气体排放的影响以及对富营养化的影响。

（4）纳米银危害风险的贝叶斯网络单元包括 4 个因子参数，即沉积物的无明显作用水平、水体的无明显作用水平、沉积物的风险商、水体的风险商。

目前，FINE 的有效性和灵敏度问题得到了初步论证。通过文献资料检索，以纳米银的实验研究资料（数值）为基础，建立了数据库。视实际应用需要，采用最大期望值算法可评估并更新 FINE 的节点参数变量。就纳米银暴露情况的更新贝叶斯网络基本单元而言，纳入的节点参数有表面包被物质、颗粒物表面电荷、黏附系数、分形维数、电导率、流速类型、温度、溶解度、时间、颗粒集聚特性、有机物存在情况、碰撞速率、酸碱度、颗粒物粒径、沉积率和颗粒物浓度。就沉积率的条件概率而言，FINE 更新模型中的概率为 43.7%，而原型中高、中、低程度的沉积现象概率等同。结合文献资料和中型生态现场实验数据，低程度沉积现象概率为 86.8%。这可能与颗粒物的集聚性有关，还可能受有机物和酸碱度的影响。与此同时，溶解度条件概率也有明显变化。原型认为超过 66% 的纳米银出现溶解现象的概率为 91%，而结合文献资料和中型生态现场实验数据所得概率有所变化，少于 33% 的纳米银出现溶解现象的概率为 53.1%，较原型略微升高。这或许与表面包被物质和溶质理化特性有关。随后的一致性检验发现，FINE 更新模型预测的纳米银的水体暴露水平与中型生态现场实验数据具有较理想的一致性，R^2 为 0.985。更新模型的预测错误率为 19.6%，即在 52 次真实暴露水平检测中，模型仅有 10 次不能准确预测出真实值（以最高概率为准）。更新模型的错误率已明显小于原型的预测错误率（90.1%）。虽然 Brier 分值为 0.39，但鉴于纳米材料复杂性及其暴露情况的预测理论和实证经验的有限性，FINE 的稳健性还是可以被接受的。在节点参数信息补全的情况下，预测不确定性会有所改善。颗粒物黏附系数受到分形维数和碰撞速率的影响：若分形维数已知，不确定性下降 82%；若碰撞速率已知，不确定性下将 32%。随着碰撞速率、分形维数或黏附系数信息的补全，聚集状态的不确定性也有所下降（80%、46%或 46%）。最为重要的是，暴露水平预测的不确定性随着溶解度和沉积率信息的补全而下降 67%和 21%。这提示 FINE 在预测纳米颗粒暴露水平中的合理性。空气环境中纳米颗粒物的扩散和沉降理论和实证数据在 FINE 中的应用结论将对防尘策略有着重要的指导意义。

五、控制分级法

现阶段，纳米技术产业面临着职业卫生管理挑战。一方面，传统职业卫生管理与职业健康危害控制策略需满足四个条件，即可靠的采样技术、科学的暴露评价参数、定量检测分析技术与职业接触限值。而纳米技术产业暴露风险数据资料往往不足，尚无公认的定量风险评估模型可供参考，无法确立科学合理的控制水平。另一方面，现行职业卫生安全风险控制技术与防护设备是否能降低劳动者对纳米材料的接触风险？面对这些职业危害风险防范技术、方法、手段的不足，有学者通过类比法对现行有毒有害物质职业卫生管理经验进行分析，特别是对尘、烟、雾等气溶胶的职业健康危害风险管理技术手段进行了简要评述，认为风险预警防护原则可消除或降低纳米材料的职业暴露风险，最大程度地避免纳米技术产业产生的健康危害效应：即在无确切证据表明纳米材料对机体的毒作用微乎其微，则需采取行动水平；在无新证据揭示纳米材料对机体的毒作用较为明显的条件下，可不采取行动水平。

基于风险预警防护原则，Andrew D Maynard 于 2007 年首次在学术期刊上将化学品职业危害分类控制技术概念引入到纳米技术产业职业危害风险管理。实践经验表明，分类控制技术是控制作业场所不确定职业危害风险的有效手段，早期在制药行业的职业卫生管理中得到广泛应用。由于制药行业经常使用大量新的化合物，有些化合物没有完整的毒理学实验数据。因此，科学家们根据化合物的毒性和使用情况以及控制其接触的严格程度进行分类管理，每一类对应一种控制方法。我国危险化学品分级管理也有所发展，但主要针对于化学品的固有危险性进行危险性分类，然后采取相应的管理措施。相反，发达国家更加注重健康危害，国际劳工组织国际化学品控制工具箱对于化学品的分类 A、B、C、D、E、S 共6 大类，A～E5 类为呼吸引起的危害，S 类为皮肤和眼睛损害。为此，我国有必要完善我国化学品分级管理体系，积极将健康危害作为管理重点。其次，鉴于我国化学品风险管理起步晚，可考虑适时将化学品的风险管理纳入化学品管理。再者，借鉴发达国家和国外组织的做法，根据我国化学品管理的实际情况，建立完善分级管理体系。因我国已有现行化学品管理框架，可考虑在此基础上，跟踪并制订全球重点关注材料的分级管理体系，为确保新材料在国内的良好发展势头提供技术支撑。由于纳米新材料处于高速经济增长点，而分级管理技术有可能应对健康危害风险，因而，这种风险控制管理核心理念可为纳米技术产业的职业危害风险分类及其控制目标提供参考依据。近五年，基于化学品职业危害分类控制技术原理的纳米产业职业危害风险分类与控制研究工作取得了一些成绩，6 种分类技术模型值得关注，如 Precautionary Matrix、Nanotool、ANSES、Stoffenmanager Nano、NanoSafer 和 Guidance。然而，纳米产业职业危害分类控制技术应用研究工作尚处于起步阶段，存在的一些问题尚待进一步解决。

（一）不同分类技术的分类级别及其依据尚不完全统一

一般而言，纳米技术产业职业危害风险分类控制技术模型往往考虑两个方面的内容，即纳米材料危害等级和纳米材料接触水平，在此数据基础上，提出纳米材料职业危害分类级别与风险控制措施。在纳米材料危害等级评价方面，Precautionary Matrix、Nanotool、NanoSafer 以分值大小表示，而 Guidance、ANSES、Stoffenmanager Nano 以分类级别表示。Samuel Y. Paik 等结合已知纳米材料毒理学特性与分类控制技术技术关键点，认为 13 个指标参数可作为纳米材料危害水平分级的评价依据，包括某类纳米材料的表面化学特性（10 分）、形态（10 分）、粒径（10 分）、溶解性（10 分）、致癌性（7.5 分）、生殖毒性（7.5 分）、致突变性（7.5 分）、皮肤毒性等参数（7.5 分），还需兼顾由同类化学物质构成的微米级粉尘的职业卫生接触限值（10 分）、致癌性（5 分）、生殖毒性（5 分）、致突变性（5 分）、皮肤毒性（5 分）等毒理学资料。根据每个指标参数赋值依据，赋予某类纳米材料危害水平等级数值（0～100 分）。Samuel Y. Paik 等还将 5 个指标参数作为纳米材料接触水平分级的评价依据，包括某类纳米材料产量（25 分）、扬尘性（30 分）、工人人数（15 分）、操作频率（15 分）、操作时长（15 分）。根据每个指标参数赋值依据，赋予某类纳米材料接触水平等级数值（0～100 分）。Stoffenmanager Nano 根据某类纳米材料的物理形态与毒理学资料，将不同纳米材料危害等级分为 A、B、C、D、E5 个等级。在确定纳米材料接触水平时，职业卫生管理人员关注纳米材料散逸活性、生产及作业方式、散逸点通风防尘措施、作业点隔离程度、作业场所空气流通程度、劳动者的活动范围、劳动者的隔离、作业场所黏染程度、个体防护设备性能及使用情况 9 个方面，综合评定纳米材料的接触水平，即低接触水平（1 级）到高接触水平（4 级）。

（二）不同分类技术的适用范围与普及性问题尚需论证

对于适用范围而言，不同技术模型在评估纳米材料接触水平时，针对的特定场所及作业形式不尽相同。Guidance 可供 4 类作业形式参考，ANSES 与 Stoffenmanager Nano 可供 3 类作业形式参考，Nanotool 可供 2 类作业形式参考，NanoSafer 仅供 1 类作业形式参考。部分分类技术的适用性问题尚需进一步论证。对于普及性而言，不同技术模型提供的评价分级流程及其依据的贯彻落实程度取决于执行者的专业背景知识。Samuel Y. Paik 等研制的分类控制技术提供了较为客观的评价依据，但需专业人士收集每类纳米材料的理化特性、毒理学及职业卫生调研数据，在此基础上作出分类控制决策，这种技术不易被企业主与劳动者接受。相对而言，Stoffenmanager Nano 提供了简便、易懂、可操作性强的纳米材料职业危害分类及控制流程，同时为 20 种产品列出了危害等级及其评级依据，为职业卫生管理人员、企业主及劳动者提供较为直接的指导。

（三）不同分类技术得出的控制级别与控制措施尚不一致

澳大利亚于 2010 年发布了《纳米材料职业暴露标准与分类控制可行性研究报告》，较为全面地总结了 27 种不同理化特性纳米材料的职业危害控制措施，对比分析了英国标准委员会、职业卫生专员、纳米材料职业危害分类技术所提出的措施建议。其中，职业卫生专员与纳米材料职业危害分类技术提出的职业危害控制措施符合率为 62.9%（17/27），而英国标准委员会与纳米材料职业危害分类技术提出的职业危害控制措施符合率为 80%（4/5）。

纳米技术产业职业危害分类控制技术的适用性、普及性、有效性问题仍值得探索。不同分类技术在同类纳米材料职业危害分类评级中的可靠性与稳定性问题也有待解决。不同分类技术评级依据的科学性与合理性问题仍需在典型行业中加以阐释。目前，国标准化组织颁布的纳米技术分类控制相关技术标准（ISO/TS 12901-2：2014）有助于推进该方面研究和实践的规范化进程，实现纳米颗粒职业危害风险控制实践经验的共享与总结，进而推行科学统一的纳米颗粒职业卫生防护举措。

第四节　纳米技术产业的风险控制举措

一、纳米材料分类监管

纳米材料分类监管是应对纳米风险的有效途径，可以使人们了解与其接触的潜在危害。纳米材料固有理化表征和毒作用方式是指导纳米材料分类的参考依据。

纳米材料分类可依据其理化特征而决定。如纳米材料是否具有同种化学元素？纳米碳管和富勒烯可归属于碳系纳米材料。纳米材料的聚集特性是否相近？根据聚集性状态、扬尘性、分散度，可初步区分可吸入性材料和非吸入性材料。分散度高的材料往往更易进入气道，而分散度低的则不易被吸入。纳米材料的物理存在方式可大致判定其是否具有潜在的职业暴露风险。工人对气相喷雾生成的材料和干粉状态的材料的接触风险高于悬浮于稳定液体内的材料。纳米材料的溶解性决定其毒作用方式及其潜在生物学效应。就危害性强弱而言，溶解性大的物质要弱于难溶性相对低毒物质，危害性大的是难溶且相对高毒致纤维化物质。此外，纳米材料分类还可通过理化特征参数而对其生物学效应结局做出判断。如根据纳米材料的溶解度、电荷特性和表面活性物质的差异，对其致自由基生成和急性炎症效应能力做出判断。根据纳米材料表面功能物质特性，对其致氧化应激和溶酶体损伤效应做出判断。根据纳米材料的长径比和致溶酶体损伤效应，炎性体活化，对其致慢性炎症和致纤维化能力做出判断。

纳米材料分类还可根据毒作用方式进行分类，主要考虑其毒性是否由其化学元素本身所造成，还是由其致纤维化状态而决定，或者是由颗粒物的蓄积性特性而引发。

科学界和监管部门希望能有一套材料表征参数并可用于纳米材料生物学行为和毒性表现的预测工作。在纳米材料生产过程中，受生产工艺差异、功能修饰程度不同和质量控制水平有限等因素的影响，成品理化特性会与理论表征数据有所出入；在纳米材料应用过程中，成品理化特性会随着使用环境的不同而有所改变。尽管参数探寻工作难度大且会随着知识的更新而有所调整，但是粒径、化学物质成分、表面特性、集聚性、物理形态和可溶解性可作为预测纳米材料生物学行为的重要参数。

理化特征对比分析在推进新材料危害认定及其风险管理进程方面已有所实践。在《化学品的注册、评估、授权和限制》的登记前，若生产厂商和进口商认为其所涉及的化学物质与其他同类物质具有相似性的话，需将其化学物质提交至物质信息共享平台。平台负责部门会收集并汇总危害性数据，随后将这些资料递交给欧洲化学物质机构，让其对化学物质做出评估。这种工作方式可有效降低化学物质评估部门（如欧洲化学物质机构）的工作量，也可减少行业在化学物质毒性评价方面的投入和数据量。化学物质间的相似性可根据化学物质名称或者CAS 登录号做出界定，还可以依据分子式、结构式、成分、纯度等特征做出判断。危害认定及其实验依据直接决定纳米材料危害性资料的可靠性及可比性。就纳米材料的生态毒性而言，染毒前后其在环境介质中理化表征信息以及其在生物体内的表征参数在管理毒理学方面具有重要意义。如染毒前，需测定纳米材料浓度、物理形态和表面特性等指标。其中，浓度方面，应考虑质量浓度、颗粒计数浓度和比表面积；形态方面，需关注颗粒尺寸分布范围及其中位数、团聚形态；表面特性方面，要了解表面电荷和表面物质元素成分。染毒后，纳米材料表征除上述参数外，还需了解其在介质中的溶解性。生物体内纳米材料表征参数信息包括质量浓度、粒径分布范围及其中位数。由于介质条件的差异会对纳米材料表征特性产生影响，介质参数指标的测定也是必不可少的，包括毒性测试所用介质的化学成分、纯度、酸碱度、总离子强度、二价离子浓度、有机物的类型及其浓度。此外，毒性测试暴露方式及其辅助手段也应给予说明，如纳米材料的混悬方法、是否用到超声或搅拌手段、所用手段的持续时间及其频率。这些参数及其检测数据资料有助于对同类纳米材料的危害性做出预测，便于纳米材料风险管理。

二、纳米颗粒暴露控制

纳米颗粒暴露情况研究数据是确定高危作业岗位的重要依据，也是识别纳米风险的关键要素。2004—2016 年公开发表资料的汇总数据显示：

（1）纳米颗粒暴露评价工作既有在作业场所完成的（63%），也有针对实验室场所开展的职业卫生情况调查报告（25%）。

（2）接触纳米材料的作业岗位可分为 12 种，包括收集、筛分和处理，物理和（或）化学合成，称重、转运和混料，机械研磨，清洁维护，干燥、过滤和喷洒，包装，超声，检测、微球研磨，进料，末料回收等。但纳米颗粒检测的目标物质以碳系纳米材料为主，其次是金属及其氧化物。

（3）尽管纳米颗粒监测数据趋于增加，但半数资料仅提供了区域环境颗粒物浓度。即便如此，个体采样监测数据资料有所完善。个体采样资料占 2004—2010 年资料总量的 36%，到 2011—2016 年该比例增至 73%。

（4）空气环境中纳米颗粒检测参数绝大多数（>90%）以粒径尺寸及其分布范围作为评价指标，60%～70%是以质量浓度和物理形态表征参数作为评价指标，50%对化学组分做了全面分析。随着近 5 年相关技术和方法的发展，形态表征和元素测定比例有所升高，分别占总量的 86%和 73%。

（5）报告对场所纳米材料物料的流转量、职业卫生安全防护及作业场所基本信息有不同程度的描述。其中，2/3 的资料记载了材料产量和（或）使用量。研发实验室生产的纳米材料产量为每批次几百毫克到几千克不等或者每天几克到几千克不等，而作业场所生产的纳米材料最大产量为每批次数千克或每天超过一百千克或每年达十来吨。研发实验室对纳米材料进行称重/混合/超声的处理量在几百毫克到数百克间，而车间对纳米材料进行采集/混合/包装的处理量在数千克到数十吨不等。资料报告中会标识出监测场所的工程防护措施情况。1/2 的资料指出个体防护措施的使用情况。然而，仅 1/3 的文献给出了监测场所的空间体积和作业时间及其频率情况。这些资料有助于指导人们围绕纳米颗粒暴露风险评价亟需资料开展研究项目，为实现降低职业场所和环境生态的纳米材料暴露水平目标而提供依据。

职业接触限值可评价纳米颗粒接触水平是否处于安全可接受范围。由于高质量流行病学证据的缺乏和慢性毒性试验的不足，纳米材料的职业接触限值并未以强制性标准形式提出。2012 年 9 月召开的"工程纳米材料职业接触限值研制策略"研讨会就纳米材料职业接触限值的需求、研制难度和研制新思路等方面内容做了讨论。其中，提到了英国标准委员会 2007 年关于工程纳米材料的暴露水平基准值建议，即在微米级同类化学物质职业接触限值的基础上，结合纳米材料的理化特征及其致癌、致突变、致敏和生殖毒性，建议将可溶性纳米材料职业接触限值定为原微米级物质的 0.5 倍，将难溶性纳米材料职业接触限值定为原微米级物质的 0.66 倍，将具致癌、致突变、致敏和生殖毒性纳米材料的职业接触限值定为原微米级物质的 0.16 倍。这种方法看似简洁，但何种纳米材料应采纳的转换系数数值并未给出建议。尽管理化特征（如可溶性）较易测得，但致癌、致突变、致敏和生殖毒性资料仍需通过高质量毒性试验加以评判。在此基础上，才可以选择合理的转换系数。由于新材料的不断出现，毒性评价工作面临着巨大压力。此时，构效关系研究及其发展有助于加快纳米材料职业接触限值的研发进程。结合职业暴露情况、材料理化特征、材料毒性等数据资料，美国国立职业卫生研究所针对纳米二氧化钛、纳米碳管和纳米碳纤维提出了具体参考建议，即纳米二氧化钛的职业接触限值为 $0.3mg/m^3$，纳米碳管和碳纤维的职业接触限值为 $1\mu g/m^3$。然而，这两种限值仅属于推荐性建议不具有法律意义。以质量浓度作为作业场所纳米颗粒接触水平评价指标的现场检测工作将有助于论证这些限值在现实情况下的可行性和科学性。

在采取谨慎态度时，可采取必要的职业卫生安全措施以防止纳米颗粒产生健康危害问题。在纳米材料生产企业投产前，生产流水线和产品转运程序优先选择全自动化操作系统；在对仪器设备进行装配时，建议选用螺旋送料装置或气动输送装置等闭合式装置，采用法兰式垫片对管道间连接处作相应处理；在企业投产运行时，适时考虑降低流水线管道内的气压，使其低于作业场所气压。此外，接料口宜采取密闭处理；在手工处理纳米材料时，选用小体积容器以减少单次纳米材料的使用量；视作业场所整体职业卫生状况，辅以局部通风装置，采取常规的降尘和通风措施。这些建议是从工程防护角度出发指导企业有效降低纳米颗粒的职业性接触水平。同时，参照美国工业卫生协会发布的《工程纳米颗粒个体防护用品》文件，从个体防护角度出发降低个人职业暴露风险。就呼吸面罩或防尘口罩而言，在确保密闭性的前提条件下，选择粉尘截留率达 95% 及以上的口罩和面罩。就个体防护服而言，兼顾纳米材料和其他有毒有害物质，涤纶、棉织物、高密度聚乙烯材质的防护服均可满足防护要求。不推荐或禁用纸质、羊毛、棉料或无纺布类材质的防护服。就防护手套而言，同样需兼顾纳米材料和其他有毒有害物质，氯丁二烯、丁腈橡胶、乳胶等材质的一次性手套可满足皮肤防护要求。就护目镜而言，需视纳米材料存在的喷溅可能性而定。不同材质个体防护用品所造成的颗粒物二次污染问题应加以认识。其中，黏附于布料材料工作服上的纳米颗粒最有可能产生脱落现象，其次是棉质工作服、高密度聚乙烯合成纸工作服、聚酯纤维工作服。若劳动者穿着布料工作服，当其从纳米材料生产区向非工作区域走动时，很可能造成洁净区出现纳米颗粒污染问题。同时，加强工作服的妥善处置和统一管理。

三、产业工人的健康监护

职业健康监护是以预防为目的，对接触职业病危害因素人员的健康状况进行持续系统的检查和分析，从而发现早期健康损害的重要措施。职业健康监护可以帮助确定工人中的职业健康问题的规模和范围，努力提高工人的安全和健康水平。对于从事纳米材料相关工作的工人，企业必须按照《中华人民共和国职业病防治法》《职业健康检查管理办法》等规定定期对工人进行职业健康体检并确认工人的健康状况。

职业健康监护有助于了解工人健康程度，是发现潜在职业病及其致病因素的重要手段，是指引企业改善作业场所职业卫生状况的重要依据。然而，对纳米技术产业工人开展职业健康监护项目是存在挑战的。首先，职业健康监护应当具有明确的目标人群，而纳米技术产业的职业人群界定尚无公认标准（建议将纳米企业中的一线工人全部纳入）。其次，仅当职业接触浓度超过或达到职业卫生接触限值时，工人参与职业健康监护项目才能获得最佳效益。由于尚未颁布公认的纳米颗粒职业接触限值，职业健康监护项目开展的必要性及其效果很难权衡。再者，职业健康监护项目的具体检测内容及其检查频率仍不清楚。尽管特异性检测内容无法确定，一般健康检查项目或许会发现潜在健康危害线索。然而，这需要对某固定人群展开长期随访工作。

美国国立职业卫生研究署曾发布《工程纳米材料接触工人的医学筛查和危害监测的临时指南》。该指南认为，有必要采取谨慎而必要的职业卫生控制措施；健康危害监测是推行控制措施的有力佐证；可以沿用现行成熟的健康监护技术手段。已有研究将推动纳米材料接触者的健康监护项目的研究进程。新加坡学者就对纳米材料接触人群制定了暴露水平检测与健康监护项目规划。在暴露情况方面，纳米材料研发实验室会收集纳米材料的化学和物理表征信息，对纳米材料的具体操作方式及其作业地点进行采集。同时，在纳米材料使用前后，均会对空气环境中的颗粒物浓度进行采样检测。此外，还对工作台面及其个体防护用品（如手套）表面进行纳米颗粒物分析。根据这些暴露情况，可大致区分出不同暴露程度的工作者。在健康监护方面，就量子点（含镉纳米材料）接触者而言，检测内容包括骨骼指标、呼吸系统指标、肾功能指标、实验室指标（如血镉浓度和尿-β-2微球蛋白）。凡环境空气检测浓度水平低于 10%容许接触限水平的工作者，可不接受健康监护检查。结合上述两方面工作内容，队列研究项目的开展将有益于探寻纳米颗粒物与潜在健康危害效应间的关系。法国学者收集了 8 个作业场所的基线数据，内容涉及投产时间、工人数量、暴露可能性、生产现状和主要纳米材料品种。在健康监护项目中，考虑肺通气功能检查、胸部影像学检查、呼出气体一氧化氮检查、运动血氧饱和度测试、心率、血管舒缩功能检查、心血管事件生物学标志物检测等。同时，考虑采用回访性队列研究和重复性横断面研究思路，以期揭示纳米颗粒所致人群健康危害问题。横断面研究所发现的生物学指标可能会对职业健康监护产生直接影响，如肺部损伤效应分子、系统性炎症分子、氧化应激分子、血管内皮功能损伤因子、凝血功能相关因子、血液黏滞度指标和免疫因子。意大利和美国学者已对最新实验发现进行了较为全面地整理和分析，提供有助于分析纳米材料接触人群产生不同健康危害效应的易感性问题，如遗传和表观遗传学因素、人口基本特征和病理状态。这为提高职业监护人群的针对性提供有益线索。

在职业健康监护中，目前尚无确切的特异性职业健康监护筛查或健康评估指标可用于纳米材料暴露引起的健康效应。基于超细或细颗粒和纤维的流行病学和毒理学文献记载的健康效应，或可应用于纳米颗粒所致职业健康监护。然而，由于理化性质的不同及其高表面积增加和特殊的量子效应，工程纳米颗粒表现出增强或独特的生物学效应。因工程纳米颗粒具有高度异质性，纳米颗粒可能引起特定的健康效应还缺乏确切的证据，很难为接触纳米颗粒的工人确定一个适当的以证据为基础的职业健康监护策略。因此，当前对接触纳米颗粒工人的健康监护，对工人开展纳米颗粒健康危害监测比开展医学监测更合适，从一个连续的没有针对性的健康检查和医疗监控开始，再过渡到有针对性的医疗监视。针对性医疗监视指的是针对特异生物变化的医学监测，这种生物变化与暴露于特定的纳米颗粒有关。现在针对纳米颗粒暴露人群的医学监护分一般医学监护和特殊医学监护，每种监护具体如下。

（一）一般医学监测

基于先前已经开展的工作，可对劳动者开展基线和定期的常规非特异性医学监测，即一般医学监测。一般医疗监测可以针对所有暴露于工程纳米颗粒的劳动者，也可以针对部分暴露于纳米颗粒的劳动者。由于我们观察的纳米颗粒暴露相关的健康终点在当前可能是未知或不确定的，所以非特异性医疗监测的作用是有限的，但通过对监测数据进行连续系统分析，一般的医疗监测可以作为纳米颗粒暴露健康影响的早期监测预警系统。一般医学监测存在的局限性在于我们监测的健康效应可能与纳米颗粒暴露无关，在某些情况下还可能存在假阳性，这就要求进行后续相应的诊断评估。这就可能给被监测员工一个错误的感觉，这样的一个监测程序对暴露于工程纳米颗粒引起的任何健康危害应该是敏感的,不应出现无关或假阳性等情况,为避免出现类似情况,需保障在没有明显特意性和易于检测的健康效应情况下定期检查。在一些既暴露于常见的职业病危害因素又暴露于纳米颗粒的工作岗位,对已开展的常规医疗监测项目,既要收集常见职业病危害因素引起的健康效应信息又要收集工人健康相关基线信息,如医疗史和生活方式信息(如吸烟、饮酒、运动等情况)都应记录在基线数据中。

(二)特异性医学监护

如能对纳米颗粒引起的特异性的健康危害进行识别与分析,就可以通过医学检测来发现劳动者的早期临床改变,并通过风险管理干预来降低纳米颗粒的潜在暴露。健康监护并非纳米颗粒职业病危害的一级预防措施,而是作为一个二级预防措施,是各种风险管理措施(如工程控制措施、配戴个人防护用品等)之后的一个补充性预防控制措施。在需求评估的基础上,制定纳米颗粒接触工人合理的特异性的健康监护,需求评估包括风险评估,对引起健康危害的有害物质的潜在暴露及其概率进行评估。

风险可以被认为是危险和暴露的组合,例如,工人从事生产一种已知毒性的物质但是从不接触这种物质,那么可以认为该化学物质对工人不存在健康风险。然而,多方面因素决定了风险的存在,包括工人接触、控制措施缺失(工程控制措施、管理措施、个人防护措施)、暴露是否被成功控制等均会影响工人暴露可能。此外,即使工作场所纳米浓度可以较低,控制措施失效、操作失误或职业病危害事故也可造成一些潜在的风险。如果这种潜在风险存在,即工人在一些特定情况下可暴露于一定浓度的纳米颗粒,对于这种情况,医学健康监护也是必要的。对有针对性的健康监护数据的分析,可以帮助确定与纳米颗粒暴露相关联的健康监护检测模式和趋势,如果可以明确已知或预期的生物变化与暴露的工程纳米颗粒相关,那么相应检测可以作为健康监护的筛查指标。

根据已有的毒理学研究结果,暴露于工程纳米颗粒和超细颗粒物最有可能的靶器官系统包括呼吸系统和循环系统,虽然也可能出现皮肤暴露。因此,包括呼吸系统评估的医学健康检测可以帮助发现肺功能改变或早期肺纤维化改变,虽然没有得到广泛验证,呼出气中的氧化亚氮或异前列烷被用作肺部炎症的无创性指标。此外，南非国家职业健康研究所正在对金矿工进行生物标志物研究，他们对工人血中几种抗氧化酶、细胞因子和总抗氧化水平进行了检测，结果显示红细胞谷胱甘肽和血清无纤毛细胞分泌蛋白的减少与二氧化硅暴露有关，表明肺和循环系统的炎症反应指标检测是有效的。除了呼吸和循环系统，纳米颗粒对人体的健康影响我们还知之甚少。纳米颗粒通过血液循环可以达到许多其他器官，从而引起这些器官功能的早期变化，因此有必要对这些器官进行相关的特定的检测。现已证明纳米颗粒可转移到脑组织，但其严重程度和临床意义尚不清楚，也没有足够研究提出什么类型的检测可以用来评估这种影响。目前，还没有充分科学和医学证据足以推荐用于潜在暴露于纳米颗粒工人的医学筛查。

参考文献

[1] Ilo. Emerging risks and new patterns of prevention in a changing world of work[R]. 2010.

[2] Ilo. World Employment and Social Outlook 2015： The Changing Nature of Jobs[R]. 2015.

[3] Kirmizidis G. Report on the European Commission's Public Online Consultation TOWARDS A STRATEGIC NANOTECHNOLOGY ACTION PLAN （SNAP） 2010—2015[R]. 2010.

[4] Europe W R O F. Nanotechnology and human health： Scientific evidence and risk governance[R]. 2013.

[5] Schulte P A，Geraci C L，Murashov V，et al. Occupational safety and health criteria for responsible development of nanotechnology[J]. Journal of Nanoparticle Research. 2014，16（1）.

[6] Potočnik J. COMMISSION RECOMMENDATION of 18 October 2011 on the definition of nanomaterial[R]. 2011.

[7] Katarzyna Malkiewicz M P K A. Nanomaterials in REACH-project report[R].2011.

[8] Hastings J，Jeliazkova N，Owen G，et al. eNanoMapper： harnessing ontologies to enable data integration for nanomaterial risk assessment[J]. Journal of

Biomedical Semantics. 2015，6（1）.

[9]　Amenta V，Aschberger K，Arena M，et al. Regulatory aspects of nanotechnology in the agri/feed/food sector in EU and non-EU countries[J]. Regulatory Toxicology and Pharmacology. 2015，73（1）：463-476.

[10]　Commission E. Types and uses of nanomaterials，including safety aspects Accompanying the Communication from the Commission to the European Parliament，the Council and the European Economic and Social Committee on the Second Regulatory Review on Nanomaterials {COM（2012）572 final}[R]. 2012.

[11]　Ltd M I. Request for services in the context of the FC ENTR/2008/006，lot 3：A Study to support the Impact Assessment of relevant regulatory options for nanomaterials in the framework of REACH[R]. 2014.

[12]　Echa. Update of the Workplan on Nanomaterials. 39th Meeting of the Management Board 24-25 September 2015[R]. 2015.

[13]　Mills K，Ostraat M L，Guzan K，et al. The Nanomaterial Registry：facilitating the sharing and analysis of data in the diverse nanomaterial community[J]. International Journal of Nanomedicine.：7.

[14]　David R M，Nasterlack M，Engel S，et al. Developing a Registry of Workers Involved in Nanotechnology[J]. Journal of Occupational and Environmental Medicine.，2011，53：S32-S34.

[15]　Bates M E，Keisler J M，Zussblatt N P，et al. Balancing research and funding using value of information and portfolio tools for nanomaterial risk classification[J]. Nature Nanotechnology，2015，11（2）：198-203.

[16]　Capon A，Gillespie J，Rolfe M，et al. Perceptions of risk from nanotechnologies and trust in stakeholders：a cross sectional study of public，academic，government and business attitudes[J]. BMC Public Health，2015，15（1）.

[17]　Hristozov D R，Gottardo S，Critto A，et al. Risk assessment of engineered nanomaterials：areviewofavailable data and approaches from a regulatory perspective[J]. Nanotoxicology，2011，6（8）：880-898.

[18]　Ding Y，Kuhlbusch T A J，Van Tongeren M，et al. Airborne engineered

nanomaterials in the workplace—a review of release and worker exposure during nanomaterial production and handling processes[J]. Journal of Hazardous Materials，2016.

[19] Erbis S，Ok Z，Isaacs J A，et al. Review of Research Trends and Methods in Nano Environmental，Health，and Safety Risk Analysis[J]. Risk Analysis，2016: n/a-n/a.

[20] Hendren C O，Badireddy A R，Casman E，et al. Modeling nanomaterial fate in wastewater treatment: Monte Carlo simulation of silver nanoparticles（nano-Ag）[J]. Science of The Total Environment，2013，449：418-425.

[21] Barton L E，Auffan M，Durenkamp M，et al. Monte Carlo simulations of the transformation and removal of Ag，TiO_2，and ZnO nanoparticles in wastewater treatment and land application of biosolids[J]. Science of The Total Environment，2015，511：535-543.

[22] Liu H H，Surawanvijit S，Rallo R，et al. Analysis of Nanoparticle Agglomeration in Aqueous Suspensions via Constant-Number Monte Carlo Simulation[J]. Environmental Science & Technology. 2011，45（21）：9284-9292.

[23] 李如忠，潘成荣，徐晶晶，等. 基于 Monte Carlo 模拟的潜在生态危害指数模型及其应用[J]. 环境科学研究，2012（12）：1336-43.

[24] 周林军，刘济宁，石利利，等. 判别分析与决策树分析在化学物质生态危害分类中的应用[J]. 生态与农村环境学报，2009（1）：57-61.

[25] Hansen S F，Jensen K A，Baun A. NanoRiskCat：a conceptual tool for categorization and communication of exposure potentials and hazards of nanomaterials in consumer products[J]. Journal of Nanoparticle Research，2014，16（1）.

[26] Hristozov D R，Zabeo A，Foran C，et al. A weight of evidence approach for hazard screening of engineered nanomaterials[J]. Nanotoxicology，2014，8（1）：72-87.

[27] Hristozov D R，Gottardo S，Cinelli M，et al. Application of a quantitative weight of evidence approach for ranking and prioritising occupational exposure scenarios for titanium dioxide and carbon nanomaterials[J]. Nanotoxicology，2014，8（2）：117-131.

[28] Johnston J M L M. State-of-the-Science Report on Predictive Models and Modeling

Approaches for Characterizing and Evaluating Exposure to Nanomaterials[R]. 2010.

[29] Money E S，Reckhow K H，Wiesner M R. The use of Bayesian networks for nanoparticle risk forecasting：Model formulation and baseline evaluation[J]. Science of The Total Environment，2012，426：436-445.

[30] Money E S，Barton L E，Dawson J，et al. Validation and sensitivity of the FINE Bayesian network for forecasting aquatic exposure to nano-silver[J]. Science of The Total Environment. 2014，473-474：685-691.

[31] Maynard A D. Nanotechnology：the next big thing，or much ado about nothing? [J]Annals of Occupational Hygiene，2007，51（1）：1-12.

[32] 张金梅. 我国危险化学品分级管理技术研究[J]. 安全、健康和环境，2015，（10）：53-56.

[33] Van Duuren-Stuurman B，Vink SR，Verbist KJ，et al. Stoffenmanager Nano version 1.0：a web-based tool for risk prioritization of airborne manufactured nano objects. Annals of Occupational Hygiene，2012，56（5）：525-541.

[34] Guidelines on the Precautionary Matrix for Synthetic Nanomaterials. Federal Office of Public Health and Federal Office for the Environment，Berne 2011，Version 2.1.

[35] Stoffenmanager Nano：description of the conceptual controlbanding model. TNO Report V9216，2011. The Netherlands：Zeist.

[36] Development of a specific Control Banding Tool for Nanomaterials. Report，Scientific edition. December，2010. Anses，French agency for food，environmental and occupational health and safety.

[37] Guidance working safely with nanomaterials and products，the guide for employers and employees. Document 1113. 2011. Amsterdam，The Netherlands：IVAM.

[38] Paik SY，Zalk DM，Swuste P. Application of a pilot control banding tool for risk level assessment and control of nanoparticle exposures. Annals of Occupational Hygiene，2008，52（6）：419-428.

[39] Brouwer DH. Control banding approaches for nanomaterials. Annals of Occupational Hygiene，2012，56（5）：506-514.

[40] Engineered Nanomaterials：Feasibility ofestablishing exposure standards and usingcontrol banding in Australia. 2010. Safe work Australia.

[41] ISO. ISO/TS 12901-2：2014. Nanotechnologies -- Occupational risk management applied to engineered nanomaterials -- Part 2：Use of the control banding approach.

[42] Godwin H，Nameth C，Avery D，et al. Nanomaterial Categorization for Assessing Risk Potential To Facilitate Regulatory Decision-Making[J]. ACS Nano，2015，9（4）：3409-3417.

[43] Gebel T，Foth H，Damm G，et al. Manufactured nanomaterials：categorization and approaches to hazard assessment[J]. Archives of Toxicology. 2014，88（12）：2191-2211.

[44] Pettitt M E，Lead J R. Minimum physicochemical characterisation requirements for nanomaterial regulation[J]. Environment International，2013，52：41-50.

[45] Ding Y，Kuhlbusch T A J，Van Tongeren M，et al. Airborne engineered nanomaterials in the workplace—a review of release and worker exposure during nanomaterial production and handling processes[J]. Journal of Hazardous Materials，2016.

[46] Gordon S C，Butala J H，Carter J M，et al. Workshop report：Strategies for setting occupational exposure limits for engineered nanomaterials[J]. Regulatory Toxicology and Pharmacology，2014，68（3）：305-311.

[47] NIOSH，2011. Current Intelligence Bulletin 63：Occupational Exposure to TitaniumDioxide. DHHS（NIOSH）Publication No. 2011-160，Cincinnati，OH.

[48] NIOSH，2013. Current Intelligence Bulletin 65：Occupational Exposure to CarbonNanotubes and Carbon Nanofibers. DHHS Publication No. 2013-145，Cincinnati，OH.

[49] NIOSH，2014. Current strategies for engineering controls in nanomaterial production and downstream handling processes. DHHS（NIOSH）Publication 2014-102，Cincinnati，OH.

[50] AIHA. Personal Protective Equipment for Engineered Nanoparticles. Nanotechnology Working Group，AIHA. Falls Church，VA，2015.

[51] Tsai C S J. Contamination and Release of Nanomaterials Associated with the Use of

Personal Protective Clothing[J]. Annals of Occupational Hygiene，20 5，59（4）：491-503.

[52] Trout D B. General Principles of Medical Surveillance Implications for Workers Potentially Exposed to Nanomaterials[J]. Journal of Occupational and Environmental Medicine，20 1，53：S22-S24.

[53] NIOSH. Current IInterim Guidance for Medical Screening andHazard Surveillance for Workers Potentially Exposed to Engineered Nanoparticles Interim Guidance for Medical Screening andHazard Surveillance for Workers PotentiallyExposed to Engineered Nanoparticles[R]. 2009.

[54] Sng J，Quee D K S，Yu L E，et al. Current Surveillance Plan for Persons Handling Nanomaterials in the National University of Singapore[J]. Journal of Occupational and Environmental Medicine，20 1，53：S25-S27.

[55] Boutou-Kempf O，Marchand J，Radauceanu A，Witschger O，Imbernon E. Development of a French Epidemiological Surveillance System of Workers Producing or Handling Engineered Nanomaterials in the Workplace. Journal of Occupational & Environmental Medicine，20 1，53：S103-7.

[56] Iavicoli I，Leso V，Schulte P A. Biomarkers of susceptibility：State of the art and implications for occupational exposure to engineered nanomaterials[J]. Toxicology and Applied Pharmacology，2016，299：112-124.

第六章 工作场所纳米颗粒暴露监测评估案例

第一节 工作场所电焊纳米颗粒暴露测量

电焊又称电弧焊，是现代工业生产中的一项重要加工工艺，在机械、建筑、铁路、汽车、造船、航空等行业得到广泛的应用。焊接工艺可产生许多职业危害因素，包括电焊烟尘（以气溶胶形态存在的金属颗粒、金属氧化物以及其他化学物质）和氮氧化物等有害气体。电焊烟尘长期高浓度的职业暴露可引起电焊工尘肺、锰中毒、金属热等职业病。电焊烟尘已被国际癌症研究中心列为可疑致癌物（2B 类）。电焊烟尘中包含超细颗粒（ultrafine particle，颗粒粒径<0.1μm）、细颗粒（fine particle、颗粒粒径 0.1～2.5 μm）和粗颗粒（coarse particle，颗粒粒径 2.5～10 μm）。

一、材料与方法

（一）检测现场选择

选择某汽车制造企业零部件加工车间的焊接作业区作为检测现场，车间布局见图 6-1。整个车间分为车辆调整区、两盖合成区、焊接作业区 3 个部分；电焊作业区距离车辆调整区及两盖合成区 13 m，距离车间窗户 4 m；并排放置 5 个宽 2 m 的焊接隔间，3 号隔间在检测期间无焊接作业；每个焊接隔间配备局部排气罩与工业风扇。焊接方式为 CO_2 气保焊，焊接材料为低碳钢钢管。现场检测期间，电焊作业区作业仅为白班，时间为早上 7 点半至下午 5 点半；同一车间的车辆调整区及两盖合成区作业为白班和晚班，晚班时间为下午 6 点半到次日凌晨 2 点半。

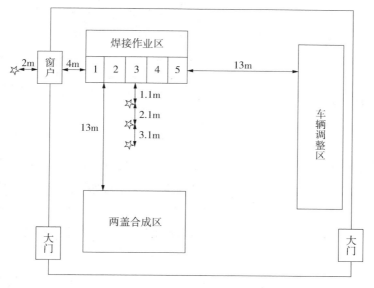

"☆"为检测点。

图 6-1 车间布局及检测点分布

（二）检测指标与设备

1. 细颗粒质量浓度

质量浓度是职业与环境卫生标准制订的传统重要指标之一,流行病学研究表明颗粒质量浓度与健康效应密切相关。检测设备为便携式粉尘检测仪（8530, Dust-TRAK，美国 TSI 公司），采用 $PM_{1.0}$ 颗粒通道，颗粒直径检测范围为 $0.1\sim 1\mu m$，颗粒浓度检测范围为 $0.001\sim 150mg/m^3$，实时检测，每分钟记录一次结果。

2. 数量浓度

研究表明由于超细和细颗粒特有理化特性（直径小、表面积大、吸附性等），数量浓度较质量浓度更能反映暴露人群超细和细颗粒的暴露水平。检测设备为便携式冷凝粒子计数器（8525, P-TRAK，美国 TSI 公司），颗粒直径检测范围为 $0.02\mu m\sim >1\mu m$，检测浓度范围 $0\sim 5\times 10^5$ 个/cm^3，实时检测，每分钟记录一次结果。

3. 质量浓度分布

反映不同粒径大小的超细、细颗粒质量浓度。检测设备为阶式碰撞颗粒采样仪（125A，Nano-MOUDI、美国 MSP 公司）。仪器具有 13 级标称切割直径，标称切割直径分别为 10 000 nm、5 600 nm、3 200 nm、1 800 nm、1 000 nm、560 nm、320 nm、180 nm、100 nm、56 nm、32 nm、18 nm 和 10 nm，滤膜为 47 mm 铝膜，采样流量为 10.0L/min。收集不同粒径颗粒进行实验室分析。使用分析天平（XS205，梅特勒公司）称采样前后滤膜重量，计算 13 级标称切割直径范围颗粒质量浓度。

4. 形态学和化学元素分析

采用 Nano-MOUDI 采样仪分别在工人焊接作业前车间内 1.1m 处、焊接作业过程中车间内 1.1m 处，以及焊接结束后车间外 2m 处连续采集颗粒，采集时间分别为 0.5 h、4 h、0.5 h。选择 Nano-MOUDI 采样仪第 9 级收集的颗粒进行颗粒形态与化学元素分析，分析设备分别为扫描电子显微镜（S4800，日本日立公司）和能谱仪（S4800，日本日立公司）。

5. 气象条件

现场风速采用数字风速仪（QDF-6 型）测量检测地点与车间焊接作业区窗口处风速，采用通风干湿温度计检测环境温湿度，根据工作场所高温作业环境气象条件测定方法进行。

（三）检测方法

1. 采样和检测策略

在选定现场检测点之前，应用便携式冷凝粒子计数器对整个电焊工作场所进行预检测，以确定焊接作业区内主要的超细和细颗粒排放来源，估计阶式碰撞颗粒检测仪（Nano-MOUDI）检测时间。通过观察烟尘扩散方向确定车间内空气流动方向，确定焊接区内颗粒浓度相对较高的区域作为检测点。同时考虑工人的操作方式以及仪器设备对焊接工人操作的影响等因素。检测高度接近工人的呼吸带水平。主要观察作业时间、检测距离、风速、颗粒背景值对超细和细颗粒的数量浓度和质量浓度影响。

2. 时间因素

选择焊接作业区的中间地带，距离 3 号焊接隔间 1.1 m 位置作为检测点，早上 7 点至中午 12 点连续检测电焊作业，同时记录焊接过程中关键事件以及检测点周围生产活动情况。

3. 距离因素

选择距离 3 号焊接隔间 1.1 m、2.1 m、3.1 m 3 个位置进行检测，每个检测点连续检测 20 min，记录工人的工作情况以及检测点周围的生产活动情况。

4. 风速因素

在距离焊接点 1.1 m 处检测风速，每隔 5 min 记录一次窗口（自然通风）与检测点风速，连续检测 30 min。

5. 背景值因素

选择焊接作业前车间内 1.1 m 处、焊接作业结束后车间外 2m 处作为背景浓度检测点。每个检测点连续检测 30 min，同时记录检测点周围的生产活动情况。

二、结果

（一）时间变化

电焊作业数量浓度和质量浓度时间变化见图 6-2。数量浓度与质量浓度在焊接作业期间存在较大的波动，两者变化趋势具有很好的一致性，两者浓度密切相关（r 值为 0.922，$P<0.01$）。焊接作业前数量浓度与质量浓度平均分别为（4.49 ± 0.82）$\times10^4$ 个/cm^3 和（0.24 ± 0.03）mg/m^3，而在焊接过程中峰值浓度分别达到 4.54×10^5 个/cm^3 和 4.8mg/m^3。焊接作业检测过程中关键事件见表 6-1，数量浓度和质量浓度与电焊作业点数量和工作状态密切相关，例如，a 段仅有一个焊接作业点，数量浓度与质量浓度分别为（0.94 ± 0.26）$\times10^5$ 个/cm^3 与（0.43 ± 0.17）mg/m^3，到了 b~c 段，有 4 个焊接作业点，数量浓度和质量达到了（3.45 ± 0.70）$\times10^5$ 个/cm^3 与（2.82 ± 0.60）mg/m^3，r~s 段工人休息，颗粒浓度开始下降。

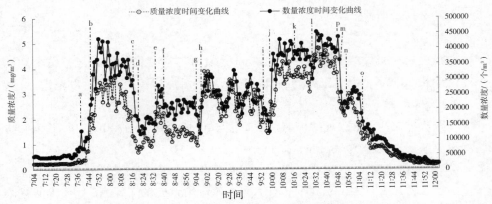

图 6-2 车间内焊接作业前至焊接结束后半小时颗粒浓度变化曲线

注：a~t 标志的关键事件见表 6-1。数量浓度与质量浓度在焊接作业期间存在较大波动，两者变化趋势一致；数量浓度、质量浓度与电焊作业点数量和工作状态密切相关。

不同作业点的数量浓度和质量比较，数量浓度和质量浓度随着焊接点数的增加而升高，3 个和 4 个焊接点的数量浓度明显高于 1 个或 2 个焊接点的数量浓度（$P<0.05$），见表 6-2。

表 6-1 焊接检测过程中关键事件

标记	时间	事件
a	7:39	2# 焊接位点开始工作
b~c	7:46—8:18	4 个焊接点都工作
d~e	8:19—8:35	4#、5# 焊接点工作
e~f	8:35—8:42	4 个焊接点都工作
f~g	8:42—9:04	2#、4#、5# 焊接点工作
G	9:05	4 个焊接点都休息
h~i	9:07—9:36	1#、2# 焊接点工作
j~k	9:39—9:52	1#、2# 焊接点工作
l~m	10:00—10:07	4 个焊接点都工作
m~n	10:07—10:19	2#、4#、5# 焊接点工作
o~P	10:22—10:32	2#、4#、5# 焊接点工作

标记	时间	事件
P~q	10:32—10:50	4 个焊接点都工作
T	10:49	车间运输车经过
q~r	10:50—10:57	1#、2#焊接点工作
r~s	10:57—11:04	1#焊接点工作

表 6-2　不同焊接作业点个数数量浓度与质量浓度比较结果（$\bar{x} \pm s$）

焊接点个数	检测次数	数量浓度/（10^5 个/m³）	质量浓度/（mg/m³）
1	7	1.82±0.77①②	1.60±1.03①②
2	65	2.29±0.56③④	2.38±0.84③
3	44	2.94±0.89	2.64±1.24
4	64	3.49±0.66	3.12±0.94

注：①1 个焊接点与 3 个焊接点相比较 $P<0.05$；②1 个焊接点与 4 个焊接点相比较 $P<0.05$；
　　③2 个焊接点与 4 个焊接点相比较 $P<0.05$；④2 个焊接点与 3 个焊接点相比较 $P<0.05$

（二）距离变化

距离 1.1m、2.1 m、3.1m 的数量浓度分别为（3.50±0.82）×10^5 个、（3.06±0.65）×10^5 个和（1.97±0.77）×10^5 个，数量浓度随着距离增加而降低（$P<0.05$）。距离 1.1m、2.1m、3.1m 质量浓度分别为（2.91±0.73）mg/m³、（2.79±0.82）mg/m³、（1.54±0.72）mg/m³，1.1m 与 3.1m，2.1m 与 3.1m 相比较差异有统计学意义（$P<0.05$）。不同检测点距离颗粒数量浓度和质量浓度比较见表 6-3。

（三）风速因素

第 2 天窗口风速明显高于第 1 天窗口风速（$P<0.01$），两天的检测点风速比较差异无统计学意义（$P>0.05$）。第 2 天检测点的数量浓度明显低于第 1 天（$P<0.01$），两天检测点的质量浓度比较，差异无统计学意义（$P>0.05$）。不同风速对数量浓度和质量浓度的影响见表 6-4。

表 6-3　不同检测点距离颗粒数量浓度和质量浓度比较（$\bar{x}\pm s$）

距离	检测次数	焊接点数	数量浓度/10^5 个	质量浓度/（mg/m³）
1.1m	20	2.43±0.5	3.50±0.82[①②]	2.91±0.73[①]
2.1m	20	2.86±1.0	3.06±0.65[③]	2.79±0.82[③]
3.1m	20	2.71±0.71	1.97±0.77	1.54±0.72

注：①1.1m 与 3.1m 相比较 $P<0.05$；②1.1m 与 2.1m 相比较 $P<0.05$；③2.1m 与 3.1m 相比较 $P<0.05$。

表 6-4　不同风速对数量浓度和质量的影响（$\bar{x}\pm s$）

时间	窗口平均风速/（m/s）	检测点平均风速/（m/s）	检测次数	数量浓度/10^5 个	质量浓度/（mg/m³）
第 1 天	0.37±0.14[①]	0.15±0.08	6	2.96±0.88[①]	2.32±0.88
第 2 天	1.03±0.50	0.27±0.28	6	2.11±0.54	2.26±0.95

注：①第 1 天与第 2 天相比较，$P<0.01$。

（四）背景值的测量

车间外大气颗粒数量浓度为（2.98±0.54）×10^4 个/cm³，与车间内颗粒平均数量浓度（4.49±0.82）×10^4 个/cm³ 比较差异有统计学意义（$P<0.01$）。车间外大气颗粒质量浓度为（0.22±0.034）mg/m³，与车间内颗粒质量浓度（0.24±0.033）mg/m³ 比较差异有统计学意义（$P<0.01$）。背景值浓度水平见表 6-5。

表 6-5　背景值浓度水平（$\bar{x}\pm s$）

测量位置	检测次数	数量浓度/10^4 个	质量浓度/（mg/m³）
车间外	30	2.98±0.54[①]	0.22±0.034[①]
车间内	30	4.49±0.82	0.24±0.033

注：①车间外与车间内相比较 $P<0.01$。

（五）质量浓度分布

质量浓度分布见图 6-3，焊接气溶胶质量浓度分布为双峰分布模型，2 个峰值分别在 10～18 μm 和 0.56～0.32 μm。颗粒粒径小于 0.1 μm 为超细颗粒范围，0.1～0.056 μm、0.056～0.032 μm、0.032～0.018 μm、0.018～0.01 μm 直径颗粒的质量浓度分别为 56.25 mg/m³、41.67 mg/m³、18.75 mg/m³ 和 10.42mg/m³。图 6-4 为气溶胶颗粒累积百分数，其中 PM_1 和 $PM_{0.1}$ 分别占总质量的 68% 与 12.4%，质量中位动力学直径（mass media aerodynamic diameter，MMAD）为 0.51 μm。PM_{10}、$PM_{2.5}$、PM_1 和 $PM_{0.1}$ 的质量累积百分率分别为 89.6%、78%、68% 与 12.4%，质量中位动力学直径为 0.51 μm。

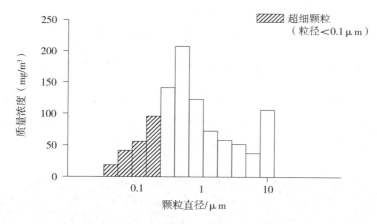

图 6-3　焊接作业过程中气溶胶质量分散度

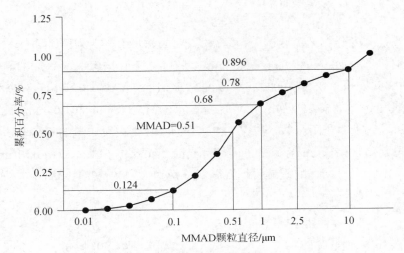

图 6-4　各粒径段电焊颗粒累积百分数

（六）形态学和化学元素分析

车间内焊接作业前扫描结果见图 6-5（a），结果显示颗粒边界较清晰，数量较多，聚集在一起形成云状结构；图 6-5（b）为车间外扫描结果，颗粒数量较少，且形状不规则；图 6-5（c）为焊接作业阶段扫描结果，颗粒紧密聚集在一起呈棉絮状。

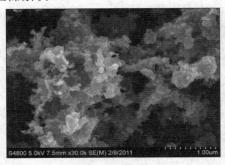

距离焊接点 1.1 m 处收集颗粒，颗粒边界较清晰，数量较多，聚集成云状结构

车间外距离窗户 2 m 处收集颗粒，颗粒数量较少，形状不规则

（a）车间内焊接作业前　　　　　　　　　（b）车间外

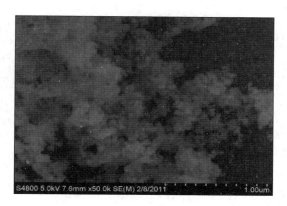

距离焊接点 1.1 m 处收集颗粒，颗粒紧密聚集在
一起呈棉絮状

（c）车间内焊接作业阶段

图 6-5　颗粒扫描图

车间内外颗粒化学元素分析结果见表 6-6。车间内焊接作业前与车间外大气
C、O、Al、S 等 4 种元素含量较接近。车间内焊接作业阶段 Fe 重量百分比为 32.8%，
含有特异元素 Mn、Zn。

表 6-6　车间内外颗粒化学元素分析（重量百分比）

元素种类	车间内焊接作业前/%	车间内焊接作业阶段/%	车间外大气/%
C	50.3	29.3	46.7
O	11.4	26.3	21.3
Al	25.5	1.1	27.5
S	0.3	—	0.4
Fe	0.6	32.8	1.3
Mn	—	5.5	—
Zn	—	1.7	—
其他	12.0	3.3	2.7

三、讨论

本次调查发现数量浓度和质量浓度随着电焊作业点数量增加而升高,并且与工人作息时间具有很好的一致性,说明车间内细、超细颗粒主要由电焊作业产生。

测量结果表明数量浓度与质量浓度之间高度相关,与相关研究报道一致。细颗粒和超细颗粒数量浓度与质量浓度随着距离的增加而逐渐减少,颗粒数量浓度和质量浓度的空间分布与颗粒的扩散、凝聚与沉积特性有关。电焊工作场所超细颗粒和细颗粒的暴露水平受时间、空间、风速、背景浓度等多种因素影响。场所颗粒浓度与电焊作业点数量和生产活动密切相关,随着离焊接点距离的增加颗粒浓度逐渐降低。同时随着窗口风速的增加,颗粒数量浓度显著降低。用人单位应合理安排焊接工作时间,加强车间的自然通风和机械通风,工人应佩戴能有效防护超细颗粒吸入的口罩。工作场所超细颗粒现场采样和检测时应选择合适的检测指标(如数量浓度、分散度、颗粒理化特征),注意时间、空间、风速、背景浓度对超细颗粒暴露水平的影响。

第二节　纳米氧化铁生产企业作业过程中的纳米颗粒暴露特征研究

纳米颗粒是指等效直径(包括几何直径、空气动力学直径、迁移相关直径及投影面直径)小于 100 nm 的粒子(ISO 2007)。在外形尺寸或内部结构有一维或多维空间处于纳米尺度的材料称之为纳米材料。与同材质的非纳米材料相比,纳米材料具有一些新颖的特性(BSI 2008)。由纳米颗粒或纳米材料所特有的小尺寸、高比表面积、高表面活性等特点而带来的健康风险已引起人们的高度关注。纳米氧化铁颗粒被广泛用于建筑材料、涂料、塑料制品、化妆品和保健品中,是经合组织提出的需要进一步验证其毒性的材料清单中的一种物质(OECD,2010)。有关纳米氧化铁颗粒的体内外研究表明,随着粒径大小和暴露浓度的增加,诱导的活性氧自由基(ROS)水平也逐渐增加,从而导致机体炎症反应、免疫抑制、肺上皮细胞的损伤,血凝功能的破坏也随之加剧。

目前，实验研究是评价纳米颗粒健康风险的主要手段。而科学的健康风险评估不但需要实验研究提供严谨的基础资料，也离不开流行病学研究或现场暴露调查的验证，然而有关人工纳米颗粒暴露特征的现场研究非常有限。已报道的暴露特征包括：①粒子特性，如纳米颗粒是否因团聚而使众数曲线呈双峰分布；②生产和使用过程中逸散出纳米颗粒后，与背景环境相比，是否表现为浓度明显增高；③数量浓度和质量浓度的关联性结果并不总是保持一致的。尽管已有上述一些报道，但仍有大量深入的研究有待开展。由于纳米颗粒的暴露特征可以为工人的潜在暴露提供重要的信息，因此通过定性定量的研究手段明确纳米颗粒的特性是暴露评估中需要优先考虑的研究方向。其次，由于颗粒物浓度会受到多种因素的影响，比如初始纳米颗粒的凝聚会改变颗粒的粒径大小，从而引起浓度的波动，因此纳米颗粒浓度和粒径的动态变化也应该分别予以关注。最后考虑到现有资料还不足以开展指标间的复杂关联分析，因此对不同暴露参数间的相关性，比如质量浓度、数量浓度和表面积浓度的关联，仍需要通过深入的工作场所暴露研究加以分析。

据我们所知，有关作业场所纳米氧化铁颗粒或纳米氧化铁材料的暴露资料尚未见报道，因此我们的研究旨在对当前纳米颗粒暴露研究中的空白提供一定的补充。在本研究中，我们选择浙江省一个生产 Fe_2O_3 纳米颗粒的企业，按工艺流程观察各操作环节产生纳米颗粒的情况，并测定其暴露特征（颗粒特性、不同参数的浓度和粒径大小等）。Fe_2O_3 纳米颗粒的特性主要通过与背景颗粒在浓度、形态、粒径分布和化学成分等多方面的比较给以明确。颗粒物总浓度的时间变化（如总数量浓度、质量浓度和表面积浓度）、粒径大小（模式值、中位数、算数均数和几何均数）以及不同粒径纳米颗粒的数量浓度在本研究中均进行了测定。此外，数量浓度、质量浓度和表面积浓度的相关关系也通过暴露等级、浓度比（即采样点与背景颗粒的比值）、相关系数及浓度曲线的形态等指标进行了分析。暴露等级是将类似暴露组识别为一个等级的划分指标，在超细颗粒暴露评估中常被用于分析不同暴露浓度间的关联性。

一、方法

（一）工作场所的描述

本研究选择的调查现场为浙江省生产 Fe_2O_3 纳米颗粒的一个化工厂。企业通过化学合成的方式来生产 Fe_2O_3 纳米材料。大致的生产流程如下：①氧化反应。用次氯酸钠将硫酸亚铁 $FeSO_4$ 氧化成硫酸铁 $Fe_2(SO_4)_3$。②胶体制备。将硫酸铁溶液和氢氧化钠混合制备氢氧化铁 $Fe(OH)_3$ 胶体。③合成反应。将部分硫酸铁溶液、氢氧化铁胶体、硫酸和铁皮一起放入合成反应釜中，并鼓入空气。以 $\alpha\text{-}Fe_2O_3$ 和 Fe_2O_3 为核晶的粒子不断凝聚，逐渐长大至 $10\sim15$ nm 的完整 $\alpha\text{-}Fe_2O_3$ 晶体后停止反应。④表面处理。用水溶性阴离子聚合物对 $\alpha\text{-}Fe_2O_3 \cdot n\text{H}_2\text{O}$ 晶体进行表面处理以防止他们在介质中凝聚。⑤闪蒸。$\alpha\text{-}Fe_2O_3 n\text{H2O}$ 粗产物经压滤后，湿的晶体被送入闪蒸干燥机。⑥$\alpha\text{-}Fe_2O_3 \cdot n\text{H}_2\text{O}$ 包装。干燥后，部分 $\alpha\text{-}Fe_2O_3 \cdot n\text{H}_2\text{O}$ 产品被包装输出。⑦铺粉。部分 $\alpha\text{-}Fe_2O_3 \cdot n\text{H}_2\text{O}$ 产品经手工操作均匀铺展在扁平的煅烧托盘上。⑧煅烧。将筛粉工序后的 $\alpha\text{-}Fe_2O_3 \cdot n\text{H}_2\text{O}$ 送至红外煅烧炉进行脱结晶水处理，制备出 $\alpha\text{-}Fe_2O_3$ 产品。⑨投料。将 $\alpha\text{-}Fe_2O_3$ 材料人工投放至半敞开式的水洗容器中进行工艺处理。⑩$\alpha\text{-}Fe_2O_3$ 包装。经水洗处理后的 $\alpha\text{-}Fe_2O_3$ 同样按照步骤⑤进行闪蒸干燥，随后将 $\alpha\text{-}Fe_2O_3$ 产品包装。

整个工艺流程中主要有四道工序因各种原因可能存在纳米颗粒的潜在暴露，分别是煅烧前人工铺粉、水洗前人工投料、$\alpha\text{-}Fe_2O_3 \cdot n\text{H}_2\text{O}$ 包装以及 $\alpha\text{-}Fe_2O_3$ 包装（见表 6-7）。因此本研究选择上述工序所对应的作业岗位为采样点。同时，两种类型的背景颗粒，即室内背景颗粒和室外背景颗粒被选作对照（见图 6-6）。由于本现场研究不涉及人群受试对象，因此不存在伦理申明。

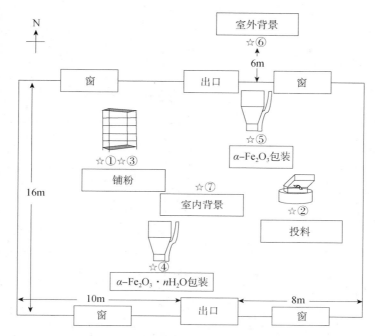

图 6-6　车间布置及采样点示意图

注：☆表示采样点。

（二）监测和采样系统

表 6-8 显示的是检测和采样系统的信息。实时检测设备用于检测总粒子浓度（包括数量浓度、质量浓度和表面积浓度）以及不同粒径谱下的粒子数量分布。膜载采样设备则用于采集空气中的纳米颗粒进行形态和成分分析。

总数量浓度用超细粒子计数器 P-Trak（Model8525，TSI，美国）进行检测。这是一种便携式的冷凝粒子计数器（CPC），常用于测定纳米颗粒或超细颗粒的总数量浓度。该仪器已由制造厂家进行校准，每次采样前进行调零，每隔 5.5h 补充一次异丙醇。总质量浓度用气溶胶实时检测仪 DustTrak（8530，TSI，美国）进行检测。这是一种利用激光散射原理进行测定的手持式实时测定仪，常用于测量直径>100 nm 的颗粒。考虑到空气中纳米颗粒经常会因团聚或聚合作用增长成大粒径颗粒，因此在纳米颗粒的暴露评价中使用 DustTrak 实时测量也是非常重要的。该仪器已由制造厂家按照 ISO 12103-1（1997）标准进行校准，每次采样前用高效过滤器对仪器进行调零处理。

表 6-7　采样点的总体信息

采样点	颗粒逸散的原因	颗粒逸散控制措施	暴露工人数量	采样时间段
室内背景	—	—	—	8:38—9:08
铺粉 I	在开放性环境中进行手工操作	无	4	9:09—9:45
投料	在一个半开放的界面下进行人工投料	局部排风装置	4	9:46—10:20
铺粉 II	同铺粉 I	无		10:21—11:13
$\alpha\text{-Fe}_2\text{O}_3 \cdot n\text{H}_2\text{O}$ 包装	在开放性环境中进行半自动操作	除尘装置	2	12:19—14:11
$\alpha\text{-Fe}_2\text{O}_3$ 包装	在开放性环境中进行半自动操作	除尘装置	2	14:12—15:29
室外背景	—	—	—	15:34—16:04

表 6-8 纳米颗粒的检测和采样系统

检测类型	暴露参数	仪器设备	粒径大小	检测范围	采样流量	采样间隔
实时测量	总质量浓度	DustTrak 8530（TSI，美国）	100～10000 nm	0.001～150 mg/m³	3 L/min	1 min
	总数量浓度	P-Trak 8525（TSI，美国）	20～1000 nm	0～500 000 个/cm³	0.1 L/min	1 min
	粒径的数量分布	SMPS 3034（TSI，美国）	10～487 nm	1～2.4×106 个/cm³	1.0 L/min	3 min
	表面积浓度	Aero TrakTM 9000（TSI，美国）	10～1 000 nm	1～10 000 μm²/cm³	2.5 L/min	1 min
膜载采样系统	颗粒物采集	Nano-MOUDI 125A（MSP，美国）；Aluminum foil	10～10 000 nm	—	10.0 L/min	—
	形态观察	SEM S4800（HITACH，日本）	10～10 000 nm	—	—	—
	元素分析	EDX（HITACH，日本）	10～10 000 nm	—	—	—

SEM：扫描电子显微镜；EDX：X 射线能量色散谱仪。

表面积浓度用肺部沉积表面积浓度测定仪（Aero TrakTM 9000，TSI，美国）进行检测。该仪器由一个扩散充电器和一个静电计组成，以肺泡沉积模式测量。纳米粒子粒径分布的数量浓度用扫描电迁移率粒径谱仪（SMPS，Model 3034，TSI，美国）进行检测。SMPS由两部分组成，一个是差示迁移率分析仪（DMA），一个是根据电迁移直径的差异来计数不同粒径颗粒的冷凝粒子计数器。该仪器已由制造厂家进行校准。数据显示类型如模式值（峰值浓度对应的粒子尺寸）、中位数、算数均数、几何均数由SMPS自带分析软件输出。

纳米颗粒的形态和化学成分通过扫描电子显微镜镜（SEM，S4800，Hitachi，日本）和X射线能量色散谱仪（EDX，S4800，Hitachi，日本）进行分析。空气中的纳米颗粒采用多级碰撞采样器（Nano-MOUDI，125A，MSP，美国）收集。碰撞器共分13层，对应的颗粒切割直径为：10 000 nm、5 600 nm、3 200 nm、1 800 nm、1 000 nm、560 nm、320 nm、180 nm、100 nm、56 nm、32 nm、18 nm、10nm。12级切割直径下收集到的Fe_2O_3纳米颗粒用于最终分析。

（三）采样和检测方案

采样工作在2012年10月进行，分3天完成。首先通过信息收集获得生产企业及产品的一个基本了解，其次在CPC的引导下对生产区域做一个预探查确定纳米颗粒的潜在逸散点。

1. 具体采样方案

（1）背景检测，收集工作区域附近的室内背景颗粒和大气环境的室外背景颗粒进行表征（对照的采样布点位置如图6-6中⑥和⑦所示）。采样期间作业现场无真空泵、加热装置、柴油叉车及焊接作业等混杂颗粒源的干扰。（2）作业活动相关的检测，基于收集的信息和预调查的结果，同时兼顾当时气流方向、工人作业任务量及仪器置放不影响工人正常作业等多种影响因素的考虑，确定各采样点，具体位置如图6-6中①~⑤所示。采样活动分别在班前、班中和班后进行。采样高度为离地1.3 m工人最可能暴露于Fe_2O_3纳米颗粒的呼吸带。采样时间已在表6-7中简要罗列。

2. 数据分析

不同采样岗位的总粒子浓度与背景值的比较采用单因素方差分析（ANOVA），方差齐采用LSD法，方差不齐采用Dunnett检验。两组结果的差异具有统计学意义时表明两组处于不同的暴露等级。不同暴露参数的相关性用 Pearson 相关分析法评价。

二、结果

（一）颗粒性质的认定

各采样点检测到的总颗粒物浓度如表 6-9 所示。铺粉 I 岗位，投料岗位，铺粉 II 岗位，$\alpha\text{-Fe}_2\text{O}_3 \cdot n\text{H}_2\text{O}$ 包装岗位和 $\alpha\text{-Fe}_2\text{O}_3$ 包装岗位检测到的数量浓度分别是 $0.52 \pm 0.20 \times 10^5/\text{cm}^3$，$0.62 \pm 0.24 \times 10^5/\text{cm}^3$，$0.48 \pm 0.11 \times 10^5/\text{cm}^3$，$0.29 \pm 0.09 \times 10^5/\text{cm}^3$ 以及 $0.27 \pm 0.16 \times 10^5/\text{cm}^3$。与室内外背景颗粒相比，这些岗位的颗粒物浓度明显升高，且差异具有统计学意义（$p<0.01$）。同样铺粉、投料和包装（包括 $\alpha\text{-Fe}_2\text{O}_3 \cdot n\text{H}_2\text{O}$ 包装和 $\alpha\text{-Fe}_2\text{O}_3$ 包装）岗位的表面积浓度也明显高于室内外背景颗粒（$p<0.01$）。另外投料岗位的质量浓度也明显高于室内外背景颗粒（$p<0.01$）。

铺粉、投料及包装岗位检测到的气溶胶纳米颗粒粒径分布情况较为类似，均表现为单峰分布，模式粒径在 $10 \sim 15$ nm，如图 6-7（b）所示，然而室内外背景颗粒的粒径分布模式与上述岗位相比却明显不同，见图 6-7（a）。图 6-8（c）和（d）表明车间空气中的初始纳米颗粒为纺锤形，与室内外背景颗粒（球形或不规则形的形态有显著差别。对 $\alpha\text{-Fe}_2\text{O}_3 \cdot n\text{H}_2\text{O}$ 包装岗位采集到的纳米颗粒进行 X 射线能量色散谱仪分析发现氧和铁是纳米颗粒的主要成分（见表 6-10）。

（二）总颗粒物浓度变化

总颗粒物浓度的时间变化如图 6-9 所示。从图 6-9（a）我们可以看到在数量浓度和表面积浓度的时间变化方面有 2 个特征，即作业活动变化相关性和周期变化性。不同的作业活动会引起不同的纳米颗粒浓度。数量浓度和表面积浓度的峰值出现在投料和 $\alpha\text{-Fe}_2\text{O}_3 \cdot n\text{H}_2\text{O}$ 包装岗位，与筛粉和 $\alpha\text{-Fe}_2\text{O}_3$ 包装岗位相比，前者释放的颗粒浓度相对较高；而筛粉和 $\alpha\text{-Fe}_2\text{O}_3$ 包装岗位的浓度又比工歇期及室内外背景的颗粒浓度要高。另外，在每类作业活动的检测记录中数量浓度和表面积浓度都呈现一个从背景值突然上升到峰值，短暂保持峰值后逐渐回落至背景值的变化如图 6-9（a）。也就是说数量浓度和表面积浓度的周期性变化主要包括背景值水平、初始相、稳定相和回落相 4 个阶段。

表6- 不同采样点的总粒子浓度

采样点	样本量	$NC_{20\sim1000nm}$/(10^5/cm^3)			$MC_{100\sim1000nm}$/(mg/m^3)			$SAC_{0\sim1000nm}$/(μm^2/cm^3)		
		M an±SD	CR	ER	Mean±SD	CR	ER	M an±SD	CR	ER
室内背景	28	0.14±0.03	.00		0.05±0.0	.00	2	3.35±1.61	.00	
室外背景	30	0. 3±0.02	0.93	3	0.03±0.00^b	0.60		14.22±1.44	.07	3
铺粉 I	39	0.52±0.20^{ab}	3.71	3	0.03±0.00^b	0.60	3	25.79±7.46^{ab}	.93	3
投料	36	0.62±0.24^{ab}	4.43	3	0.28±0.30^{ab}	5.60		30.59± 0.2^{ab}	2.29	3
铺粉 II	60	0.48±0.^{ab}	3.43	3	0.05±0.04	.00	2	27.05±4.38^{ab}	2.03	3
α-Fe$_2$O$_3$·nH$_2$O 包装	60	0.29±0.09^{ab}	2.07	2	0.04±0.02^b	0.80		23.20±8.53^{ab}	.74	2
α-Fe$_2$O$_3$ 包装	60	0.27±0.16^{ab}	.93	2	0.05±0.03	.00	2	19.69±7.39^{ab}	.47	2

NC: 数量浓度; MC: 质量浓度; SAC: 表面积浓度; CR: 浓度比; ER: 暴露等级。

^{a} $p<0.01$, 与室外背景颗粒相比;

^{b} $p<0.01$, 与室内背景颗粒相比。

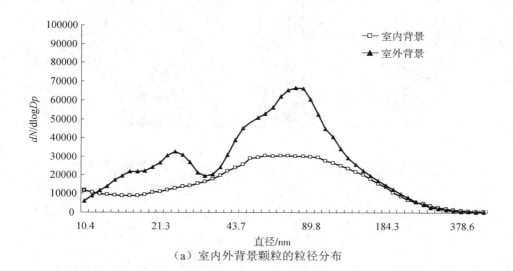

（a）室内外背景颗粒的粒径分布

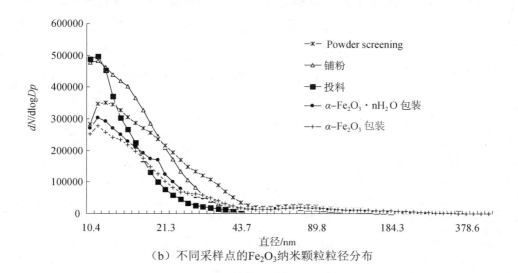

（b）不同采样点的Fe$_2$O$_3$纳米颗粒粒径分布

图 6-7　背景颗粒和 Fe$_2$O$_3$ 纳米颗粒的 SMPS 检测结果

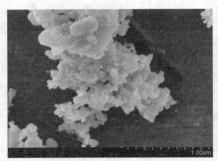

（a）作业前采样的室内背景颗粒

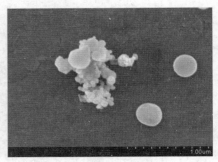

（b）室外背景颗粒

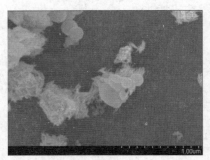

（c）多级碰撞采样器在包装岗位收集到的
纺锤体形的 α-Fe$_2$O$_3$纳米颗粒团聚体

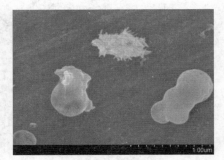

（d）在另一个包装岗位收集到的
纺锤体形的 α-Fe$_2$O$_3$·nH$_2$O 纳米颗粒团聚体

图 6-8　背景颗粒和 Fe$_2$O$_3$ 纳米颗粒的扫描电镜图

表 6-10　Fe$_2$O$_3$ 纳米颗粒和背景颗粒的化学组分结果

采样点	构成元素/%（质量比）
室内背景	C（30.37），O（45.99），Na（1.99），Si（4.76），S（0.73），Cl（1.39），Ca（2.11），Fe（12.66）
室外背景	C（70.13），O（26.89），Na（0.87），Si（0.75），S（0.17），Fe（1.18）
α-Fe$_2$O$_3$·nH$_2$O 包装	C（15.44），O（51.39），Na（1.34），Si（1.34），S（0.43），Ca（0.37），Fe（29.70）

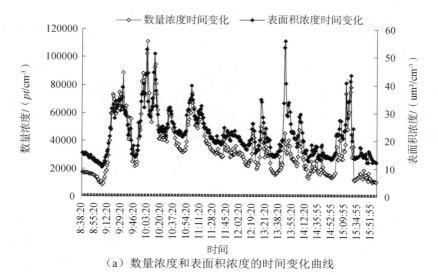

（a）数量浓度和表面积浓度的时间变化曲线

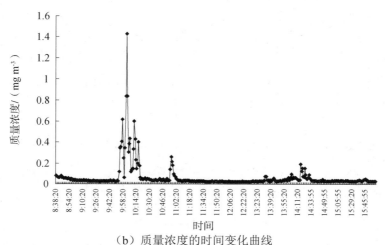

（b）质量浓度的时间变化曲线

图 6-9　不同作业活动下纳米颗粒总数量浓度的时间变化曲线

1—室内背景；2—铺粉Ⅰ；3—投料；4—铺粉Ⅱ；5—工歇期；6—α-Fe$_2$O$_3$·nH$_2$O 包装；7—α-Fe$_2$O$_3$ 包装；8—室外背景。

（三）粒径和粒径分布的变化

图 6-10 显示的是纳米颗粒粒径分布的时间变化，显示的指标包括模式值、中

位数、算数均值和几何均值。第一次筛粉、投料、α-Fe₂O₃·nH₂O 包装和 α-Fe₂O₃ 包装岗位作业期间的纳米颗粒模式值相对稳定，基本保持在 10~15 nm。气溶胶 Fe₂O₃ 纳米颗粒的粒径大小随所选测量参数的不同而有所差别。不同测量类型的参数观察到的 Fe₂O₃ 纳米颗粒的粒径大小，其排序如下：模式值<中位数<几何均值<算数均值。同时，这四类值的变异程度也是逐渐上升的。另外，与 Fe₂O₃ 纳米颗粒的粒径相比，室内外背景颗粒的变异度明显高很多。

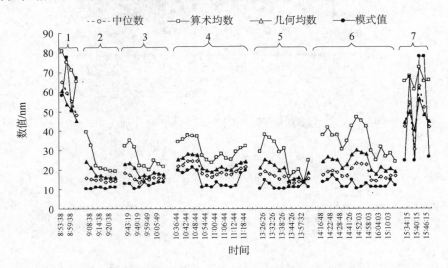

图 6-10　粒径的模式值、中位数、算数均数和几何均数的时间变化曲线

1—室内背景；2—铺粉Ⅰ；3—投料；4—铺粉Ⅱ；5—α-Fe₂O₃·nH₂O 包装；6—α-Fe₂O₃ 包装；7—室外背景。

　　图 6-11 显示的是用 SMPS 在各个岗位检测到的不同粒径颗粒物的数量浓度随时间变化的曲线。由铺粉、投料和包装岗位逸散的初始纳米颗粒（粒径为 10.4 nm）的数量浓度明显高于室内外背景颗粒，如图 6-11（a）所示。纳米颗粒的逸散也与作业活动的特点有关，按照各作业活动逸散纳米颗粒的多少将各岗位排序如下：铺粉>α-Fe₂O₃·nH₂O 包装>投料。然而对于粒径 103.7nm 大小的颗粒而言，各类作业活动所对应的颗粒物数量浓度明显低于室内、外背景颗粒，见图 6-11（b）。图 6-11（c）显示，尽管投料、铺粉Ⅱ和 α-Fe₂O₃ 包装过程释放的亚微米级别颗粒（469.8 nm）比背景浓度要高，但这些逸散的纳米颗粒数量浓度的绝对值仍然是很

低的 （低于 2 000 个/cm³）。

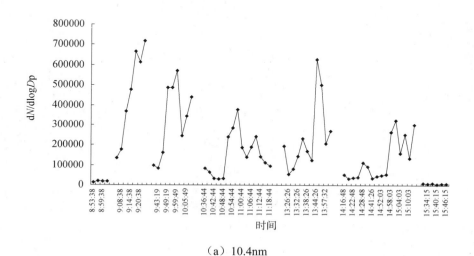

（a）10.4nm

（b）103.7nm

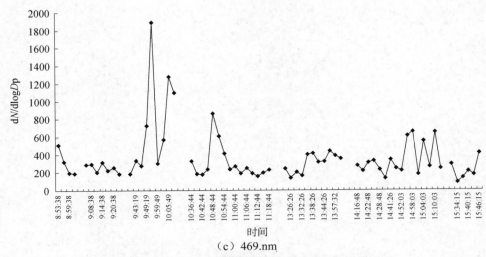

图 6-11　不同粒径颗粒物数量浓度的时间变化曲线

1—室内背景；2—铺粉Ⅰ；3—投料；4—铺粉Ⅱ；5—α-Fe$_2$O$_3$·nH$_2$O 包装；6—α-Fe$_2$O$_3$ 包装；7—室外背景。

（四）纳米颗粒不同特征指标间的关系

图 6-9（a）显示不同作业活动所对应的数量浓度变化情况和表面积浓度变化情况是非常相似的，而图 6-9（b）显示质量浓度的变化情况则与数量浓度和表面积浓度的变化情况很不相同。表 6-9 列出了不同采样点各数据的 CR 和 ER 值。5个操作岗位数量浓度的 CR 值在 1.93~4.43，略高于表面积浓度 CR 值区间范围（1.47~2.29）。与质量浓度 CR 值区间范围（0.60~1.00）相比（除投料岗位外），无论是数量浓度 CR 值区间范围还是表面积浓度 CR 值区间范围，均要比质量浓度高出很多。此外，不同操作岗位的数量浓度和表面积浓度的 ER 值也比较类似，但与质量浓度对应的 ER 值相比仍存在较大差别。最后表 6-11 的各参数相关性分析结果显示：数量浓度和表面积浓度之间有高度相关关系（r=0.894），数量浓度与质量浓度的关联性相对较低（r=0.485），而表面积浓度和质量浓度的相关系数则更小（r=0.404）。

表 6-11　检测样本的数量浓度、质量浓度和表面积浓度间的相关性（$n = 313$）

变量	$NC_{20\sim1000nm}$	$MC_{100\sim1000nm}$	$SAC_{10\sim1000nm}$
$NC_{20\sim1000nm}$（$10^5/cm^3$）	1.000	—	—
$MC_{100\sim1000nm}$（mg/m^3）	0.485^a	1.000	—
$SAC_{10\sim1000nm}$（$\mu m^2/cm^3$）	0.894^a	$0.404^①$	1.000

NC：数量浓度；MC：质量浓度；SAC：表面积浓度；$^a p < 0.01$

三、讨论

在本研究中我们用颗粒物总浓度（包括数量浓度、质量浓度、表面积浓度）、粒径分布曲线、颗粒物形态以及元素组成等指标对各采样点和背景颗粒进行了多重比较，以此来表明 Fe_2O_3 纳米颗粒的特征。上述指标中至少有三类已经在先前的现场研究中被用于表征气溶胶纳米材料及其聚合物的颗粒特性。在产品的生产、处理以及最终应用的过程中发现的纳米材料主要有纳米碳管、纳米氧化铝、纳米银和纳米二氧化钛。而且，用冷凝粒子计数器（CPC）或光学粒子计数器（OPC）测得的数量浓度，以及形态和元素组成 3 个指标已经被各类国内外机构用以表征气溶胶纳米材料的特征。

铺粉岗位（检测了 2 次）、投料岗位和包装岗位（包装 $\alpha\text{-}Fe_2O_3 \cdot nH_2O$ 和 $\alpha\text{-}Fe_2O_3$）的数量浓度和表面积浓度明显高于室内外的背景值（$p < 0.01$），表明这些手工或半自动操作会产生较高水平的纳米颗粒（尤其是较高的数量浓度和表面积浓度）。这一结果在随后的 SMPS 数据中也被不同粒径的数量浓度时间变化曲线所证实。从图 6-11（a）中可以发现：从手工及半自动岗位逸散出来的初始 Fe_2O_3 纳米颗粒（10.4 nm）的数量浓度要明显高于室内外背景。类似的生产纳米颗粒的作业活动期间释放颗粒物的情景在此前也有报道，如对含有纳米材料的基质进行生产、处理、加工和研磨处理的过程；废物处理、清洗和维护过程都有可能产生纳米颗粒。不同粒径模式下数量浓度的时间变化曲线表明，在生产车间的气溶胶中初始 Fe_2O_3 纳米颗粒（10.4 nm）是主要成分，所占比例远远高于团聚成亚微米级的大颗粒。也就是说，颗粒物团聚得越多，颗粒物的数量就会越少。正是因为作业环境中的气溶胶以纳米颗粒占多数，所以本研究中大部分采样点用 DustTrak

检测到的可吸入颗粒物质量浓度并没有明显高于室内外背景。这一结果提示用 DustTrak 检测 Fe_2O_3 纳米颗粒的可吸入质量浓度存在一定的局限性。

铺粉、投料和包装岗位的气溶胶纳米颗粒在粒径分布形态上呈单峰形式，与室内外背景颗粒的粒径分布形态明显不同，表明车间空气中高浓度的颗粒与室内外背景颗粒是不同的。车间空气中的初级纳米颗粒呈纺锤体形，与企业材料安全数据表（MSDS）上对 Fe_2O_3 纳米材料的描述相一致。而且分析发现氧（O）和铁（Fe）是 $\alpha\text{-}Fe_2O_3 \cdot n\text{H}_2\text{O}$ 包装岗位采集到的纳米颗粒的主要成分。这些证据表明工人面临的暴露颗粒就是由各类作业活动所产生的 $\alpha\text{-}Fe_2O_3$ 纳米颗粒。本研究中所检测到的 $\alpha\text{-}Fe_2O_3$ 纳米气溶胶呈单峰分布，与以往认为人工纳米颗粒呈双峰分布的现场研究报道有一定出入。两者之间的差异很可能是本次检测的企业在生产过程中用阴离子聚合物对 Fe_2O_3 纳米颗粒进行了表面分散处理所致。表面分散处理在很大程度上减少了初级颗粒物在固相、液相或气相等各类介质中团聚的可能。

在形态学和元素分析中我们还发现了一些有趣的现象。图 6-8（c）和（d）显示的是用多级碰撞器采集的纳米颗粒分析结果。滤膜上收集到的 $\alpha\text{-}Fe_2O_3$ 纳米颗粒在仪器采样过程中由于受强外力的级联碰撞作用凝结成了一团。而背景颗粒则因多种类型颗粒混杂在一起呈球形或不规则的聚集体。从颗粒的化学成分来看，大气背景和车间颗粒中均存在 Si 和 S 元素（见表 6-10），表明在车间内采集 $\alpha\text{-}Fe_2O_3$ 纳米颗粒时，室内外互通的空气随气流一起被采样器所收集。室内背景颗粒中 Fe 元素含量相对较高 （质量百分比 12.66%），原因可能是经过表面处理的 $\alpha\text{-}Fe_2O_3$ 纳米颗粒在空气中不容易聚集，因此空气中残留了一些上一个工作班次释放的悬浮颗粒。也就是说室内背景颗粒是以室外背景颗粒占主导，$\alpha\text{-}Fe_2O_3$ 占小部分的混合颗粒。这一结果与我们先前报道的电焊作业纳米颗粒暴露特征的结论是一致的：在电焊作业工作场所，上一班次产生的纳米颗粒也有部分持续悬浮于空气中最终成为室内空气背景的一部分。

从数量浓度和表面积浓度的时间变化曲线中可以看到作业活动相关性和周期性两个特点，见图 6-9（a）。纳米颗粒水平明显受作业活动影响的现象表明在对作业场所空气进行纳米颗粒检测时要充分考虑作业活动的特点以及作业的负荷量。另外，每个释放 $\alpha\text{-}Fe_2O_3$ 纳米颗粒的作业活动都展现了一个周期性变化的特点，浓度曲线分为背景浓度水平、初始相、稳定相和回落相四部分。这一结果与 Demou 等人的研究发现是一致的，他们在一家试验工场调查金属纳米颗粒的现场暴露时发现纳米颗粒的数量浓度变化具有典型的周期性特征，即背景水平、反应阶段、开始阶段、稳定阶段和下降阶段。该特征提示在每个作业现场进行采样时，采样周期都必须长到足以覆盖整个作业活动所有的特征阶段。

在本研究中，由各种操作逸散的 Fe_2O_3 纳米颗粒在每一个作业周期内其模式粒径都相对稳定（$10\sim15\ nm$）（见图 6-10）。这一结果再次证实，原始 Fe_2O_3 纳米颗粒经过表面处理是不容易凝聚的。曾有试验研究表明，受凝聚效应的影响初始颗粒物的生命周期是有一定局限的。而本研究的 Fe_2O_3 纳米颗粒却并没有因为凝聚效应而表现出生命周期的局限性。因此，纳米颗粒的清除可能主要还需借助于气体的交换。另外，研究还发现气溶胶 Fe_2O_3 纳米颗粒的粒径会随着选用测量类型的不同而有变化。本研究中 $10\sim15\ nm$ 的粒径模式值与生产的 Fe_2O_3 纳米材料的粒径是非常一致的。上述结果表明，与数量浓度峰值相对应的模式值是用于描述气溶胶 Fe_2O_3 纳米颗粒特征较好的一个统计指标。与 Fe_2O_3 纳米颗粒的尺寸相比，室内外背景颗粒的粒径大小变化较大，可能与背景颗粒特征复杂及气象条件影响有关。

纳米颗粒暴露特征各参数间的关系通过下述四个指标来描述：与作业活动相关的粒子浓度变化情况、暴露等级、浓度比 （即采样点与室内背景值的浓度比）以及相关系数。数量浓度和表面积浓度随作业活动的不同而变化的特征是显而易见的，见图 6-9（a），但质量浓度的变化却不尽然见图 6-9（b）。数量浓度和表面积浓度的 CR 值明显大于质量浓度的 CR 值（见表 6-9）。不同采样点的数量浓度和表面积浓度的 ER 值比较类似，但与相应点的质量浓度 ER 值却存在差别（见表 6-10）。相关性分析结果显示数量浓度和表面积浓度高度相关，而数量浓度和质量浓度，以及表面积浓度和质量浓度之间则相关度相对较弱（见表 6-11）。

本研究结果表明数量浓度和表面积浓度可能比质量浓度更适用于描述气溶胶 Fe_2O_3 纳米颗粒的暴露特征。尽管质量浓度是用于气溶胶暴露评估的一个传统指标，但由于纳米颗粒只占总颗粒质量百分比中很小的一部分，所以对评估纳米颗粒的暴露可能并不是很适用。数量浓度和质量浓度间的相关性在一些运用实时检测设备的现场研究中已有一些报道。Maynard 等报道在炭黑生产的净化处理过程中颗粒的数量浓度和质量浓度之间并无显著关联。Yeganeh 等发现在富勒烯处理过程中，颗粒数量浓度（650 nm 以下）与质量浓度（$PM_{2.5}$）有轻微的相关关系。Demou 等在对生产金属基质纳米材料的设备进行为期 17 天的检测研究中发现，仅有几天的数据显示质量浓度（$PM_{1.0}$）和数量浓度（1.0 μm 以下）之间有一定的相关关系。

在工程纳米颗粒研究中，有关表面积浓度与其他参数如数量浓度和质量浓度之间的相关性的数据是非常有限的，相关性方面的信息通常来源于非工程纳米颗粒的研究。我们在以前的气体保护焊作业场所纳米颗粒暴露研究中就发现，无论是在检测不同数量焊接操作点产生的纳米颗粒浓度，还是检测不同采样距离下的颗粒物水平以及背景颗粒浓度时，质量浓度（$PM_{1.0}$）的灵敏度均不如数量浓度（20 nm~1.0 μm）和表面积浓度（10 nm~1.0 μm）。而且，我们同样观察到数量浓度和表面积浓度的相关性较高，而数量浓度和质量浓度之间以及表面积浓度和质量浓度之间的相关性较低。Heitbrink 等在一个汽车发动机厂的颗粒物暴露参数的关联性研究中也发现，表面积浓度与数量浓度强相关，与质量浓度弱相关。

评估暴露参数之间的生物相关性是另一种筛选指标是否适用性的方法。一些体内研究显示，单位质量下表面积大、数量多的纳米颗粒更容易引起肺部强烈的炎症和氧化应激反应。另外，还有研究表明表面积浓度越高，肺部的氧化应激反应和炎症也越强烈。

四、结论

铺粉、投料和包装等作业活动所产生的气溶胶纳米颗粒都明显高于大气环境的背景值。根据颗粒的自身特点，不同作业活动产生纳米颗粒的能力也不尽一致。本研究搜集采样得到的 Fe_2O_3 气溶胶纳米颗粒的初始粒径保持在 10～15 nm。作业场所空气中 Fe_2O_3 颗粒物的粒径数量图呈单峰分布，颗粒单体呈纺锤形，主要由 Fe 元素和 O 元素构成。颗粒物浓度呈周期性变化，且与作业活动高度相关。对描述 Fe_2O_3 纳米颗粒的暴露特征而言，数量浓度和表面积浓度比质量浓度更合适做暴露参数。

本研究为 Fe_2O_3 纳米颗粒的暴露特征提供了基础数据，有利于工作场所纳米材料暴露评估标准的建立，同时也有助于 Fe_2O_3 纳米材料健康风险评估流行病学研究的深入开展。本研究的实践意义主要体现在下述几方面：①在选择纳米颗粒暴露特征的暴露参数或评估作业场所纳米颗粒的剂量效应时，数量浓度和表面积浓度可能比质量浓度更适合；②为更好地理解气溶胶纳米颗粒的暴露特征，明确生产、处理和使用过程中纳米颗粒的基本特性、各参数浓度的动态改变、粒径的变化以及粒径分布形式是非常必要的；③气溶胶纳米颗粒具有作业活动相关性的特点表明对作业场所空气进行纳米颗粒检测时要充分考虑作业活动的特点以及作业的负荷量。而纳米颗粒水平呈周期性变化的特征则提示在每个作业现场进行采样时，采样周期都必须长到足以覆盖整个作业活动所有的特征阶段；④通过比较气溶胶纳米颗粒和背景颗粒的各类特征（包括浓度、粒径、粒径分布、形态和化学组分）发现，对纳米颗粒而言目前尚无职业暴露限值。当然本研究也存在一定的局限性。例如，本研究的数据都系静态测量所得，解读个体暴露情况时需额外注意。此外尽管有背景颗粒作为对照，但暴露数据如何调整，从而避免背景颗粒对作业场所空气的干扰而导致的高估尚不清楚。

第三节　工作场所氧化铝纳米颗粒暴露测量

纳米氧化铝产品密度小、透明、结构软、印刷性能良好，具有高硬度、耐热、耐腐蚀等一系列优异特性，广泛应用于发光材料、催化剂载体、电子基片、橡胶和塑料填料、窗口材料、远红外材料和生物陶瓷等。随着我国经济的发展，对纳米级高纯度氧化铝的需求快速增长。因此，在纳米氧化铝生产、使用过程中，劳动者可能接触到不同类型的纳米氧化铝。

一、对象与方法

（一）对象

选择 1 家生产纳米 Al_2O_3 的企业，对生产企业包装岗位、取样岗位、车间控制室进行检测，对接触纳米颗粒岗位进行检测。同时对车间外场地大气背景值进行检测，作为对照组。

（二）暴露测量指标、仪器及检测方法

测量指标分为暴露浓度和粒径分布指标两类，暴露浓度指标为质量浓度、数量浓度和表面积浓度，粒径分布指标为数量浓度粒径分布和质量浓度粒径分布。暴露测量指标、使用仪器及检测方法见表 6-12。将阶式碰撞颗粒采样仪采集的 13 级粒径粉尘质量浓度进行合并，将其 560 nm 以下粒径分为 10～55 nm、56～99 nm、100～319 nm、320～560 nm 4 个粒径等级。将扫描电迁移率粒径谱仪测得的各粒

径数量浓度进行合并，将其分成与质量浓度粒径等级接近的 10～54.1 nm、54.2～96.4 nm、96.5～327.7 nm、327.8～469.8 nm 4 个粒径等级。

表 6-12　暴露测量指标、仪器及检测方法

指标名称	主要测量仪器	仪器主要性能	检测方法
质量浓度	8530，Dust-TRAK，美国 TSI 公司	检测颗粒直径范围为 0.1～1 μm，检测浓度范围为 0.001～150 mg/m³	实时检测，每分钟记录一次结果
数量浓度	8525，P-TRAK，美国 TSI 公司	检测颗粒直径范围为 0.02～1 μm，检测浓度范围为 0～5×10⁵ 个/cm³	实时检测，每分钟记录一次结果
表面积浓度	Aero TrakTM9000，美国 TSI 公司	测量颗粒沉积肺部表面积 0.01~1μm，检测浓度范围为 1～10 000 μm²/cm³	实时检测，每分钟记录一次结果
数量浓度粒径分布	3034，SMPS，美国 TSI 公司	检测直径范围为 10~487 nm	实时检测，每 3 分钟记录一次结果
质量浓度粒径分布	125A，Nano-MOUDI、美国 MSP 公司	仪器具有标称分别为 10 000 nm、5 600 nm、3 200 nm、1 800 nm、1 000 nm、560 nm、320 nm、180 nm、100 nm、56 nm、32 nm、18 nm 和 10 nm 的 13 级切割直径	使用直径为 47 mm 铝膜采集不同粒径颗粒，采样流量为 10.0 L/min，用分析天平称量采样前后滤膜增重情况，计算 13 级切割直径的质量浓度

（三）采样策略

在选定现场检测点之前，应用 P-TRAK 对企业工作场所进行预检测，以确定检测岗位纳米颗粒排放来源，估计 Nano-MOUDI 采样时间。同时考虑工人作业方式以及仪器设备对工人操作的影响等，采取定点采样方法，将采样检测仪器放置在检测岗位下风侧，仪器设备尽量靠近工人但不影响其作业，检测高度为工人呼吸带水平。

二、结果

（一）总颗粒浓度变化倍数比较结果

由表 6-13 可见，包装岗位纳米 Al_2O_3、叉车操作岗位柴油尾气、气保焊岗位的电焊烟尘的质量、数量、表面积浓度与车间外大气颗粒浓度比较均有显著性差

异（$P<0.05$）。纳米 Al_2O_3 包装岗位纳米颗粒的表面积浓度变化倍数大于质量浓度变化倍数。

表 6-13　纳米 Al_2O_3 颗粒质量浓度、数量浓度、表面积浓度检测结果

检测岗位（地点）	样本数	质量浓度/（mg/m³）		数量浓度/（×10⁴ 个/cm³）		表面积浓度/（μm²/c^m³）	
		$\overline{\chi}\pm SD$	范围	$\overline{\chi}\pm SD$	范围	$\overline{\chi}\pm SD$	范围
包装岗位	240	0.095±0.026	0.05～0.23	2.38±1.07	0.88～5.30	28.30±11.61	14.18～106.61
车间外场地	120	0.071±0.004	0.06～0.09	1.22±1.64	0.88～1.86	14.56±1.90	11.34～22.43
—		10.069	—	11.85		12.869	
		0.000		0.000		0.000	

注：浓度变化倍数为纳米颗粒检测岗位（地点）与车间外场地大气背景的比值。

（二）总数量浓度位次一致性比较

由表 6-14 可见，纳米 Al_2O_3 生产企业数量浓度由高到低依次为包装岗位、取样岗位、大气背景和车间控制室，与表面积浓度由高到低位次相同。质量浓度由高到低位次分别为车间控制室、取样岗位、包装岗位和大气背景，与数量浓度和表面积浓度不一致。

表 6-14　纳米 Al_2O_3 生产企业不同岗位（场所）、不同指标测量浓度及位次

检测岗位	数量浓度（λ/cm³）		表面积浓度/（am²/cm³）		质量浓度/(mg/m³)	
	$\overline{\chi}\pm SD$	位次	$\overline{\chi}\pm SD$	位次	$\overline{\chi}\pm SD$	位次
包装岗位	23972.9±10671.7①②③	1	28.297±11.612①②③	1	0.0953±0.0259①②③	3
取样岗位	20556.8±9443.0④⑤	2	23.405±6.257④⑤	2	0.1032±0.0211④⑤	2

检测岗位	数量浓度（λ/cm^3）		表面积浓度/（am^2/cm^3）		质量浓度/(mg/m^3)	
	$\overline{\chi} \pm SD$	位次	$\overline{\chi} \pm SD$	位次	$\overline{\chi} \pm SD$	位次
车间控制室	11802.0±733.6	3	14.250±1.074	3	0.1518±0.0333f	1
大气背景	12168.4±1636.0	3	14.555±1.895	3	0.0712±0.0041	4

注：① 包装岗位与取样岗位相比较 $P<0.05$；② 包装岗位与车间控制室相比较 $P<0.05$；③ 包装岗位与大气背景相比较 $P<0.05$；④ 取样岗位与车间控制室相比较 $P<0.05$；⑤ 取样岗位与大气背景相比较 $P<0.05$；⑥ 车间控制室与大气背景相比较 $P<0.05$。

（三）质量、数量粒径分布的比较结果

由表 6-15 可见，颗粒粒径＜100 nm 的纳米 Al_2O_3 颗粒质量浓度在总质量浓度中占 54.55%，粒径＜96.5 nm 纳米 Al_2O_3 颗粒数量浓度占 74.27%。

表 6-15　质量、数量粒径分布情况

颗粒类型	质量粒径分布/（mg/m^3）			数量浓度/（$\times 10^4$ 个/cm^3）		
	粒径分级/nm	累计浓度	累计百分比/%	粒径分级/nm	累计浓度	累计百分比/%
纳米 Al_2O_3	10～65	0.0410	45.45	10～54.1	4.67	46.01
	56～99	0.0492	54.55	54.2～96.4	7.53	74.27
	100～319	0.0820	90.91	96.5～327.7	10.06	99.16
	320～560	0.0902	100.00	327.8～469.8	10.14	100.00

（四）暴露测量指标的相关性分析

由表 6-16 可见，数量浓度与表面积浓度相关系数为 0.611（$P<0.01$），质量浓度与数量浓度相关系数、质量浓度与表面积浓度相关系数分别为 0.322 和 0.239，较数量浓度与表面积浓度相关系数小。

表 6-16　质量浓度、数量浓度、表面积浓度相关性分析（n=858）

指标	质量浓度	数量浓度	表面积浓度
质量浓度（mg/m³）	1.00	—	—
数量浓度（×10⁴ 个/cm³）	0.322[①]	1.00	—
表面积浓度（μm²/cm³）	0.239[①]	0.611[②]	1.00

注：①P<0.05，②P<0.01

三、讨论

工作场所粉尘颗粒物的质量浓度与肺纤维化有很好的相关性，因此，除纤维粉尘外，传统方法均应用质量浓度作为颗粒物暴露水平最合适指标，但对于纳米颗粒，质量浓度可能不适合用于纳米颗粒的暴露测量。纳米 Al_2O_3 颗粒不同粒径质量浓度和数量浓度分布表明，尽管纳米颗粒种类不同，其数量浓度所占比例较质量浓度所占比例高。单位质量的纳米颗粒具有更多的颗粒数和表面积，尽管其数量和表面积很高，但纳米颗粒的质量在总质量中所占比例较小，对总质量浓度的贡献不大。因此，在纳米颗粒暴露评估中，作为传统的作业场所空气中粉尘颗粒物暴露评价指标的质量浓度，由于纳米颗粒质量在总质量浓度中所占比例较低，不能全面反映纳米颗粒的暴露特征，应用质量浓度可能会低估纳米颗粒毒性，而数量浓度可更准确地反映工作场所中纳米颗粒暴露水平。

本次测量同时应用表面积浓度、可吸入性颗粒物质量浓度和数量浓度进行监测并分析指标间相关性，研究表明活性表面积与数量浓度间存在着强相关性，与质量浓度间存在着一个弱相关性。纳米 Al_2O_3 包装岗位、取样岗位会有少量纳米颗粒泄漏至工作场所空气中，而车间控制室和大气背景均远离纳米颗粒生产场所，纳米颗粒浓度相对较低，检测结果反映了工作场所纳米颗粒暴露状况。同时，通过对纳米 Al_2O_3 不同岗位颗粒物质量浓度、数量浓度和表面积浓度位次分析发现，数量浓度和表面积浓度由高到低位次相同，数量浓度、表面积浓度与数量浓度位次不一致。近来一些毒理学研究表明，溶解性很低的细颗粒物、超细颗粒物的表面积剂量与肺的炎症反应间存在着很好的剂量-反应关系。也有流行病学研究表明，表面积浓度与人群健康损害间存在相关性，Schwartz 等研究分析发现，以质量浓度为指标的每日空气污染测量结果与死亡间无线性关系。但应用相同的检测指标，将质量浓度数据转换成表面积浓度分析发现环境空气中颗粒表面积浓度与死亡数据间存在着线性关系，表明表面积浓度可能更适合用作空气暴露指标。这些研究认为单独的质量浓度不可能替代数量或表面积浓度指标。

综上研究分析认为，数量浓度和表面积浓度较质量浓度能更准确地评估工作场所纳米颗粒暴露水平。由于本次测量使用的采样和检测设备均为静态设备，采用定点采样方法，检测结果只能反映工作场所环境中的纳米颗粒浓度水平，并非工人的实际暴露情况，对于如何准确测量和评价纳米颗粒个体暴露，还有待于进一步改进检测设备和采样方法。同时，本研究分析了各指标对评价工作场所纳米颗粒暴露水平的适合性，未能从各指标与人群健康效应相关性进行分析。

参考文献

[1] Ban M，Langonné I，Huguet N，et al. Effect of submicron and nano-iron oxide particles on pulmonary immunity in mice[J]. Toxicol. Lett，2012，210：267-275.

[2] Ban M，Langonné I，Huguet N，et al. Iron oxide particles modulate the ovalbumin-induced TH2 immune response in mice[J]. Toxicol. Lett，2013，216：31-39.

[3] Bello D，Hart AJ，Ahn K，et al. Particle exposure levels during CVD growth and subsequent handling of vertically-aligned carbon nanotube films[J]. Carbon，2008，46：974-981.

[4] Bello D，Wardle B L，Yamamoto N，et al. Exposure to nanoscale particles and fibers during machining of hybrid advanced composites containing carbon nanotubes[J]. Nanopart. Res，2009，11：231-249.

[5] Brouwer D. Exposure to manufactured nanoparticles in different workplaces[J]. Toxicology，2010，269：120-127.

[6] Brown D M，Wilson M R，MacNee W，et al. Size-dependent pro-inflammatory effects of ultrafine polystyrene particles：A role for surface area and oxida- tive stress in the enhanced activity of ultrafines[J]. Toxicol. Appl. Pharmacol，2001，175：191-199.

[7] BSI PAS 71. Vocabulary. Nanoparticles. www.bsigroup.com/nano.2008.

[8] Demou E, Peter P, Hellweg S. Exposure to manufactured nanostructured particles in an industrial pilot plant. Ann[J]. Occup. Hyg, 2008, 52: 695-706.

[9] Guichard Y, Schmit J, Darne C, et al. Cytotoxicity and genotoxicity of nanosized and microsized titanium dioxide and iron oxide particles in Syrian hamster embryo cells[J]. Ann. Occup. Hyg, 2012, 56: 631-644.

[10] Heitbrin W A, Evans D E, Ku B K, et al. Relationships among particle number, surface area, and respirable mass concentrations in automotive engine manufacturing[J]. Occup. Environ. Hyg, 2009, 6: 19-31.

[11] ISO/TR 27628. Workplace atmospheres. Ultrafine, nanoparticle and nano-structured aerosols. Inhalation exposure characterization and assessment. www.iso.org, 2007.

[12] IUTA, BAuA, BG RCI, et al. Tiered approach to an exposure measurement and assessment of nanoscale aerosols released from engineered nanomaterials in workplace operations, 2011, 1-26.

[13] Jian L, Zhu Y P, Zhao Y. Monitoring fine and ultrafine particles in the atmosphere of a Southeast Chinese city[J]. Environ. Monit, 2011, 13: 2623.

[14] Kuhlbusch T A, Asbach C, Fissan H, et al. Nanoparticle exposure at nanotechnology workplaces: A review[J]. Particle Fibre Toxicol, 2011, 8: 1-18.

[15] Lee J H, Kwon M, Ji J H, et al. Exposure assessment of workplaces manufacturing nanosized TiO_2 and silver[J]. Inhal. Toxicol, 2011, 23: 226-236.

[16] Lee J H, Lee J Y, Yu J. Developing Korean standard for nanomaterial exposure assessment[J]. Toxicol. Res, 2011, 27: 53-60.

[17] Li X Y, Gilmour P S, Donaldson K, et al. Free radical activity and pro- inflammatory effects of particulate air pollution (PM_{10}) in vivo and in vitro[J]. Thorax, 1996, 51: 1216-1222.

[18] Maynard A D, Aitken R J. Assessing exposure to airborne nanomaterials: Current abilities and future requirements[J]. Nanotoxicology, 2007, 1 (1): 26-41.

[19] Maynard A D, Baron P A, Foley M, et al. Exposure to carbon nanotube material: aerosol release during the handling of unrefined single-walled carbon nanotube material[J]. Toxicol. Environ. Health, 2004, 67: 87-107.

[20] Methner M, Beaucham C, Crawford C, et al. Field application of the Nanoparticle

Emission Assessment Technique（NEAT）：task-based air monitoring during the processing of engineered nanomaterials（ENM）at four facilities[J]. Occup. Environ. Hyg，2012，9：543-555.

[21] Morawska L，Wang H，Ristovski Z，et al. JEM spotlight： Environmental monitoring of airborne nanoparticles[J]. Environ. Monit，2009，11：1758-1773.

[22] NIOSH. Approaches to safe nanotechnology：Managing the health and safety concerns with engineered nanomaterials. DHHS（NIOSH）Publication No. 2009-125，2009.

[23] Oberdörster G. Toxicology of ultrafine particles： In vivo studies. Phil. Trans. R Soc. London A，2000，358：2719-2740.

[24] Organization for Economic Cooperation and Development（OECD）. Emission assessment for identification of sources and release of airborne manufactured nanomaterials in the workplace：compilation of existing guidance，OECD Working Party for Manufactured Nanomaterials（WPMN）. No. 11 - ENV/JM/MONO：16，2009.

[25] Organization for Economic Cooperation and Development （OECD）. List of manufactured nanomaterials and list of endpoints for phase one of the sponsorship programme for the testing of manufactured nanomaterials： Revision. OECD Paris，France，2010，1-16（report）.

[26] Preining O. The physical nature of very，very small particles and its impact on their behavior[J]. Aerosol. Sci，1998，29：481-495

[27] Ramachandran G，Paulsen D，Watts W，et al. Mass，surface area and number metrics in diesel occupational exposure assessment[J]. Environ. Monit.，2005，7：728-735.

[28] Savolainen K，Alenius H，Norppa H，et al. Risk assessment of engineered nanomaterials and nanotechnologies：A review[J]. Toxicology，2010，269：92- 104.

[29] Seipenbusch M，Binder A，Kasper G. Temporal evaluation of nanoparticle aerosols in workplace exposure[J]. Ann. Occup. Hyg，2008，52：707-716.

[30] Stoeger T，Reinhard C，Takenaka S，et al. Instillation of six different ultrafine carbon particles indicates a surface area threshold dose for acute lung inflammation in mice[J]. Environ. Health Perspect，2006，114：328-333.

[31] Stone V，Shaw J，Brown D M，et al. The role of oxidative stress in the prolonged

inhibitory effect of ultrafine carbon black on epithelial cell function[J]. Toxicol. In Vitro，1998，12：649-659.

[32] Tran C L，Buchanan D，Cullen R T，et al. Inhalation of poorly soluble particles. II. Influence of particle surface area on inflammation and clearance[J]. Inhal. Toxicol，2000，12：1113-1126.

[33] Tsai S J，Ada E，Isaacs J A，et al. Airborne nanoparticle exposures associated with the manual handling of nano-alumina and nano-silver in fume hoods[J]. Nanopart. Res，2009，11：147-161.

[34] Tsai S J，Ashter A，Ada E，　et al. Airborne nanoparticle release associated with the compounding of nanocomposites using nanoalumina as fillers. Aerosol Air. Qual. Res，2008，8：160-177.

[35] Yeganeh B，Kull C M，Hull M S，et al. Characterization of airborne particles during production of carbonaceous nanomaterials[J]. Environ. Sci. Technol，2008，42：4600-4606.

[36] Zhang M B，Jian L，Bin P F，et al. Workplace exposure to nanoparticles from gas metal arc welding process[J]. Nanopart. Res，2013，15：2016.

[37] Zhu M T，Feng W Y，Wang B，et al. Comparative study of pulmonary responses to nano- and submicron-sized ferric oxide in rats[J]. Toxicology，2008，247：102-111.

[38] Zhu M T，Wang B，Wang Y，et al. Endothelial dysfunction and inflammation induced by iron oxide nanoparticle exposure：Risk factors for early atherosclerosis[J]. Toxicol. Lett，2011，203：162-171.